慢性病：
饮食调养是关键

秦丽娜◎主编

吉林科学技术出版社

图书在版编目（CIP）数据

慢性病：饮食调养是关键 / 秦丽娜主编. -- 长春：
吉林科学技术出版社，2017. 4（2025. 6 重印）.
ISBN 978-7-5578-1287-4

Ⅰ. ①慢… Ⅱ. ①秦… Ⅲ. ①慢性病—食物疗法
Ⅳ. ① R247.1

中国版本图书馆 CIP 数据核字（2016）第 227726 号

慢性病：饮食调养是关键

MANXINGBING: YINSHI TIAOYANG SHI GUANJIAN

主　　编　秦丽娜
编　　委　张海媛　韦杨丽　范永坤　邱丽丽　赵红瑾　史颖超　李玉兰　黄建朝　毛燕飞
　　　　　张天佐　孙灵超　张志军　曾剑如　陈　涤　杨丽娜　杨志强　张　伟　黄　辉
　　　　　黄艳素　贾守琳　李红梅　逄　莹　王永新　吴　强　张　羿　姜　朋　常丽娟
　　　　　寿　婕　祝　辉　王雪玲　张海斌　黄建猛　王洪侠
出 版 人　宛　霞
责任编辑　孟　波　杨超然
封面设计　冬　凡
开　　本　720 mm × 1020 mm　1/16
印　　张　13
字　　数　260 千字
版　　次　2017 年 4 月第 1 版
印　　次　2025 年 6 月第 2 次印刷

出　　版　吉林科学技术出版社
发　　行　吉林科学技术出版社
地　　址　长春市福祉大路 5788 号
邮　　编　130118
发行部电话 / 传真　0431-81629529　81629530　81629531
　　　　　　　　　81629532　81629533　81629534
储运部电话　0431-86059116
编辑部电话　0431-81629518
印　　刷　三河市万龙印装有限公司

书　　号　ISBN 978-7-5578-1287-4
定　　价　42.00 元

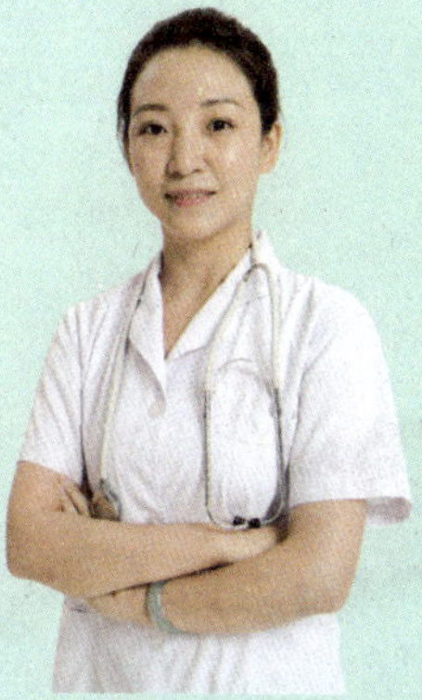

前言

如今，慢性病早已不是一个陌生的名词，我们身边的慢性病患者大有人在。对此，我更是深有体会，因为在我接诊的患者中，绝大部分都是各种慢性病患者。作为医生，当然希望他们都能重新获得健康。然而，事实是，在已知的大部分慢性疾病中，能够治愈的是极少的一部分，绝大部分慢性病是不能治愈的，而且会伴随患者的一生，直到生命的尽头。

这正是慢性病的可怕之处！它不会马上要了你的命，却会长久地折磨你，让你的生活质量和生命质量大大降低，一点一点地吞噬你的生命。所以，对慢性病患者来说，如何稳定病情，减轻病痛，提高生命质量是最重要的。而这就要看你怎么调养了。当然，这个问题也是患者经常会问我的，我每次都会强调饮食调养。为什么？因为除去遗传、年龄等这些不可改变的危险因素，不良的生活方式才是导致人们患上慢性病的罪魁祸首，这其中，饮食不科学，营养不均衡又是重中之重。像我们熟知的各种心血管疾病、糖尿病、肥胖症等慢性病，饮食不健康都是很重要的一个致病因。所以，均衡营养、平衡膳食、坚持健康的饮食习惯才是防治慢性病、提高生命质量的关键。只有把这个物质基础打好了，久治不愈的慢性病才有康复的希望。这一点，与中医理论也是相得益彰的，中医讲究“药食同源”，每种食物和中药材都有其特定的保健功效，而慢性病多是消耗性疾病，患者长期饱受病痛的折磨，很容易造成营养不良而陷入恶性循环。所以，对慢性病患者来说，食疗的效果往往要比药疗好很多。

基于此，我特意编写了这本书，书中辑录了人体各个系统中常见的慢性病，从西医与中医双重角度对疾病进行剖析，并为每种疾病提供了相应的饮食原则、食疗调养方与一些其他的调养方法。这些内容都是我多年的临床经验总结，非常高兴与大家分享，也希望本书能够帮助广大慢性病患者减轻病痛的折磨，提高生命质量。

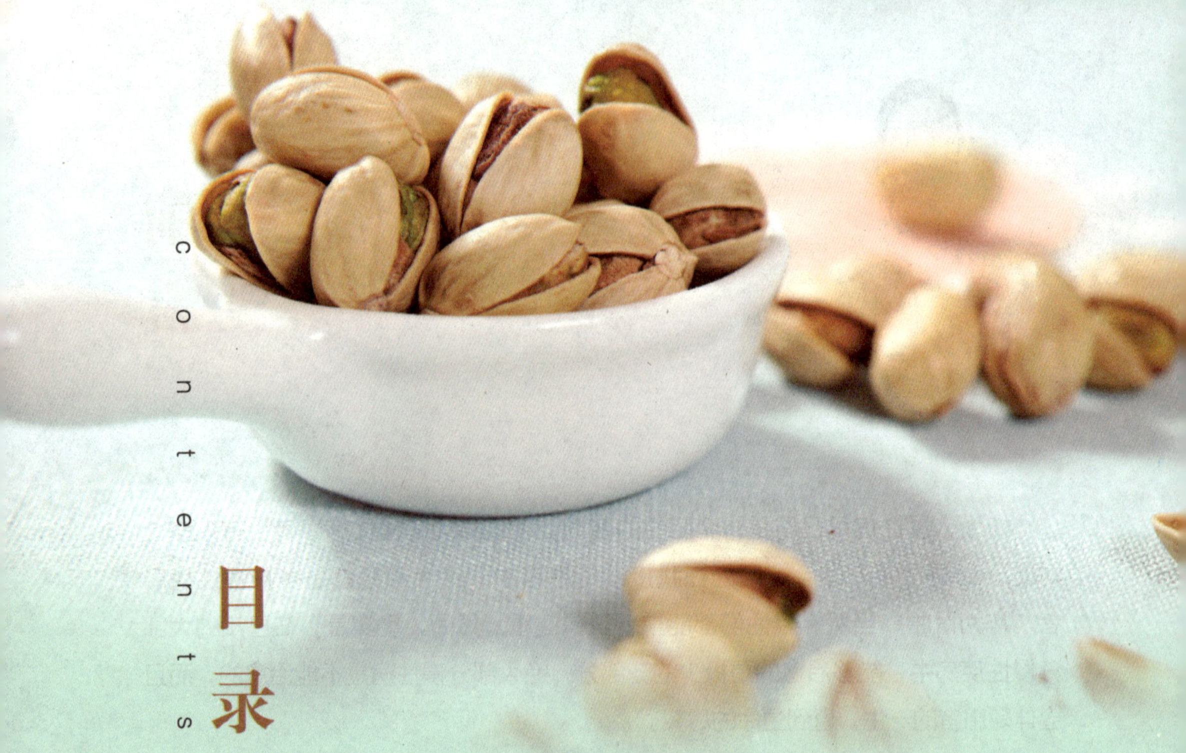

目录

contents

第一章 慢性病——生命质量的克星

第二章 寓医于食，保“质”增“量”——饮食调养是防治现代慢病的关键

第三章 药食同源，择药入膳——药膳食疗调理慢性病

第四章 心脑血管疾病的饮食调养法

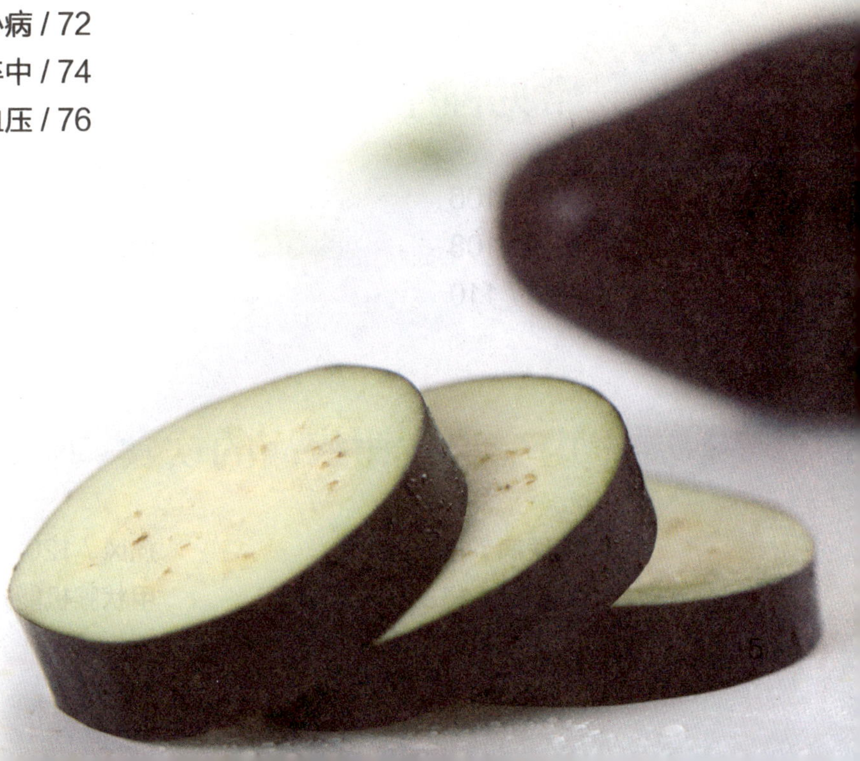

第五章 消化系统疾病的饮食调养法

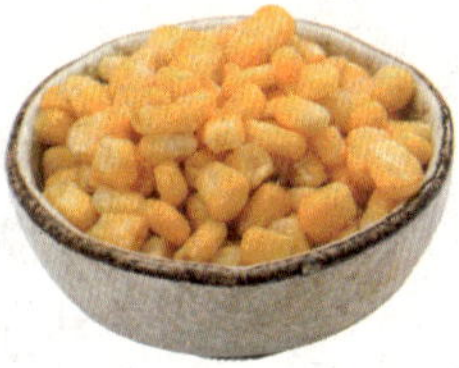

第六章 呼吸系统疾病的饮食调养法

第七章 常见神经系统疾病的饮食调养法

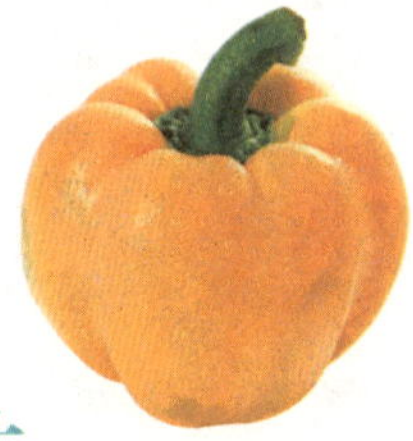

第八章 内分泌代谢疾病的饮食调养法

第九章 泌尿生殖系统疾病的饮食调养法

第十章 血液系统疾病的饮食调养法

第十一章 骨关节疾病的饮食调养法

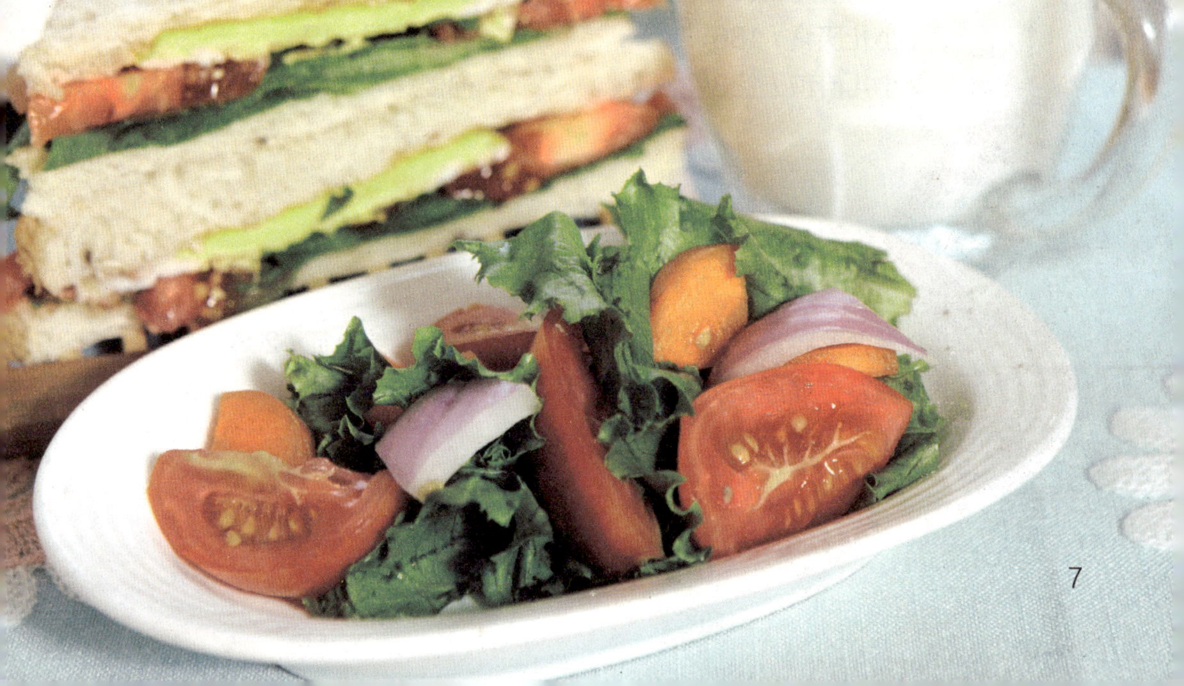

第十二章 五官口腔疾病的饮食调养法

第十三章 皮肤慢性疾病的饮食调养法

第十四章 儿科慢性疾病的饮食调养法

第十五章 妇科疾病的饮食调养法

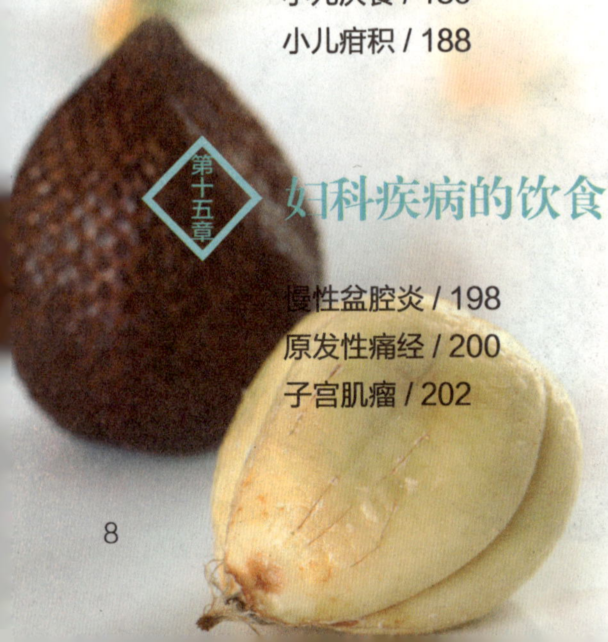

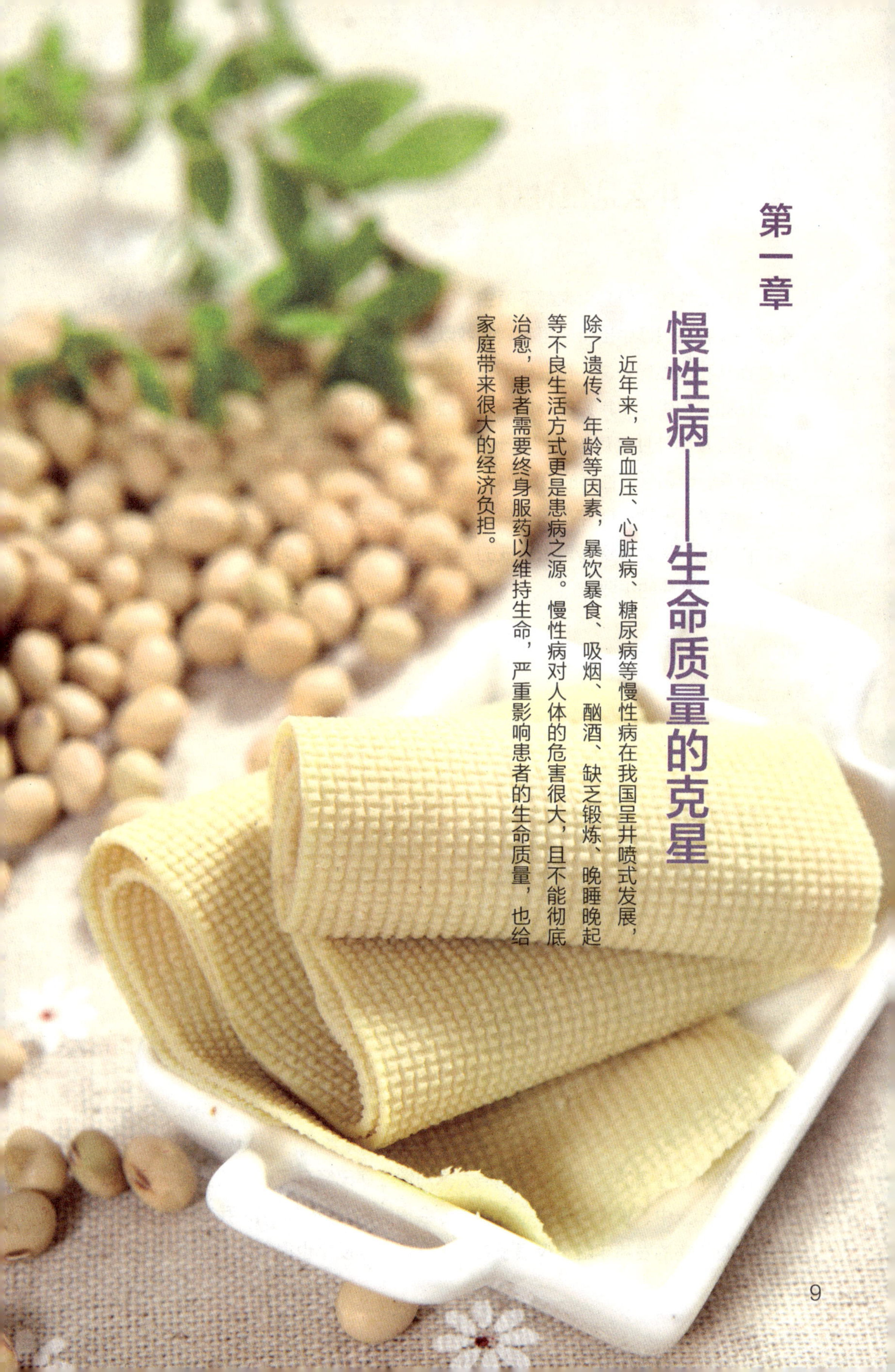

第一章

慢性病——生命质量的克星

近年来，高血压、心脏病、糖尿病等慢性病在我国呈井喷式发展，除了遗传、年龄等因素，暴饮暴食、吸烟、酗酒、缺乏锻炼、晚睡晚起等不良生活方式更是患病之源。慢性病对人体的危害很大，且不能彻底治愈，患者需要终身服药以维持生命，严重影响患者的生命质量，也给家庭带来很大的经济负担。

什么是慢性病

说起慢性病，想必大家都不陌生，因为在我们周围，深受慢性病困扰的人越来越多。我在门诊中接待的患者，半数以上是各种各样的慢性病患者。相对于传染性疾病和急性病来说，慢性病不是特指某一种疾病，而是一组疾病的概括性总称，比如我们生活中常见的高血压、高血脂、动脉硬化、糖尿病、肥胖、恶性肿瘤、神经及精神性疾病等，都属于慢性病。另外，在临床上，我们把病程超过7天的疾病，也归于慢性病的范畴。

慢性病是一种长期存在的疾病状态，是致病因子长期作用于人体，使器官及其功能损伤、失调并逐步累积而成的。为了让大家更直观地了解慢性病，我们先来看一看慢性病的主要特点。

慢性病的主要特点

起病缓

发病隐匿，潜伏期长。

患病率高

患病率逐年增高，但知晓率、治疗率、控制率低。

病因复杂

病因、病情各不相同，具有个性化的特点。

病程长，不可逆

病程迁延持久，可持续数周、数月、数年，甚至终身。

经常反复发作

临床治疗效果较差，反复发作，难以彻底治愈。

危害大，并发症多

会造成脑、心、肾等重要脏器的损害，极易造成伤残，而且通常伴有多种并发症、合并症，死亡率高。

治疗费用高

预后差，诊断治疗的费用较高，会给家庭带来很大的经济负担。

了解了慢性病的这些特点，相信大家对慢性病已经有了一个初步的认识。在很多人的印象中，慢性病通常是老年人才会得的病，其实不然，我在临床接诊中发现，慢性病的发病年龄不仅限于老年人，青壮年发病也很常见，甚至很多儿童也患有慢性病。

为什么会出现这种情况呢？原因很多，我们可以通过下面的图来更清晰地了解慢性病的发生发展过程。

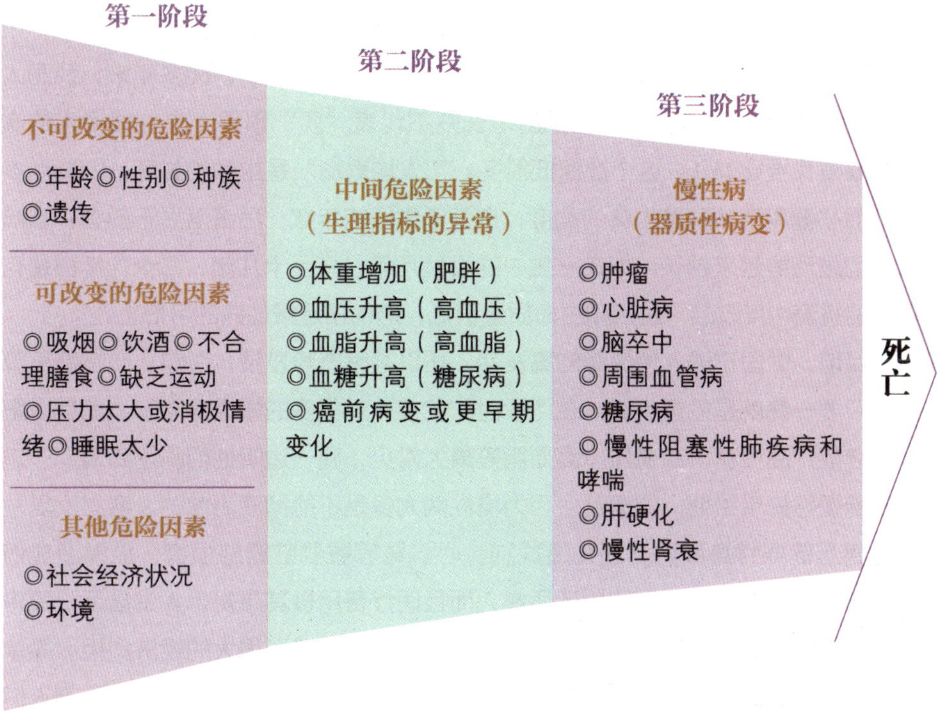

从图中我们可以看出，凡是使心脏病、脑卒中、肿瘤等慢性病发病危险增加的因素，都是慢性病的危险因素，如年龄、性别、种族、遗传等是导致慢性病不可改变的因素，也就是导致慢性病的内因。拿遗传因素来说，如果父母都是高血压患者，他们的子女有45%会患高血压病；如果父母没有高血压病，那么，他们的子女患高血压病的仅占3.5%。现代人不健康的生活方式，如吸烟、酗酒、膳食不合理、运动少、压力大等则是导致慢性病的外因，这些因素通过调整是可以改变的。另外，生活环境中的大气污染、水污染、接触放射性物质等，也都可能导致慢性病的发生。

所以说，慢性病的病因很复杂，是多因素综合所致的一类疾病，通常是年轻患病，年长发病（个别情况除外），病程长，易反复，不能自愈也很难治愈，需长期服药并积极进行日常调养，控制不好还会引发多种并发症，对人体健康的危害很大。

慢性病是降低生命质量的主因

2016年5月，世界卫生组织发布的《2016年世界卫生统计》报告中显示，中国的人均寿命为76.1岁，而新中国成立时人均寿命仅有35岁，60多年来，我国人均寿命几乎增加一倍。但“量”的增长并不代表“质”跟得上去，很多人的实际健康寿命要比76.1岁这个数据低很多。“人均寿命”是生命的长度，即能活多久；而“健康寿命”是生命的宽度，指健康生活的年数。后者落后于前者，意味着人们虽活得越来越长，但在一生中的最后几年，甚至十几年、二十几年都是在病痛的折磨中度过的，生活和生命质量很低，这也正是慢性病的可怕之处。

目前，中国正进入慢性病的高发期，正以井喷态势发展。感冒、咳嗽都不算病，只要一病就是危重疾病。在门诊时，我接诊过很多的慢性病患者，尤其以肥胖、癌症、高血糖、高血压、高血脂等最为常见，我一边听他们陈述病情，一边感受着慢性病带给他们的痛苦。因为慢性病大多是不能彻底治愈的，容易反复发作，甚至需要终身服药，还会造成脑、心、肾等重要脏器的损害，极易造成伤残，影响患者的劳动能力和生活质量，而且医疗费用极其昂贵，人生最后阶段将之前积累的财富全部花在治疗上，给家庭和社会都造成了很大的经济负担。简单地说，一个家庭，如果有一个慢性病人，就会表现出“三费”现象，即：亲人们费心，家里人费力，个人和全家费钱。最终，全家人的生活质量都跟着下降。

所以说，慢性病是降低人们生命质量的主要因素。这种“长寿却不健康”的现象如果不从根本上解决，就很难有幸福的晚年。因此，提高生命质量的重点就在于“防未病”，坚持体育锻炼，平衡膳食，远离烟酒，调节压力，每年定期体检，就可以让慢性病来得更晚一些，从而提高整体的生命质量。

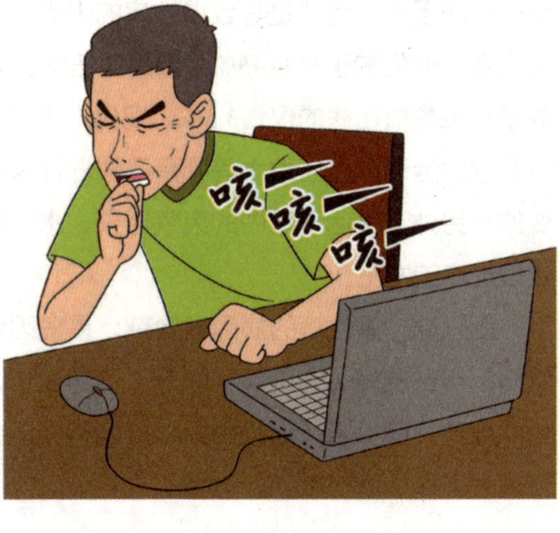

●慢性支气管炎久咳不止，严重影响生活、工作质量。

常见的慢性病有哪些

我在前面讲了，慢性病指的是一组疾病，它可以分为很多种类。在临床上，我们通常是按照国际疾病系统来分类的，具体如下表：

疾病系统	疾病名称
循环系统	高血压、慢性心力衰竭、冠心病、高脂血症、低血压、脑卒中、动脉粥样硬化、心律失常、先天性心脏病、心脏瓣膜病、慢性感染性心内膜炎、心肌疾病、慢性心包炎等
消化系统	慢性胃炎、消化性溃疡、功能性消化不良、胃下垂、慢性结肠炎、肠易激综合征、胆石症、慢性便秘、慢性肝炎、脂肪肝、肝硬化、慢性胰腺炎、慢性胆囊炎等
呼吸系统	肺结核、慢性支气管炎、慢性阻塞性肺气肿、哮喘 、久咳不愈、慢性肺心病、矽肺、肺纤维化等
神经系统	头痛、失眠、眩晕、面瘫、阿尔茨海默症、神经衰弱综合征、抑郁症等
内分泌代谢系统	糖尿病、肥胖症、痛风、甲状腺机能亢进症等
泌尿生殖系统	慢性肾炎、慢性肾衰、慢性前列腺炎、前列腺增生、性功能障碍等
血液系统	贫血、血小板减少性紫癜、白细胞减少症、慢性粒细胞白血病、慢性淋巴细胞白血病、慢性淋巴瘤等
骨关节疾病	骨质疏松症、风湿性关节炎、类风湿关节炎、颈椎病、肩周炎、腰椎间盘突出症等
五官口腔疾病	慢性咽炎、复发性口腔溃疡、牙周病、龋齿、老花眼、老年性耳鸣耳聋、慢性鼻炎等
皮肤、免疫系统	慢性湿疹、干燥综合征、过敏性皮炎、带状疱疹、牛皮癣、白癜风、疖肿、老年性皮肤瘙痒、扁平疣、痤疮、黄褐斑等
儿科疾病	假性近视、小儿腹泻、小儿咳嗽、小儿惊风、小儿尿床、厌食症、小儿疳症、佝偻症等
妇科疾病	慢性盆腔炎、原发性痛经、乳腺增生、绝经期综合征、子宫肌瘤等
恶性肿瘤	肝癌、胃癌、食管癌、肺癌、乳腺癌、宫颈癌等

现代慢性病高发，不良生活方式是罪魁

关于慢性病的发病原因，我们在前面已经简单介绍过了，大家也有了一定的了解。对此，世界卫生组织也专门进行了调查，结果显示，慢性病的发病原因除遗传、医疗条件、社会条件和气候等因素外，60%以上取决于个人的不健康的生活方式，也就是那些可以改变的危险因素，比如不良的饮食习惯、久坐不动、运动过少、吸烟、酗酒、营养失衡、作息无规律、熬夜、工作紧张、精神压力大，等等。在这些不健康的生活方式中，膳食不合理、身体活动不足、烟草使用和有害使用酒精是慢性病的四大共同危险因素。

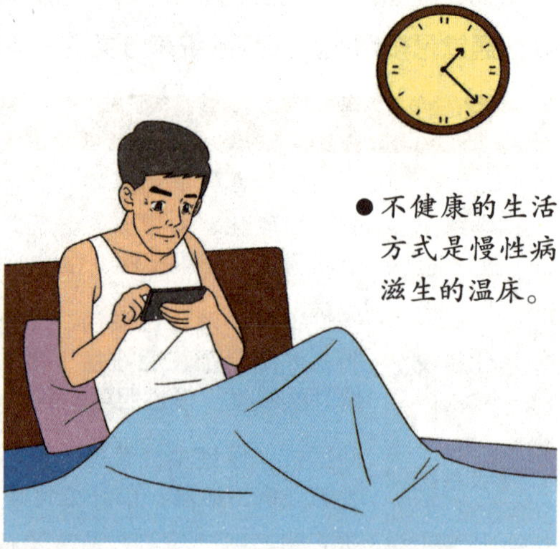

●不健康的生活方式是慢性病滋生的温床。

暴饮暴食

暴饮暴食是一种不良的饮食行为，对人体的健康，尤其是消化系统的危害很大。在我接诊的胃病患者中，有很多年轻人，他们患胃病的原因大多是暴饮暴食导致的。《黄帝内经》中说：“饮食自倍，肠胃乃伤。”意思是说，饮食过量，

暴饮暴食

- 大量油腻食物停留在胃肠内，消化不良，产生气体和有害物质。→ 引发急性胃肠炎，出现腹痛、腹胀、恶心、呕吐、腹泻等症状，长期可导致慢性胃炎、胃溃疡等。
- 加重胰腺负担，使十二指肠内压力增高。→ 可引起急性胰腺炎或急性胆囊炎，长期可导致慢性胰腺炎或胆囊炎。
- 加重肝脏负担，胆汁分泌增加，消化不完的脂肪会淤积在肝脏、血管内。→ 可诱发胆囊炎，长期可导致脂肪肝、高脂血症，甚至是肝硬化。

就会损伤肠胃，这是脾胃病的常见病因。

人们平时一日三餐，定时定量，消化系统形成了与之相适应的规律，如果突然暴饮暴食摄入过多的食物或饮料，会完全打乱胃肠道对食物消化吸收的正常规律，对胃、胰腺、肝脏、胆囊、肠道等消化器官造成损害。

盲目节食

现在，很多年轻人，尤其是女性，为了追求体形完美，刻意进行节食，比如不吃早餐或晚餐，不吃主食和肉类，只吃蔬菜和水果等。这种盲目节食的方法在短期内确实能达到减肥的目的，但会对身体健康造成很大的危害。

我曾接诊过一位女性患者，25岁，身高165厘米，体重52千克，堪称标准身材，可她还是觉得自己过胖，为了减肥，她拒吃一切可能发胖的东西，如各种主食、全脂牛奶、鸡蛋，甚至所有肉类，一日三餐完全以水果、豆腐、糙米或水煮蔬菜为主。坚持了一段时间，她确实瘦下来了，可她也完全无法接受其他食物了，甚至只要闻到气味，就会忍不住恶心想吐，身体越来越差。她这就是因盲目节食而导致的神经性偏食症，如果不及时治疗，最后会因营养不良、体力衰竭而致死。所以，盲目节食并不是减肥的有效方法，用这种方法减掉的体重都是以自己的健康和生命为代价的。

盲目节食可能导致的疾病

◎营养不良性疾病。长期盲目节食会导致身体摄入的营养不足，而诱发缺铁性贫血、癞皮病、记忆力减退等营养性疾病。长期营养不良还会造成机体电解质平衡紊乱，有的会诱发癫痫，有的会出现一系列精神症状，如焦虑不安、抑郁、失眠、注意力不集中、易发怒、强迫性思维等。

◎消化系统疾病。节食会影响胆汁的分泌，及胃肠道功能的下降，并诱发消化道慢性炎症、胆结石、厌食症等疾病。

◎内分泌失调性疾病。摄入脂肪不足，会导致体内激素分泌紊乱，诱发甲状腺功能亢进、骨质疏松、痤疮、皮肤干燥等疾病。

秦医师特别提醒

单纯的过度节食，只会造成身体所需的营养素缺失，致使免疫功能下降，影响身体健康，久而久之，就会诱发多种慢性疾病。

◎妇科疾病。女性本身脂肪含量比男性少，这是为了维持正常的生殖机能。但如果长期不摄入脂肪，体内脂肪含量低于15%～20%，就会影响正常的月经周期，如月经不调、闭经，以至于影响生育。

早餐不吃或凑合

俗话说："一天之计在于晨。"可很多年轻人早晨宁愿多睡会儿，或者精心梳洗打扮，也懒得拿出20分钟认认真真吃个早餐。可这关键的第一餐如果不吃或吃不好，就好像在一天开始时没有给身体这台"机器"加满足够的"燃料"，造成其疲劳运转。不但会影响一天的工作、学习，时间久了，还会对身体造成很大的危害。

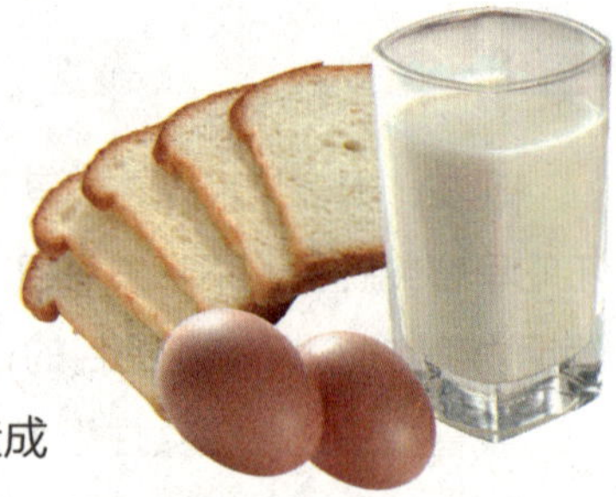

●养成吃早餐的习惯，给身体健康加点"氧"。

经常不吃早餐对身体的危害

引起能量和营养素摄入不足。经过一夜睡眠，人体内的营养已经消化殆尽，急需补充，如果不吃早餐或凑合，就会使能量和营养素摄入不足，尤其是钙、铁、锌等缺乏，导致佝偻病、缺铁性贫血等疾病。

◎影响大脑发育和记忆力。大脑的能量主要来源于葡萄糖，如果不吃早餐或吃得不好，血糖就会降低，供应大脑的能量不足，对于脑组织处于发育期的少年儿童来说，就会影响大脑的发育。如果长期处于血糖过低的状态，还会使大脑出现障碍，产生头晕、注意力不集中、记忆力减退、易疲劳等症状。

◎诱发消化道疾病。胃液和胆汁的分泌是有规律的，不吃早餐，胃内分泌的胃酸及各种消化酶就会刺激胃黏膜，时间久了，就容易引起胃炎、消化性溃疡。另外，不吃早餐还会使胆汁浓度越来越高，诱发胆结石。

◎导致肥胖。早餐是每个人一天中最不容易转变成脂肪的一餐，不吃早餐只会让午餐吃得更多。因为不吃早餐的人，常常到吃午餐时会感到非常饥饿，吃起来狼

秦医师特别提醒

早餐距离前一晚晚餐的时间最长，一般在12小时以上，体内储存的营养已消耗殆尽，所以应及时补充，每天吃好早餐对于保证一天摄入充足的能量和营养素十分重要，同时还可以避免多种慢性疾病的发生。

吞虎咽，不知不觉就吃下去过多的食物，身体吸收不了那么多的能量，那么多余的能量就会在身体内转化成脂肪堆积下来，从而引起肥胖。

◎引起早衰，影响寿命。早餐摄入的营养不足很难在其他餐次中得到补充，所以，如果不吃早餐的话，人体就只得动用体内储存的糖源和蛋白质，久而久之，就会导致皮肤干燥、起皱，身体的各项生理机能也会随之减退，加速人体的衰老，影响人的寿命。

不吃晚餐或吃得太好、太饱

晚餐与次日早餐间隔时间很长，所提供的能量应能满足晚间活动和夜间睡眠的能量需要，所以晚餐在一天中也占有重要地位，吃好晚餐对身体健康也非常重要。但现在很多人，要么不吃晚餐，要么吃得太好、太饱，这些都是不健康的饮食习惯，极容易引发多种慢性疾病。

经常不吃晚餐的危害

经常不吃晚餐的人主要是为了减肥或保持身材，尤其以年轻女性居多。比如我接诊过的一位女孩，为了减肥，一年多没吃晚饭，每天吃过午饭后，除了喝水，几乎什么食物都不吃，减肥成果不错，代价却很大。因为她长期不吃晚饭，导致胃酸分泌不足，肠胃蠕动缓慢，消化能力极弱，稍微吃多点儿就胃疼、腹胀，到医院一检查，她患上了严重的胃病。像她这样因为长期不吃晚餐导致胃病上身的患者，在门诊经常可以见到。

◎不吃晚饭首先危害的就是胃。胃酸没有可以消化的食物，就会损伤胃黏膜，时间久了，就会导致各种胃病，甚至患上胃癌。

◎使大脑受到损伤。不吃晚餐容易导致睡眠时处于饥饿状态，产生低血糖，使脑细胞的能量供应中断，造成脑细胞缺氧，当脑细胞缺氧状态即低血糖状态达到6小时以上时，就会导致脑细胞死亡，而且脑细胞死亡是不可逆的。

◎加重肝脏负担。夜间人体处于低血糖状态时，为了维持身体所需的能量，主要靠肝脏等储备的能量，这无形中增加了肝脏等内脏的负担。

秦医师特别提醒

晚餐一定要适量，应以脂肪少、易消化的食物为主，尽量不喝酒，与睡觉时间应间隔4个小时以上。

晚餐吃得太好、太饱也很危险

现在很多家庭的生活节奏很紧张，白天各自工作、学习，只有晚上全家才能聚在一起吃顿饭，所以通常会精心准备晚餐，这就导致晚餐过于丰盛、油腻，时间充裕，就会吃多。而晚上人们的活动量较少，根本不需要这么多的能量，那么，这些多余的能量就会转化成脂肪，堆积在血管、肝脏及皮下，诱发高血压、高血脂、糖尿病、冠心病、肥胖等多种慢性疾病。

吃得太甜

有人曾说：“人类会像染上毒瘾一样，对甜食上瘾。”的确，人对甜味的好感是与生俱来的，连只有几个月大的婴儿都喜欢加了糖的甜水。有些人喜欢在炒菜时放糖，或者饭后吃些甜点或零食，还喜欢喝一些含糖饮料，像可乐、茶饮料、果汁饮料等，大多以糖、香精、色素加水制成。当然，适当吃一些甜食无可厚非，但有一点我们要清楚，就是几乎所有甜味食品中，都含有大量用白糖或糖浆做成的甜味剂。如果你每天都吃很多甜点、饼干、零食或饮料，就必然会摄入大量的糖。但是，各种糖的营养价值又很低，吃得太多还会影响人体的健康，诱发多种慢性疾病，如糖尿病、肥胖、骨质疏松、慢性胃炎、龋齿等。所以，为了健康，要少吃甜食！

吃得太咸

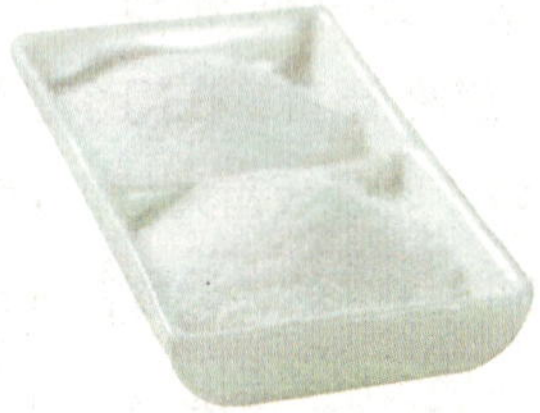

● 盐是生活必需品，建议健康成年人每日食盐摄入量不超过6克。

人体需要盐，但绝不是说吃盐越多越好。《中国居民膳食指南（2016）》建议每人每天盐的摄入量为6克，但显然无论是农村和城市，我国居民的食盐摄入量大多数都超标了。

而长期摄入过量的盐，对健康的影响是很大的，最主要的表现就是在血压上。高盐饮食是国际上公认的高血压的危险因素，平均每人摄入食盐增加2克，则收缩压和舒张压分别升高2.0毫米汞柱和1.2毫米汞柱。高盐饮食还可以改变血压昼高、夜低的变化规律，变成昼高夜也高，发生心、脑血管意外的危险性大大增加。

另外，如果吃得太咸，高浓度的盐溶液还会破坏胃黏膜的保护层。如此一来，酸甜苦辣各种物质长驱直入，直接刺激娇嫩的胃黏膜，时间长了，胃黏膜受损，就会引发胃溃疡、胃炎，甚至胃癌等疾病。

吃得太辣

生活中，喜欢吃辣的人大有人在，比如南方人喜欢在各种菜里放辣椒，而北方人喜欢吃大葱蘸酱或大蒜。辣椒、大蒜、生姜、大葱等这些辛辣食物，少量食用有开胃、助消化的作用，还可以增加胃黏膜血流量，加快胃黏膜代谢。但是，如果食用过多则会起反作用。

因为辛辣食物对人体的咽喉、食道和胃部具有很大的刺激作用，使消化道黏膜充血、水肿、发炎、溃疡、穿孔甚至癌变，诱发各种胃肠疾病。另外，辛辣食物还具有“发散”作用，吃多了容易“耗损气机”，可能导致人体气虚血亏，致使机体免疫力下降。因此，正常人食用辛辣食物要控制量，而那些患有咽喉炎、食道炎、胃炎和胃溃疡、痔疮等慢性疾病的患者，更应该杜绝辛辣食物，以防刺激病灶部位，加重病症。

吃得太油腻

现在人们生活好了，用油量越来越多，觉得多放油菜更香，味道更好，同时，鱼、肉、蛋等动物性食物也越来越多地出现在餐桌上。可是，你知道吗？你在享受美味的同时，也吃进去了大量的脂肪和胆固醇。而这两者正是高脂血症的危险因素，长期血脂异常可引起脂肪肝、动脉粥样硬化、冠心病、脑卒中、肾动脉硬化、肾性高血压、胰腺炎、胆囊炎等多种疾病。

油脂按照化学结构可以分为两种，一种是顺式脂肪酸，如各种植物油脂；另一种是反式脂肪酸，它们大多是非天然成分，如氢化油脂、人造黄油、起酥油等。研究表明，大量摄入反式脂肪酸后，低密度脂蛋白会升高，高密度脂蛋白会降低，使人们患动脉粥样硬化和冠心病的危险性增加。

另外，对消化功能尚未完备的儿童来说，如果进食过多的动物性食物，则会延长胃排空的时间，造成腹部饱胀，形成反射性厌食；而反式脂肪酸则会干扰必需脂肪酸的代谢，影响儿童神经系统的健康及生长发育。

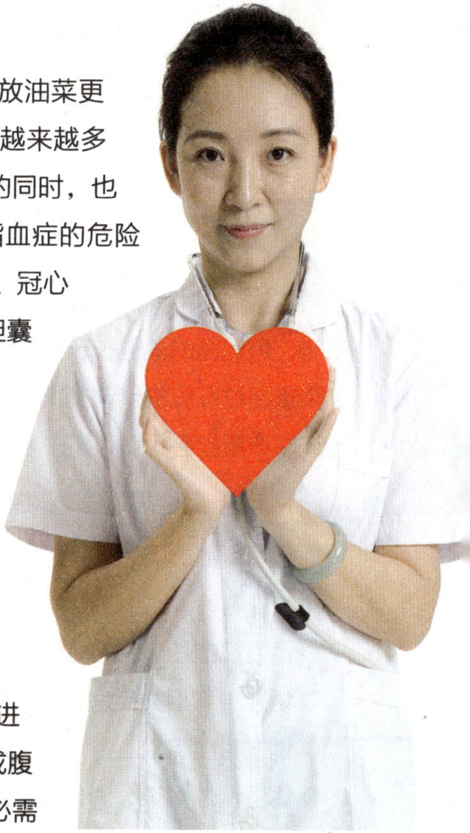

●保护心脏健康，请低油、低脂、低糖饮食。

喝酒太多

生活中，婚丧嫁娶、节日庆典、朋友聚会等各种活动中，餐桌上的酒是必不可少的。确实，在这些场合下，酒可以促进友谊，烘托气氛。可是如果没有节制地喝，对身体的伤害是非常严重的。

酒精在人体内的吸收和代谢过程

酒的品种很多，味道也各有不同，但有一个共同点，那就是所有品种的酒的主要成分都是酒精。酒精进入人体后，除很小一部分通过呼吸、汗液、尿液排出体外，绝大部分（约95%）是需要在肝脏内分解、解毒和排泄的。

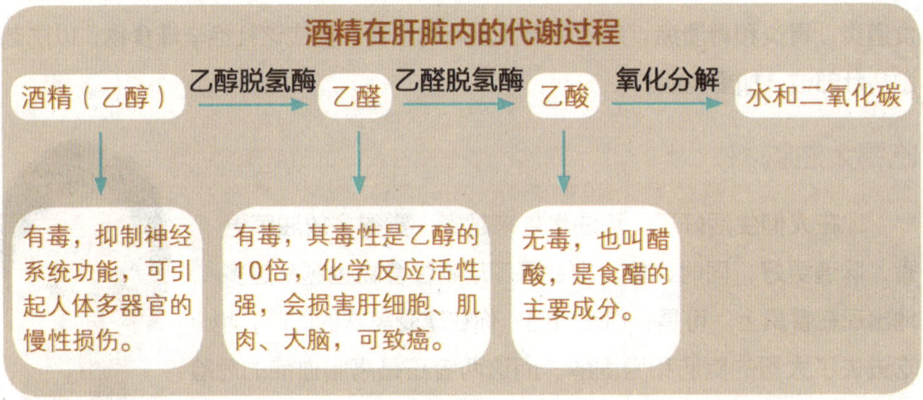

从上图中我们可以看出，有毒的酒精代谢为无害的乙酸，需要肝脏内酶的参与，可问题的关键在于肝脏的代谢能力是有限的，如果长期过度饮酒，摄入的酒精量超过肝脏的代谢能力，乙醛就会堆积在肝脏内，对肝脏及其他身体组织器官造成严重损害，而引发一系列疾病。

过量饮酒会引发哪些慢性病

◎损害肝脏，可引发酒精性脂肪肝、酒精性肝炎、酒精性肝纤维化、酒精性肝硬化、肝癌等。

◎诱发高血压、脑卒中、心脏衰竭等心脑血管疾病。

◎诱发肿瘤相关疾病，如消化道癌、乳腺癌等。

◎诱发骨质疏松。

◎诱发慢性胃炎、消化性溃疡、胰腺炎等消化系统疾病。

◎降低食欲、抑制营养素吸收，损伤肠黏膜，易引起酒精性营养不良。

◎损害生殖系统，诱发性功能障碍。

吸烟太多

吸烟是一种不健康的生活习惯，人们也都知道吸烟有害健康，但烟民的数量却一直有增无减。这些人吞云吐雾看起来好像很享受，可实际上他们的身体正在饱受烟草的毒害。据统计，吸烟的人会有50%死于和吸烟相关的疾病，其中50%人的寿命将低于70岁。与不吸烟的人相比，吸烟者的寿命平均要减少10～15岁。不仅如此，吸烟者喷出的烟雾还会使周围人群被动吸烟，增加这些人发生疾病的概率。

那烟草里面都含有什么呢？据统计，烟草燃烧的烟雾中含有7000多种已知的化学物质，69种致癌物质，它们是造成吸烟者成瘾和健康损害的罪魁祸首。

烟草中的主要有害物质及危害

有害物质	组成及含量	对人体的危害	可导致的慢性病
尼古丁	又称烟碱，是一种神经毒素和剧毒物质，能使人高度成瘾，其成瘾性仅次于海洛因。每支卷烟中含1毫克	刺激自主神经系统，引起血管痉挛和内膜损害，使心率加快，血压升高，增加血液黏性	高血压、动脉硬化、冠心病、脑卒中等
焦油	俗称“烟油子”，含有多种致癌、促癌物质和致癌引发剂。每支卷烟中含20～30毫克	直接刺激气管、支气管黏膜，可诱发细胞异常增生；损害肺泡壁，使之失去弹性，膨胀、破裂	牙周病、咽喉炎、喉癌、肺癌、哮喘及其他肺部疾病
一氧化碳	是一种无色无味的气体，每支卷烟可产生20～30毫升	使血液缺氧，血管中胆固醇增加	动脉粥样硬化、心律不齐、心绞痛等
重金属	危害比较重的有汞、镉、铬、砷、铅等	刺激人的皮肤、黏膜、消化道及造血系统，长时间积累会引起人体慢性中毒，导致肾功能损伤并破坏人体代谢系统等	皮肤癌、肾衰、贫血、溃疡、骨痛等
刺激性化合物	如氰化钾、甲醛、丙烯醛、氢氰酸、一氧化氮、二氧化氮、丙酮、硫化物、乙醛等	刺激气管黏膜和肺，使痰液增多	慢性咳嗽、多痰性支气管炎、阻塞性肺气肿等

睡得太少

现在很多人把熬夜当成了家常便饭，一般12点之前都不会睡觉。他们有的是为了工作，有的则是为了玩乐，但不管是哪种情况，对身体健康的损害都是非常大的。因为人体是有自己的生物钟的，到了晚上10点之后，身体的各个器官都开始自我修复，如果这时你还在熬夜，那么它们就会超负荷运作，没有时间进行修复。

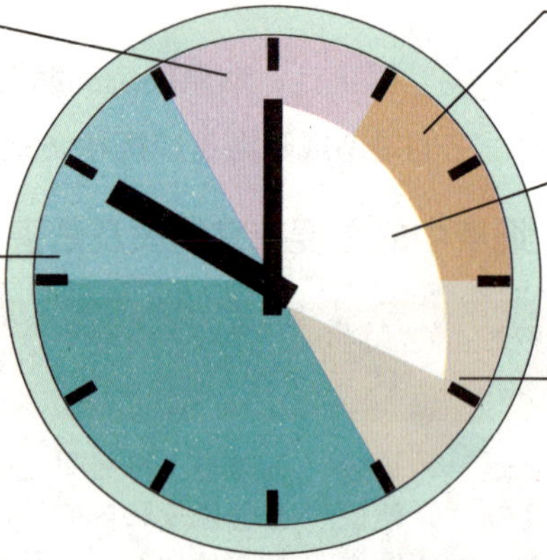

从上图中我们可以看出，夜间是多个身体器官修复的时间段，而且必须在深度睡眠的状态下才能完成自我修复。所以，如果经常熬夜，这些器官得不到休息的话，就会诱发多种慢性疾病，如免疫力下降、记忆力减退、失眠、皮肤病、心血管疾病、肥胖、脂肪肝及恶性肿瘤等。

久坐不动

我们常说：生命在于运动。因为运动可以畅达气血，增强代谢，排除浊气，是维持身心健康的最好方法。我在接诊时，经常会询问患者是否经常运动，好多患者的回答都是："我工作忙得要死，经常加班熬夜，还要出差，哪还有时间运动啊？"这些人是真的很忙，时间有限，可还有一些人是宁愿一天都坐在家里看电视、打牌、打游戏，也不愿意出去运动半小时。长此以往，身体的健康状况必然会走下坡路，各种疾病也就找上门来了。

秦医师特别提醒

日常居家、交通出行和工作中，人们应有意安排尽量多的运动机会，比如不坐电梯走楼梯；距离单位较近可步行或骑自行车上下班等。

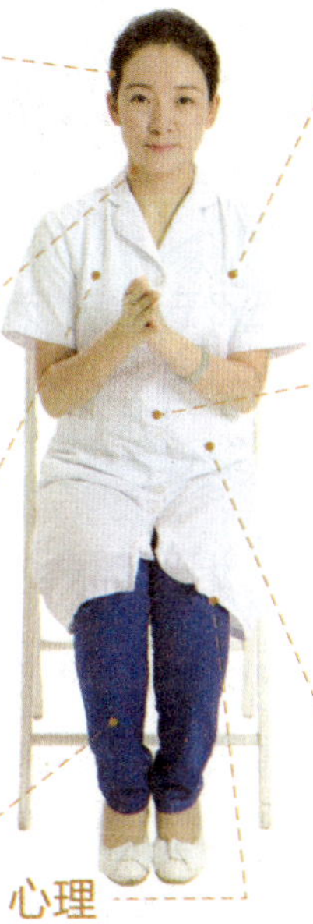

从上图我们可以清晰看出，长时间坐着不动不仅危害人的健康，容易引发多种疾病，而且降低人的生存质量，所以，请大家放弃这种不健康的生活和工作方式，牢记“健康来源于适度运动”！

压力过大

适度的心理压力有利于人的进步和发展，但超过了人的承受能力，则将危害身心健康。比如压力过大容易使人产生消极情绪，会对脑细胞造成损伤，容易引发饮食失调，导致免疫力下降和多种皮肤病，甚至诱发多种妇科疾病和心脑血管疾病。

能把压力化为动力的人是智慧的人，可是，沉浸于压力中不能自拔的人只能在身心疲惫中备受煎熬。我接诊过的患者中，有相当一部分人都是因为长期背负着过重的压力，才被各种疾病缠上身的。

秦医师特别提醒

缓解压力的方法很多，如户外运动、听音乐、冥想、腹式呼吸、养花种草等，都能使人的精神和心理得到有效放松，减轻压力对人体健康的危害。

慢性病防治的常见误区

世卫组织专家曾说：“人不是死于疾病，而是死于无知。”很多慢性病患者为了防治慢性病而大费周章，结果却适得其反，究其原因，不外乎走进误区并且越走越远。

错误一 慢性病不能预防，迟早都要发生

相信有这种想法的人不少，的确，随着生活水平的提高，传染病、营养不良和伤害所导致的死亡越来越少，而慢性病导致的死亡率越来越高。但是，慢性病的发病是一个相对缓慢的过程，开始症状并不明显，等到你感觉到明显症状时病情通常都已经比较严重了，所以，慢性病是有充足的时间可以预防的。临床研究证明，只要预防有力，80%的心脏病、脑卒中、2型糖尿病和40%以上的癌症都是可以避免的。我们预防慢性病的最主要目的就是推迟慢性病的发生，延长人们的健康寿命，提高生活质量，同时，也最大可能地减轻对自己、家庭和社会造成的损失和经济负担。

错误二 慢性病是天生的疾病，避免不了

高血压、糖尿病等这些慢性病的确会遗传，但遗传因素绝不是慢性病最主要的致病因。关于这一点，我在前面也讲过了，在所有慢性病的病因中，遗传因素仅占10%左右，而生活方式占比高达60%以上。因此，只要积极调整生活方式，避免慢性病的这些可改变的危险因素，就可以有效地预防慢性病的发生。

错误三 慢性病是富贵病

相比贫困的人来说，经济条件好、生活水平高的人，更容易罹患慢性病。但这并不是绝对的，现实情况是，只要日常生活中不遵循健康的生活行为方式，都

秦医师特别提醒

对于慢性病，我们的追求目标是：“生得好、活得长，病得晚、死得快，尽最大可能压缩带病生存时间，提高人生最后阶段的生命质量。”

有可能引发慢性病。甚至在环境恶劣、医疗卫生条件很差的地区，贫困人群比富贵的人更有可能患慢性病，并且得不到有效的治疗。

⊗错误四 慢性病是老年病，年轻人不会得

很多人都认为，慢性病是老年人才会得的病，这显然是不正确的。生活水平的提高和不健康生活方式的共同作用，造成了慢性病的高发和发病年龄前移，使得越来越多的年轻人，甚至是儿童都会患上慢性病，比如肥胖、高血压、糖尿病等。这说明慢性病危害着所有年龄段的人群，并不是老年人的专属。所以，我们对慢性病的防治要从出生甚至胚胎时期就开始，如果等到年老了，慢性病发生了不可逆的病变后再采取措施，那就“木已成舟”，太晚了。

⊗错误五 慢性病的预防控制费用太高

慢性病患者在就医治疗时，往往会花费高额医药费，这就给人们造成了一种错觉，认为慢性病的预防与控制的费用也很高。实际上，如同所有疾病一样，慢性病预防的效果要远远高于治疗的效果，而预防的费用却只不过是治疗的1/3，而且在某些慢性病防治上，这一比例还更低，比如肥胖，只要管住嘴、迈开腿，所需的预防费用是非常低的。所以，为了避免治病时的经济压力，及早采取有效措施预防才是关键。

⊗错误六 只要活得潇洒自在，少活几年也无所谓

很多人都有这种想法，趁着年轻，想吃啥吃啥，想干啥干啥，只要现在活得潇洒自在，少活几年就少活几年，犯不着为了几十年后不生病，就从现在开始为难自己。要是有这种想法就大错特错了。且不说你这种不健康的生活方式会害人害己，最可怕的不仅是少活几年的问题，是你还未步入老年，就可能患了糖尿病、冠心病或脑卒中，只能带病生活，生命质量大大降低，还给家庭和社会造成了巨大负担。

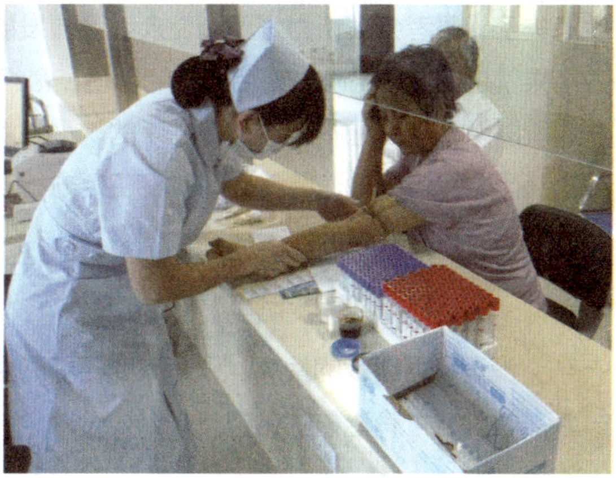

慢性病为何久治不愈

很多患者在与慢性病的斗争过程中，都有一个普遍的结果，就是钱花了，罪受了，可病还治不好。我们不禁要问了：现代医疗技术这么发达，为什么慢性病久治不愈呢？我认为，这个原因就是人们缺乏对慢性病的正确认识，而又过度依赖药物，任由疾病发展造成的。

正确认识慢性病，才有可能从根源上治愈它

我在前面讲过了，慢性病的病程比较长，而且大部分慢性病都是隐性存在的，比如脂肪肝，开始没什么症状，体检的时候才会发现，这时候怎么办？首先要想一想：我为什么会得脂肪肝？是肥甘厚味吃太多了，还是运动太少了？而不是要求医生给开各种促进脂肪分解的药物，如果你不改变生活方式，脂肪还源源不断地堆积下来，再好的药都只是暂时有效，并不能从根本上解决问题。其他慢性病也是一样。只有正确地认识慢性病，正确地对待，才有可能从根源上治疗它。

过度依赖药物会让慢性病变本加厉

目前，慢性病普遍的治疗方法就是长期服用药物，对症治疗，也就是头疼治头，脚疼治脚，而结果却是药越吃越多，一旦停药，指标会反弹得更高，病情比原来还要严重。相信很多患者都有这种体会，本来只得了一种病，为了治这一种病而长期大量吃药，最终把胃吃坏了，肾脏、肝脏也不好了，一种病变成了多种病，最终形成恶性循环。可见，药物是以伤害身体为代价来控制疾病症状的，症状消失了，患者会误认为好了，使疾病隐匿发展，加上药物副作用的伤害，最终的结果就是使慢性病陷入久治不愈的困境，最终无药可医。

所以说，药物是不能治愈慢性病的。慢性病康复的根本就是正确地认识它，找出病因，尽可能地消除病因，改变生活方式，均衡营养。当身体的免疫力提高了，疾病才有康复的机会。

秦医师特别提醒

没有不可康复的疾病，只有改变不了的生活方式和饮食习惯，从根源入手，慢性病才有治愈的希望。

第二章

寓医于食，保『质』增『量』

——饮食调养是防治现代慢病的关键

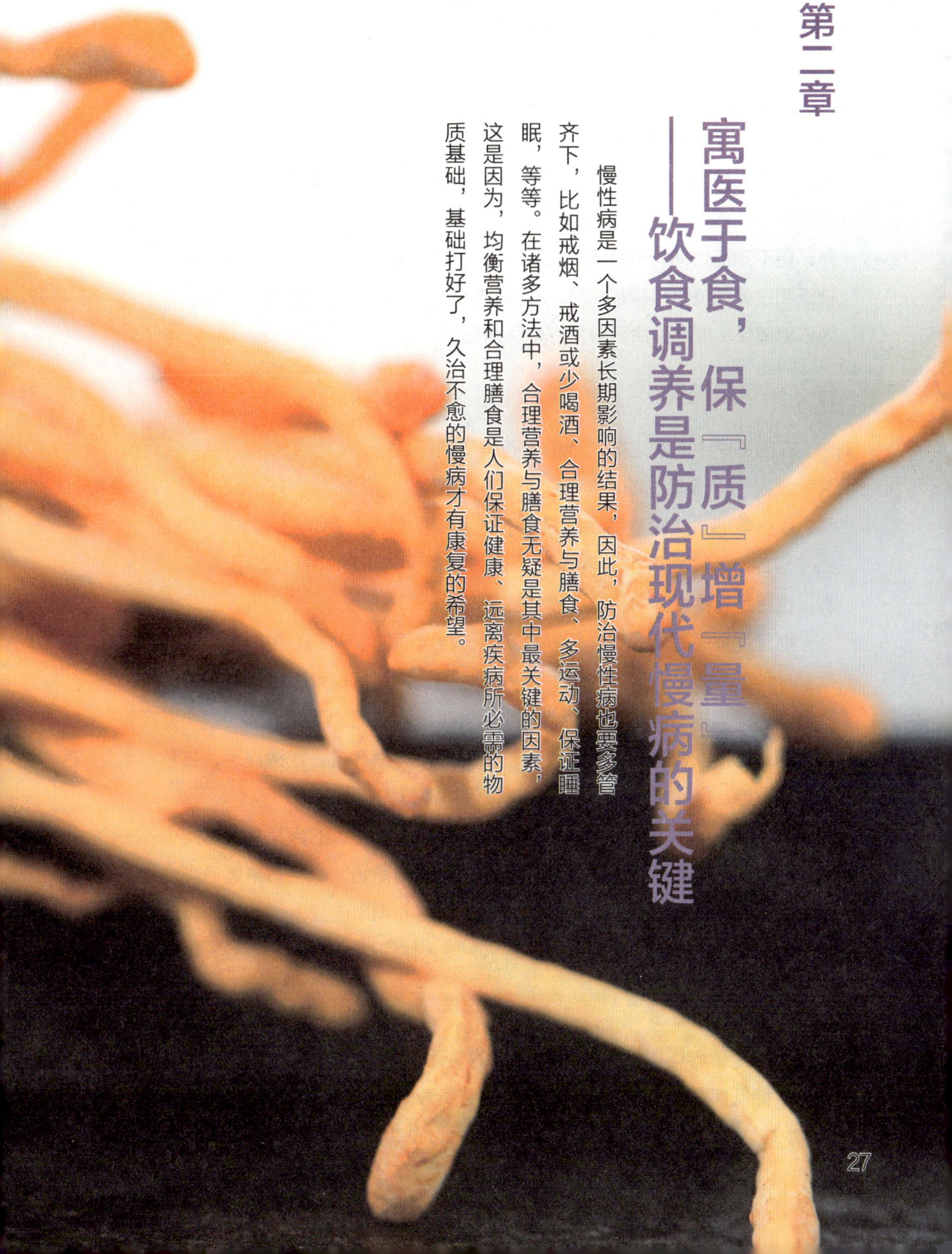

慢性病是一个多因素长期影响的结果，因此，防治慢性病也要多管齐下，比如戒烟、戒酒或少喝酒、合理营养与膳食、多运动、保证睡眠，等等。在诸多方法中，合理营养与膳食无疑是其中最关键的因素，这是因为，均衡营养和合理膳食是人们保证健康、远离疾病所必需的物质基础，基础打好了，久治不愈的慢病才有康复的希望。

均衡营养是保"质"增"量"的物质基础

目前，我国慢性病高发，其中一个重要原因就是营养摄取不均衡、不科学。对这一点我是深有感触的，因为在接诊的时候，我经常会问患者的饮食、营养情况，很多人都回答我："我平时是很注重营养的，鱼肉蛋奶不断，还经常吃各种补品呢。"每次听到类似的回答，我都会无奈地摇头，这只能说明他们不懂营养，更不知道如何均衡地摄入营养。人体需要很多种营养素，每种必需营养素的缺乏和过量都将直接降低机体对疾病的抵抗力，只有均衡地摄入各种营养，才能为恢复健康、提高生命质量打好物质基础。

什么是均衡营养

在回答这个问题之前，我们先要弄清楚：什么是营养？在很多人的理解中，营养就是一个简单的吃的问题，比如"鸡蛋、牛奶有营养，每天都要吃；方便面、汉堡等那些快餐食品没营养，不健康，要少吃"。如果这样理解的话，那就把"营养"和"营养素"混为一谈了。我们平常说的"营养"其实指的是营养素，也就是这种食物中包含了哪些营养成分。

那营养到底是什么呢？营养其实是一种全面的、动态的生理过程，而不是专指某一种营养成分。简单地说，营养就是指机体对营养素吸收、利用的过程，与膳食、生理需求密切相关。至此，我们就可以得出结论了，所谓的"均衡营养"就是指通过搭配合理的饮食，使每日摄入的营养素齐全，数量充足，各营养素之间比例适当，以满足人体需要，使机体保持良好的健康状态。

从这个定义中，我们可以清楚地了解到，"均衡"的含义其实有两个：一个是指膳食的搭配要均衡，也就是五谷杂粮、鱼肉蛋奶、蔬菜水果等各类食物都要吃，而且各类食物之间的比例要适宜；二是营养物质的摄入量要均衡，不能过多也不能太少，这样才能满足人体的需求，使人体保持一种健康的状态。

秦医师特别提醒

均衡营养可以使机体保持正常的生理功能，促进生长发育，提高免疫力，降低疾病的发生率，维持最长的健康寿命。

保持人体健康都需要哪些营养素

人体所需的营养素有100多种，有些人体可以自身合成、制造，但还有大约40多种营养素是人体无法自身合成、制造的，必须从膳食中摄取，所以，它们又被称为“必需营养素”。这些必需营养素可分为七大类：蛋白质、脂类、碳水化合物、矿物质、维生素、水、膳食纤维。它们既具有各自的生理功能，在代谢过程中又密切联系、共同参与和调节生命活动。

营养素	分类	作用	食物来源
蛋白质	完全蛋白质、半完全蛋白质和不完全蛋白质	供给生长，构成和修复组织；调节生理功能；供给能量	肉类、鱼类、蛋类、奶类、豆类及豆制品、谷类、坚果等
脂类	脂肪和类脂	供给能量和必需脂肪酸；构成身体组织，维持体温；促进脂溶性维生素的吸收	植物油、肉类、鱼类、油脂类坚果、豆类及豆制品等
碳水化合物	糖、寡糖和多糖	提供能量，构成机体组织器官，参与营养素的代谢，解毒，增强肠道功能	糖类、谷物、水果、干果、干豆、薯类等
矿物质	常量元素：钙、磷、镁、钾、钠等；微量元素：铁、锰、铜、碘、锌、硒等	构成身体结构和组织，维持生命活动，保证机体生长发育	不同矿物质食物来源不同，如钙在奶类、豆类、虾皮中含量高；锌在牡蛎、鱼类、全麦、动物内脏中含量高
维生素	脂溶性维生素：维生素A、D、E、K；水溶性维生素：B族维生素、维生素C	对机体的新陈代谢、生长发育、维持生命活动有着极其重要的作用，如果长期缺乏某种维生素，就会引起生理机能障碍而致病	不同的维生素来源不同，如维生素A：动物肝脏、蛋类、奶类、深色蔬果；B族维生素：谷物、大豆、干果、肉类等
水	天然水、人工制水	构成人体的内环境，参与体内的生理活动，调节体温，润滑作用等	饮水、食物中的水及产能营养素代谢产生的内生水
膳食纤维	可溶性膳食纤维、不可溶性膳食纤维	防治便秘，预防大肠癌，减肥，降血脂，降低餐后血糖，改善口腔及牙齿功能等	可溶性膳食纤维：燕麦、大麦、水果等；不可溶性膳食纤维：全谷物、干豆类、蔬菜等

营养素缺乏会导致哪些疾病

人体的生命活动需要各种营养素来维持，这些营养素主要来自于我们日常所吃的各种各样的食物，但是，单靠一种或少量几种食物不能提供人体所需的全部营养素。所以，为了保证营养全面，我们每日摄取食物的种类应尽可能地多，不能偏食。而历次全国居民营养状况调查显示，维生素和矿物质摄入不足及不均衡的现象普遍存在。我们知道，每种营养素都有其独特的生理功能，所以，一旦某种营养素缺乏，就会引起一系列与之相关的疾病。

我国居民常缺乏的营养素及引发的相关疾病

常缺乏的营养素	主要生理功能	引发的相关症状与疾病
维生素A	促进人体生长发育，维持上皮组织的健康及生殖、视觉及免疫功能	干眼症、夜盲、食欲下降、皮肤瘙痒、脱皮、头发枯干、脱发、反复感冒、支气管肺炎等
维生素C	参与体内多种化学反应，维持牙齿、骨骼、血管、肌肉的正常功能和促进伤口愈合	坏血病、缺铁性贫血
维生素D	促进钙、磷的吸收和利用，利于骨骼和牙齿的发育	佝偻病、骨质软化症、骨质疏松、手足痉挛症
维生素B_1	参与糖类的代谢，维持正常食欲及神经、肌肉和循环系统的功能	脚气病、脚气病性心脏病、心力衰竭、肥胖症、糖尿病、干眼症等
维生素B_2	构成辅酶，参与产能营养素的代谢及铁的吸收利用，维持皮肤和黏膜的完整性	消化不良、腹泻、口角炎、舌炎、唇炎、脂溢性皮炎、结膜炎、角膜炎、阴囊炎、缺铁性贫血等
钙	构成骨骼和牙齿的主要成分，促进骨、牙的正常成长	佝偻病、软骨病、骨质疏松
铁	构成血红蛋白，参与体内氧与二氧化碳转运、交换和组织呼吸过程	缺铁性贫血
锌	参与体内酶的组成及DNA、RNA的合成，维持免疫、代谢和生殖功能	食欲不振、厌食、反复口腔溃疡、胃肠道功能紊乱、贫血、性器官发育不良、男性不育、胎儿畸形或流产等

营养素摄入过量同样会埋下慢性病的祸根

既然营养素缺乏会导致很多疾病，那能不能多补充一些营养素呢？不能。因为人体需要均衡的营养，也就是人体需要搭配合理的各种营养素配比，某一种或者几种营养素过量对机体同样会造成伤害，只不过，这种伤害会因营养素的种类和摄入过量的程度不同而有所不同。现在很多营养保健食品的广告都大肆宣扬缺乏某某营养素会如何，但从来不说明过量食用又会造成什么危害，这就是现代营养学的误导。营养素对于人体并不是多多益善，这个观念一定要扭转。

常见营养素摄入过量的危害

常见营养素	摄入过量对人体的危害
蛋白质	会对肾、肝、脑造成损害，造成钙质流失，引发痛风性关节炎等
脂肪	易引起肥胖、脂肪肝、血脂增高，增加冠心病和癌症的危险因素
碳水化合物	易造成龋齿、牙周病，增加糖尿病、冠心病的发病率
维生素A	急性中毒可引起头晕恶心、嘴唇开裂、脸部脱皮、双手十指长面积较大且形状不规则的乳白色水疱。慢性中毒可引起恶心、呕吐、腹泻、乏力、食欲不振、视物模糊、脱发、皮肤瘙痒、肌肉僵硬等症状
维生素C	可引起腹胀、皮疹、胃酸过多或泌尿系统结石，严重者可导致溶血，甚至致命；如果大剂量长期服用而突然停药，可能出现坏血病
维生素D	可引起高血钙症、高尿钙症，影响体格和智力发育，严重者可因肾衰竭而死亡；孕妇早期维生素D中毒可致胎儿畸形
钙	易导致乳-碱综合征，增加肾结石的危险性，并会影响人体对锌、磷、镁的利用率
铁	急性中毒可引起呕吐、血性腹泻、代谢性酸中毒和休克。慢性中毒可引起血色素沉着症，表现为器官纤维化等
锌	急性中毒表现为腹痛、腹泻、恶心、呕吐；慢性中毒可导致贫血、免疫功能下降、高密度脂蛋白胆固醇降低等
碘	可导致高碘性甲状腺肿、碘性甲状腺功能亢进、甲状腺癌等
硒	急性硒中毒时可导致蹒跚盲综合征，表现为失明、腹痛、流涎、肌肉麻痹、呼吸困难；慢性硒中毒时可出现长骨关节糜烂、四肢僵硬、跛行、心脏萎缩、肝硬化和贫血

平衡膳食
——实现营养均衡的途径

通过前面的讲解，大家已经知道营养均衡对维持身体健康的重要性了，那么，怎么才能实现营养均衡呢？答案就是平衡膳食，通过膳食选择达到膳食的平衡，达到营养的需求，这是实现均衡营养的最高境界。那怎么才能达到平衡膳食呢？关于这个问题大家可以参考《中国居民膳食指南（2016）》，在这个《指南》中，对如何实现平衡膳食给出了详细的建议，其中最著名的就是平衡膳食宝塔。

平衡膳食宝塔中各类食物的摄入量

平衡膳食宝塔共分五层，包含了我们每人每天应吃的主要食物种类及各种食物的建议摄入量。这里要特别说明一下，这个推荐量是以原料的生重计算的，比如面条、面包、馒头等应折合成相当量的面粉量来计算，米饭、米粥等则应折合成相当的大米量来计算，其他食物也一样。宝塔各层位置和面积不同，这在一定程度上反映出各类食物在膳食中的地位和应占的比重。

中国居民平衡膳食宝塔（2016年）

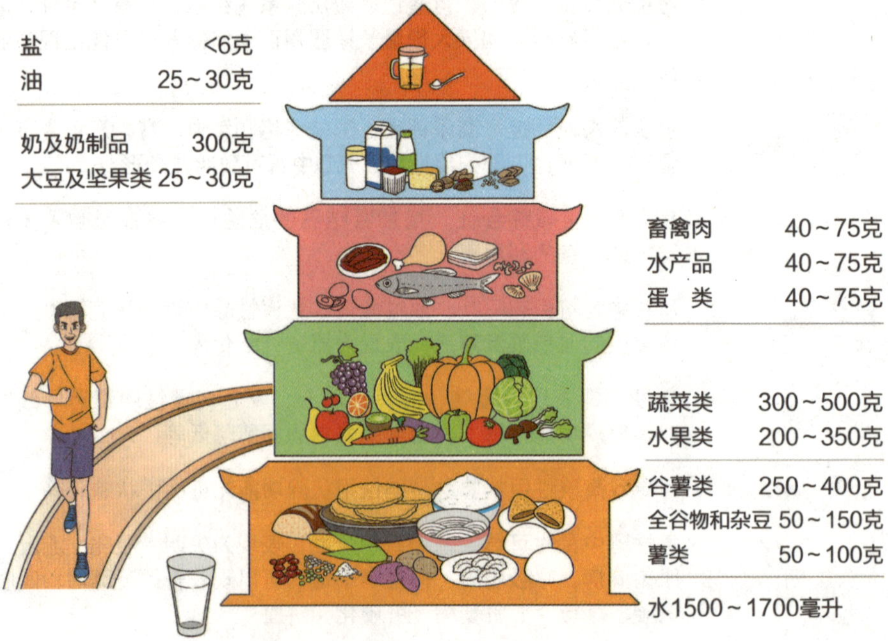

平衡膳食宝塔中各类食物的营养价值

我们知道，人体自身不能合成的那些必需营养素要从膳食中摄取，也就是我们日常所吃的各种各样的食物。但是，每种食物所包含的营养素种类及数量都不尽相同，所以，我们要想均衡地摄入各种营养素来满足人体的需求，就必须先弄清楚各类食物各自的营养价值，这样我们在安排膳食时才会更加合理。那么，平衡膳食宝塔中五大类食物都具体包含什么食物？能为我们的身体提供哪些必需营养素呢？通过下面的表格大家就可以一目了然。

平衡膳食宝塔中五大类食物及重点提供的营养素

种类	包括的食物	重点提供营养素
谷类、薯类及杂豆	谷类：面粉、大米、玉米、小麦等 薯类：马铃薯、红薯、南瓜、山药、芋头等 杂豆：绿豆、红豆、黑豆、扁豆等	蛋白质、碳水化合物、B族维生素、矿物质
蔬菜水果类	蔬菜：芹菜、菠菜、黄瓜、番茄等 水果：苹果、猕猴桃、香蕉等 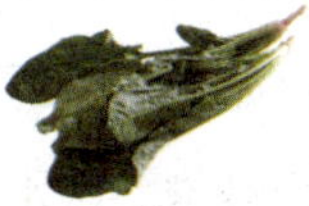	碳水化合物、膳食纤维、维生素A、维生素C、矿物质
鱼、肉、蛋	鱼：各种淡水鱼、海水鱼、虾及其他水产品 肉：各种畜肉、禽肉及动物内脏 蛋：鸡蛋、鸭蛋、鹌鹑蛋等 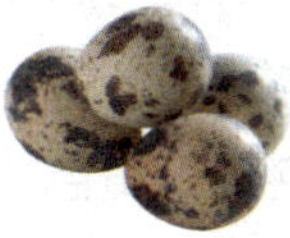	动物性蛋白质、脂肪
奶类、大豆类及坚果	奶类：牛奶、羊奶、酸奶、奶粉、奶酪等	动物性蛋白质、脂肪、钙等
	大豆类：黄豆、豆腐、豆浆、豆腐干等 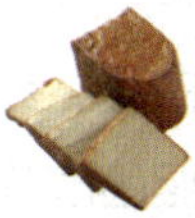	植物性蛋白质、不饱和脂肪酸、矿物质、维生素等
	坚果：核桃、栗子、榛子、杏仁、花生、葵花子等	必需脂肪酸、维生素E
油、盐	植物油：花生油、大豆油、菜籽油、橄榄油、葵花子油等 动物油：猪油、羊油、鸡油等 盐：食盐及酱油、酱、腌制食品中的“隐性”盐 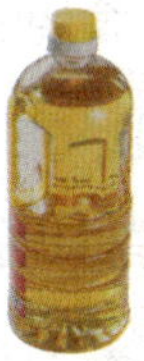	必需脂肪酸、维生素E、钠

平衡膳食应遵循哪些原则

在了解了平衡膳食宝塔中各类食物的营养价值和摄入量之后，下一步就是如何安排膳食的问题了。大家不妨每周抽出一点时间，依据平衡膳食宝塔来设计一下家庭食谱，在设计食谱的时候，有几个原则是需要遵循的。

膳食安排应食物多样，以谷类为主，粗细搭配

食物多样是平衡膳食模式的基本原则，我们每天的膳食应包括平衡膳食宝塔中的四大类食物，即谷薯类、蔬菜水果类、畜禽鱼蛋奶类、大豆坚果类等。建议平均每天摄入12种以上食物，每周25种以上。

在所有食物种类中，应以谷类食物为主，以为身体提供充足的碳水化合物。另外，还要注意粗细搭配，即日常饮食中除了吃大米、白面这些“细粮”之外，还要经常吃一些粗粮、杂粮，如燕麦、玉米、红豆、绿豆等，或者是马铃薯、红薯、南瓜等薯类食物，这样既可以丰富主食的种类，提高膳食的营养价值，同时也有助于避免肥胖、糖尿病等慢性病。

食谱中要安排较多的蔬菜和水果

新鲜蔬果中的膳食纤维、碳水化合物、维生素和矿物质等营养素，能保持心血管健康，提高免疫力，维持肠道正常功能，对防治肥胖、便秘、心血管病等多种慢性病有帮助，所以平时应该多吃一些。在选择蔬菜的时候，建议大家多选择深色蔬菜，比如深绿色、深黄色、紫色、红色等颜色深的蔬菜，因为一般深色蔬菜含维生素和植物化学物比较丰富，因此，在每日进食的蔬菜中，深色蔬菜最好占一半以上。水果最好选择新鲜的应季水果，不能用果汁来代替鲜果。

食谱中要有足够的奶类、大豆或其制品及适量的坚果

这些食物是优质蛋白质、钙、不饱和脂肪酸和维生素的良好来源，对提高免疫功能、降低血清中的胆固醇等有益，在每天的膳食安排中都不可缺少。在选择奶类时，建议喝奶多的人、中老年人、超重和肥胖的人最好选择低脂或脱脂奶，乳糖不耐受的人群可以食用鲜奶或低乳糖奶及奶制品。坚果虽然营养丰富，但大多含有较多的油脂，所以食用的时候一定要适量。

食谱中要有一定量的鱼、禽、蛋、瘦肉

这些食物能为人体提供优质的动物性蛋白质，每天适量吃一些，可以补充植物性蛋白质中赖氨酸的不足，使人体摄入的营养更全面。目前我国居民的肉类摄

入以猪肉为主，但猪肉的肥肉中脂肪含量较高，所以建议大家多选择瘦肉、鱼虾类和禽肉，这些肉的脂肪含量更低一些，蛋白质更丰富，也更容易消化。动物内脏有一定的营养价值，但胆固醇含量较高，不宜过多食用。当然，烟熏、腌制肉制品也要少吃。蛋黄中虽然胆固醇含量高，但富含磷脂，所以食用的时候要连蛋黄一起吃，只要保证适量即可。

常见鱼肉蛋中的蛋白质、脂肪、胆固醇含量（g/100g）

食物	蛋白质	脂肪	胆固醇
鲫鱼	17.1	2.7	130
草鱼	16.6	5.2	86
鲈鱼	18.6	3.4	86
鲢鱼	17.8	3.6	99
虾	18.2	1.4	181
羊肉	20.5	3.9	60
牛肉	18.1	13.4	84
猪瘦肉	20.3	6.2	81
鸡肉	19.3	9.4	106
鸭肉	15.5	19.7	94
猪肝	19.3	3.5	288
鸡蛋	12.7	9	585
鸭蛋	12.6	13	565

饮食尽量要吃新鲜卫生的食物

在我们看来，食物越是新鲜，营养价值就越高，口感也会越好，这样吃得才美味又健康。确实如此，食物放置时间过长就会引起变质，不仅某些营养素会减少，还可能产生对人体有毒有害的物质。所以，在选购食品时，不买来路不明的食物，不买霉烂变质的蔬果肉蛋等食物，不买过期食品，要选择外观好，没有泥污、杂质，没有变色、变味并符合卫生标准的食物。即便食物没有发生酸败等口感的变化，也尽量少吃，如剩菜、剩饭等。

健康的饮食行为
——保证充足、均衡营养的摄入

一日三餐，饮食有规律

有研究表明，在早、中、晚这三个时间段里，人体的消化酶特别活跃，这就说明人的一日三餐是由生物钟控制的，三餐都必须吃，而且要定时定量，否则消化系统正常的消化规律就会被打乱，时间久了，就会诱发或加重相应的消化系统疾病。

三餐什么时候吃比较合适

三餐	建议时间	每餐所用时间
早餐	6:30～8:00	15～20分钟
午餐	11:30～13:00	30分钟
晚餐	18:00～20:00	30分钟

一天要吃的食物怎样分配到三餐中

一日三餐除了要定时，还要定量，一般成人每日所需的能量约2200千卡，早餐提供的能量应占全天总能量的25%～30%，午餐占30%～40%，晚餐占30%～40%，特殊情况可适当调整。如果准备了零食，也可以合理选用，但来自零食的能量应计入全天能量摄入之中。

成人三餐食物分配举例

食物种类	早餐	午餐	晚餐
谷薯类及杂豆	100克	125克	125克
蔬菜	100克	150克	150克
水果	100克	100克	100克
鱼、肉、蛋等	50克	75克	50克
大豆类	——	20克	20克
奶类	300克	——	——

当然人们的年龄、劳动强度都不尽相同，每个人所需要的能量和食物量也就有所差别，所以，大家在分配三餐食量时可根据自己的实际情况灵活分配。

每天吃营养充足的早餐

一般早餐摄入的能量应占到全天总能量的25%～30%，所以，早餐不仅要吃，而且一定要吃得有营养。

早餐什么时候吃最好

有人习惯早上五六点钟起床后就吃早餐，认为这样能及时补充身体所需。但事实上，消化器官通常到凌晨才真正进入休息状态，如果早餐吃得过早，就会影响胃肠道的休息。所以，早餐最好安排在6:30～8:30之间，用15～20分钟的时间吃完。

高质量早餐的营养搭配

我在前面讲过，不吃早餐会使血糖过低，而血糖主要来源于食物中的供能营养素，当早餐中蛋白质、脂肪和碳水化合物的供能比例接近1：0.7：5时，才能使上午的血糖维持在稳定的水平，满足上午的活动需要。所以，营养充足的早餐应包括四类食物：

◎谷类及薯类，如包子、面条、面包、粥、煎饼、土豆、红薯等；

◎动物性食物，如瘦猪肉、火腿、鸡蛋等；

◎奶类及奶制品、豆类及豆制品，如牛奶、豆浆、豆腐脑、豆腐干等；

◎新鲜蔬菜和水果。

如果你的早餐包括了其中三类，说明早餐的营养比较充足；如果只包括了其中两类，甚至更少，说明早餐的营养不足。

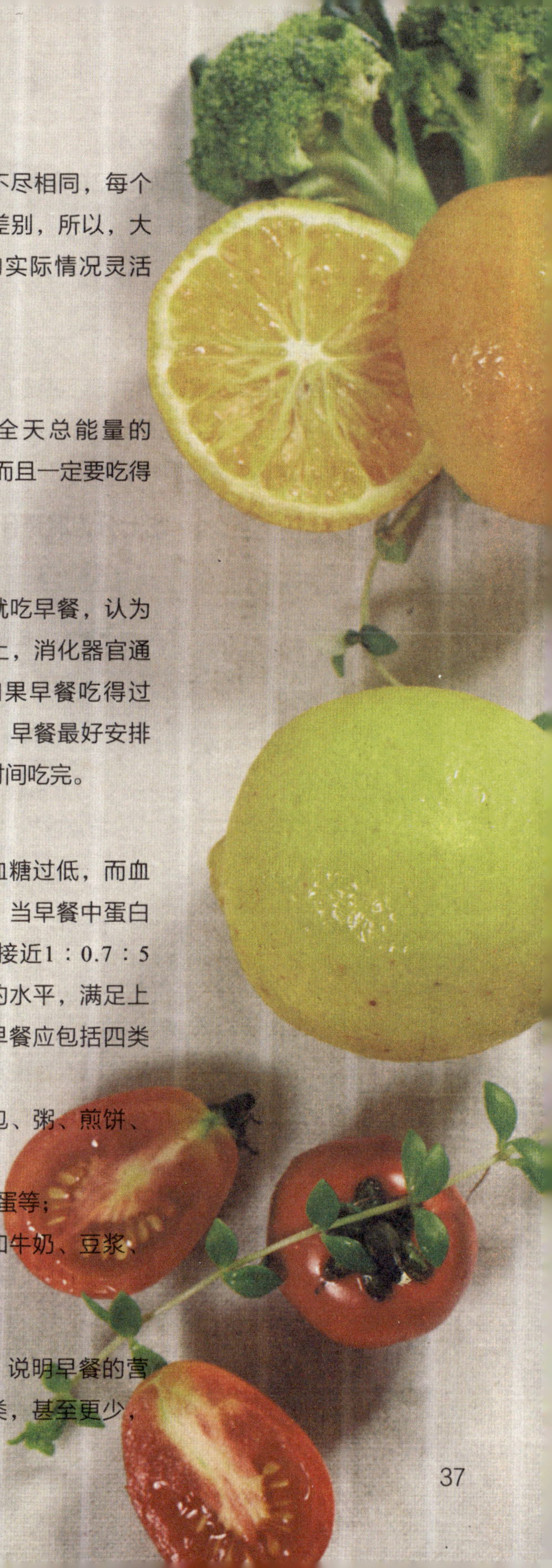

另外，建议大家早餐最好自己在家做，或到正规、可靠的餐饮店食用，不要边走边吃或在路边摊上购买。

饮食有节

饮食有节就是指饮食要有节制，不能随心所欲，暴饮暴食。关于暴饮暴食对健康的危害我们在前面的章节中已经讲过了，一顿饭如果吃得太多，大腹便便，不仅身体消化不了，还容易撑出病来，比如慢性胃炎、胰腺炎、肥胖等都是撑出来的。因此，建议大家吃饭只吃七分饱。

吃七分饱时是什么感觉？

分级	感觉
第10级	再也不能吃下任何东西了，感觉胃都胀痛了
第9级	吃多了，感觉胃有点不舒服了
第8级	有点多，感觉胃里满满的
第7级	吃饱了，感觉可吃可不吃
第6级	有点饱了，感觉还可以再吃一点
第5级	不太饱，感觉还能吃下很多
第4级	肚子叫，有空腹感但不是很难受
第3级	肚子饿，想吃东西
第2级	肚子饿，很想吃东西
第1级	肚子饿得非常难受，感觉头晕、恶心、心慌

不挑食，不偏食

我在前面讲过，我们的日常膳食必须由多种食物组成，这样才能满足人体对各种营养素的需求。如果长期偏食或只吃某一种或几种食物，会使人体持续缺少某些营养素，对身体健康十分不利。比如有的孩子爱吃肉，不爱吃蔬菜，长期的结果就可能导致能量、脂肪等摄入过量，造成孩子超重或肥胖，同时还会造成维生素、矿物质的缺乏。所以，不论是成人还是孩子，都要坚持平衡膳食，各种食物都吃，对维持身体健康、防治慢性病大有帮助。

不盲目节食

盲目节食的危害我在前面也讲过了，所以，不盲目节食也是一种健康的饮食行为。如果确实超重，想要减肥，那也要在专业医生的指导下进行科学减肥，千万不可自作主张。盲目地通过节食来减肥，减掉的就不仅是体重了，还有你的健康，甚至是生命。

进食要得法，餐后重保养

吃饭的过程是有讲究的，尤其是饭前、饭中、饭后有一些需要特别注意的地方，不能随心所欲想怎么吃就怎么吃，不然受伤害的必然是你的消化系统。

饭前可适量喝些汤水

有句话说“饭前先喝汤，胜过良药方”，饭前喝几口汤，等于给消化道加了“润滑剂”，使食物能顺利下咽，可防止干硬食物刺激消化道黏膜，降低消化道肿瘤的发病率。当然，饭前喝汤并不是越多越好，否则会大量稀释胃液，反而会影响食物的消化吸收。一般早餐前可以多喝些汤水，中晚餐前20分钟喝半碗汤比较适宜，吃饭的同时也可以少量喝些汤。

进餐时要专心，要细嚼慢咽

吃饭时不专心，边吃边玩或说笑聊天，既不能品尝食物的美味，也会让人在不知不觉中吃过多的食物，加重肠胃负担。另外，吃饭时狼吞虎咽，食物没嚼烂就咽下去了，必然会加重胃的负担，所以，建议大家细嚼慢咽，每一口都要细细地咀嚼30下，有助于食物更好地消化吸收。

餐后重保养

吃完饭后，不能立即躺下或者进行剧烈活动，也不能马上投入学习或工作，这样都不利于食物的消化吸收。建议大家在餐后静坐半小时，静坐后可以缓慢散步。也可以在餐后轻轻摩揉胃腹部，这样对促进胃肠功能有一定的作用。

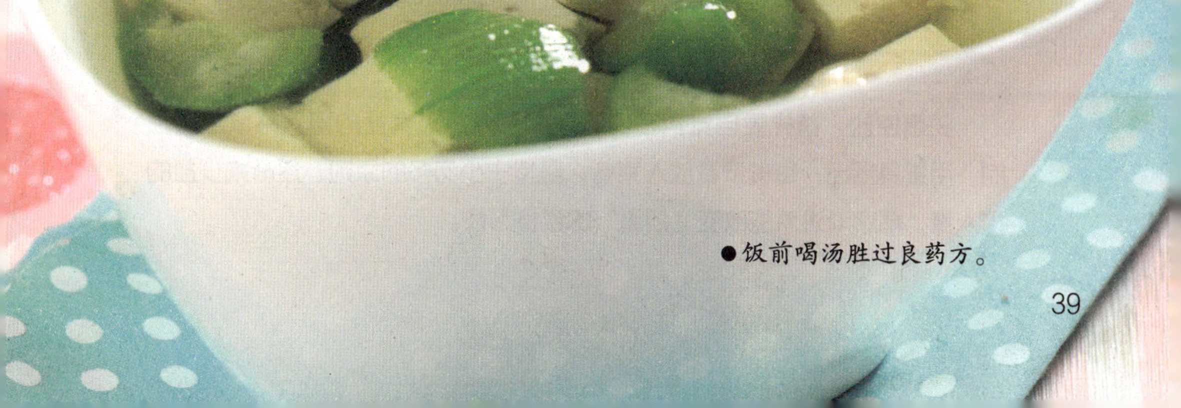

●饭前喝汤胜过良药方。

坚持清淡饮食，少盐少油少糖少辛辣

肥甘厚味、过甜、过辣的饮食对健康的危害很大，这些问题我在前面已经讲过了。但是，很多人已经习惯了重口味，一时半会儿改不了，或者说不知道怎么吃才算吃得清淡；还有很多人认为清淡饮食就是吃素，不吃鱼肉，这是对清淡饮食认识上的误区。真正的清淡饮食，是指少盐、少油、少糖、少辛辣的饮食，而不是素食。如果天天吃素，但是炒菜时放油、食盐很多，为了提味，加入很多糖或辣椒，同样违背了清淡饮食的原则。

少盐

清淡饮食的第一个原则就是“口轻”，也就是控盐，做到口味清淡，减少钠盐的摄入量。前面我们已经讲过，《中国居民膳食指南（2007）》建议健康成人每人每天盐的摄入量为6克，如果是高血压、冠心病等需要低盐饮食的患者，每天的摄盐量还要更低一些，最好不要超过3克。

日常生活中怎么控盐

◎使用限盐罐和限盐勺，对每天的食盐总量进行控制，也可以用啤酒盖量盐，一个普通的啤酒瓶盖，装满一平盖盐差不多就是6克。

◎炒菜晚放盐。这样可以把盐撒在食物表面，不会使盐进食物内部太多，增加口感，可以减少近1/3的食盐摄入量。

◎限制含盐调料，如酱油、鸡精、甜面酱、老干妈等多种调料中都含有盐分，所以，控盐不仅仅要控制食盐的摄取量，也要限制含盐调料。

◎少喝菜汤。因为盐溶于水，菜汤中含盐量高，所以不宜喝菜汤，或用菜汤拌饭。

◎少吃腌制食物。如香肠、咸菜、咸鱼、咸肉等食物中都含有较高的盐分，而这些是我们肉眼看不到的。所以，我们在减少食盐摄入的同时，还要注意减少“隐性”盐的摄入。

◎习惯了口重的人，可在制作菜肴时放少许醋，能提高菜肴的鲜香味，既满足口

秦医师特别提醒

要想控盐，首先要自觉纠正口味过咸，对每天食盐的摄入采取总量控制，用量具量出，每餐按量放入菜肴，坚持宁少勿多的原则，逐渐减少盐的摄入量，循序渐进就能改变“口重”的饮食习惯。

感的需要，还能帮助自己适应少盐食物。

少油

清淡饮食的第二个原则就是要减少用油量。我说的这个油，不光是指花生油、玉米油、大豆油等这些植物油，还包括一些动物油，如猪油、牛油、鸡油、羊油等。那每天吃多少油合适呢？根据中国营养学会的推荐，每人每天油脂的用量应控制在25～30克。可是，很多人已经习惯了用很多油，心里想着要少放油，可还是在做菜的时候不知不觉就增加了用油量。这怎么办呢？建议大家采用以下几个方法，既能做出美味的菜肴，还能少用油。

那么，在日常生活中，我们应该如何减少烹饪油的摄入量呢？

◎选择清淡的烹饪方式：做菜时，多用清蒸、水煮、清炖、凉拌等各种不必加油的烹调方式，炒菜不要过多放油，尽可能不要用煎、炸等方式烹调食物。

◎选择清淡的食材：尽量选择素食，肉类要选用瘦肉，并将瘦肉旁附着的油脂及皮层全部切除。

◎定量用油，控制总量。比如可将全家每天的用油倒入一个量具内，用油时从这个量具里取。坚持一段时间，养成习惯，对控制用油大有好处。

少糖

清淡饮食的第三个原则是少糖。市面上有很多种类的糖，最常见的是白糖、红糖和冰糖。但不管哪种糖，它都只是一种调味品，营养价值并不高，应尽量少吃。另外，含糖饼干、面包、果脯、蜜饯、蛋糕、各种饮料和糖果等零食中，都含有很高的糖分，也建议大家少吃。

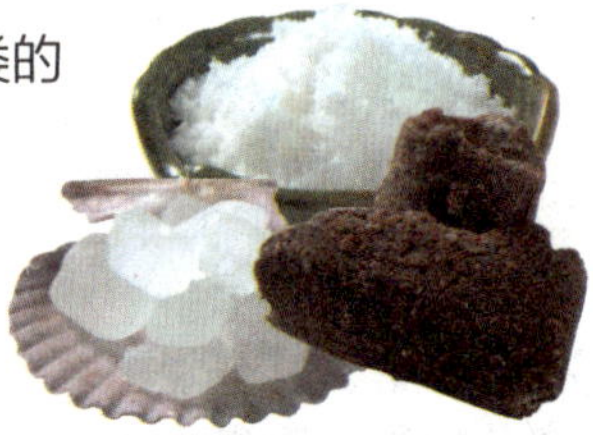

●含糖量高的食物尽量少吃。

少辛辣

清淡饮食的第四个原则就是少辛辣。如果让嗜辣的人一下子不吃辣，肯定会有很大难度，所以我教给大家一个办法，就是你可以先从麻辣降到中辣，再从中辣降到微辣，并坚持微辣水平4个星期，口味就会慢慢变轻，坚持3个月到半年，就能达到持久性的改变。

总之，要想从重口味转变为清淡饮食不可能一蹴而就，需要一个循序渐进的过程，当你的味蕾逐渐习惯了清淡的口感后，就会大大降低“三高”等慢性病的发病率。

每天喝足量白开水，少喝或不喝饮料

水是膳食的重要组成部分，是一切生命必需的物质，血液中大部分物质都是水分，肌肉、肺、大脑等组织和器官中也含有大量的水分。人体内水的含量因年龄、性别不同而有所差异，对一个健康成年人来说，体内水分占体重的50%~60%。饮水不足或过多都会对人体健康造成危害。

每天应该喝多少水

一般来说，健康成年人每天需要2500毫升左右的水，除去食物提供的水分，男性的饮水量应达到1700毫升，女性1500毫升。但水的需要量会受代谢情况、年龄、体力活动、温度、膳食等因素的影响，所以，在高温、重体力劳动、大运动量锻炼等条件下，应适当增加喝水的量。

如何科学饮水

◎饮水最好的选择是白开水。因为白开水是最符合人体需要的饮用水，不仅解渴，而且最容易被身体吸收，促进新陈代谢，调节体温。

◎饮水应少量多次，饮水时间应分散在一天中任何时刻，每次200毫升左右（1杯）。

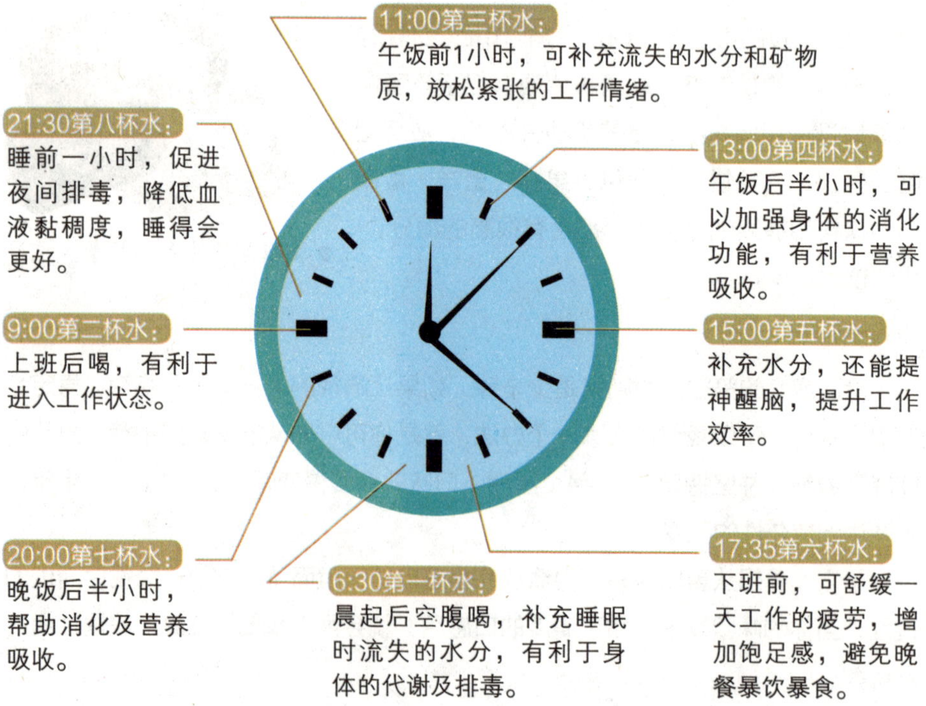

◎ 饮水要主动，不要感觉到口渴时再喝水。如果觉得口渴了，那就表示体内已经缺水了，这样不利于身体健康。

◎ 运动后，要根据需要及时补充足量的水分，但要注意少量多次饮用，不能一次大量喝水，以免血容量迅速增加，心脏负担突然加重，导致心肺功能异常或急性水中毒。当然，也不能喝过冷的水，因为运动后体温上升，如果服用过冷的水，会强烈刺激胃肠道，造成胃肠功能紊乱。

◎ 少喝或不喝饮料。因为大多数饮料都是含糖饮料，经常喝会造成体内能量过剩，引起肥胖，残留在口腔内的糖还会损害牙齿健康，甚至会影响骨骼发育，导致骨质疏松，影响食物消化吸收，诱发慢性胃炎等。

适时适量吃营养价值高的零食

很多人都喜欢吃零食，尤其是女人和孩子，平时吃点零食并无大碍，但是如果不顾正餐而吃太多零食就有害了，比如会使营养摄入不均衡，盐、脂肪和能量摄入较多，会增加肥胖、高血压的风险；不停地吃零食，肠胃得不到应有的休息，会造成消化系统紊乱等。所以，零食不能吃得太多，而且什么时候吃、吃什么都是有讲究的。

健康吃零食的三个原则

◎ 适量。零食不能吃太多，要适量吃，不能代替正餐，不能影响正餐的食欲和食量。

◎ 选择营养价值高、新鲜卫生、易消化的食物作零食。如牛奶、酸奶、黄瓜、西红柿、核桃、杏仁、花生、肉干、鱼干、豆腐干、红薯、玉米、豆浆、绿豆汤、红豆汤、鲜榨蔬果汁等，都很有营养，少吃油炸、过甜、过咸的零食。

◎ 适时。即使是营养价值高的零食，也不意味着随时都可以吃，吃零食和吃正餐之间至少要相隔2小时。看电视时不要吃零食，否则会在不知不觉中吃进去过多零食，导致肥胖；正餐前1小时内不要吃零食，否则会影响正餐的食欲；晚上睡觉前半小时不要吃零食，否则会增加肠胃负担，影响睡眠或导致肥胖。

秦医师特别提醒

坚果虽然有营养，但能量和脂肪含量高，吃多了会导致肥胖，建议每周食用坚果50克即可。

适量饮酒

我们在前面讲了，过量饮酒对健康有危害，但生活中偶尔喝酒应酬不可避免，所以我给大家的建议是，能不喝就不喝，实在躲不过去就少喝点，一定要适量。

成年人每日适宜的饮酒量

关于成年人每日酒精的摄入量，在《中国居民膳食指南（2016）》中有明确的规定，建议成年男性每日酒精摄入量不超过25克，女性不超过15克，换算成各种酒的量大致如下表所示：

成年人每日饮酒量

酒类	成年男性	成年女性
高度白酒	50毫升	——
38度的白酒	75毫升	50毫升
葡萄酒	250毫升	150毫升
啤酒	750毫升	450毫升

饮酒知识问答

Q1 浓茶、咖啡能解酒吗?

秦医师解答：不能。因为酒精和茶、咖啡都有兴奋神经系统的作用，会刺激血管和心脏，如果酒后喝茶，特别是醉酒后喝茶或咖啡，无异于火上浇油，会加速醉酒者的心脏跳动，加重心脏负担。另外，茶叶中的茶碱有利尿作用，会导致进入体内的酒精在未转化为乙酸、未分解为二氧化碳和水的情况下，以乙醛的形式过早地进入肾脏，对肾脏造成损害。

Q2 酒和饮料能兑在一起喝吗?

秦医师解答：不能。因为通常用来兑酒的碳酸饮料，在胃里释放出的二氧化碳会迫使酒精很快进入小肠，而小肠吸收酒精的速度比胃要快得多，会加大对身体的伤害。

Q3 能空腹饮酒吗?

秦医师解答：不能。如果胃里没有食物，酒精就会直接刺激胃黏膜，容易引起胃炎，甚至胃出血，时间长了还会引起胃溃疡。因此在饮酒前，最好先吃些油质食物，如肥肉、蹄髈等，或喝些牛奶，慢慢地边吃边饮。这样，利用食物中不易消化的脂肪来保护胃部，减缓酒精的吸收不易醉酒。

了解食物的性味归经，对症食疗效果才会好

在中医学中，每种食物都有属于自己的味道、性质、颜色和归属经络，这也决定了它们对身体能起到各自不同的保健作用。因此，慢性病患者在设计食疗调养方案时，对食材的选取应结合食物的性味与归经综合考虑，才能取得最佳的调养效果。

食物有五味：酸、甘、苦、辛、咸

“味”就是指食物的味道，中医将食物分为五种味道，即酸、甜（甘）、苦、辣（辛）、咸，另外还有淡味和涩味，但一般习惯于将淡味附于甘味、涩味附于酸味，又因为淡味与甘味、涩味与酸味的功用大致相同，所以称为“五味”。在日常饮食中，每种味道都要适量摄入，不能偏于一味，这样才能实现营养平衡，以维持身体的健康。

常见食物的五味分类及对人体的保健功效

五味	常见食物	保健功效
酸	酸枣、沙枣、山楂、柑橘类水果、葡萄、樱桃、杨梅、李子、柠檬、苹果、草莓、梨、桃、西红柿、醋、驴肉、酸奶等 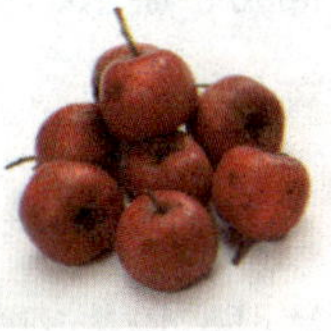	具有收敛、固涩的作用，能增进食欲，健脾开胃，增强肝脏功能，提高钙、磷的吸收率
甜（甘）	谷类（苦荞麦、青稞除外），豆类（红豆、豇豆、纳豆除外），薯类（芋头除外），干果（苦杏仁、百合、白果、鲍鱼果除外），香蕉、甜瓜、哈密瓜、西瓜、苹果、甘蔗、菠萝等水果，白菜、菠菜、圆白菜、胡萝卜、莲藕、香菇等蔬菜，鸡肉、牛肉、羊肉、猪肉、鲫鱼、鲢鱼、鲈鱼、草鱼、黄鳝、带鱼、黄花鱼，及蜂蜜、红糖、白糖、冰糖等 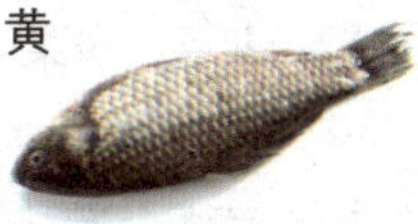	具有补益强壮的作用，适宜气血虚弱者食用；还能消除肌肉紧张、解毒
苦	苦荞麦、苦杏仁、百合、白果、苦瓜、茶叶、猪肝、芹菜、莲子心、咖啡、啤酒等	清热泻火，适宜热证、湿证病人食用

续表

辣（辛）	芋头、辣椒、白萝卜、韭菜、生姜、大蒜、葱、洋葱、胡椒、花椒、茴香、桂皮、酒等	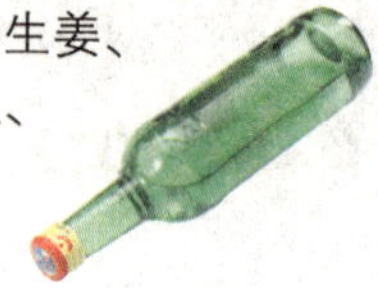	促进肠胃蠕动和消化液的分泌，提高淀粉酶的活性，促进血液循环和新陈代谢，可驱散风寒、疏通经络
咸	青稞、豇豆、韭菜、紫菜、海带、虾皮、海蜇、海参、墨鱼、螃蟹、海虾、猪肉、鸡血、鸭肉、猪心等	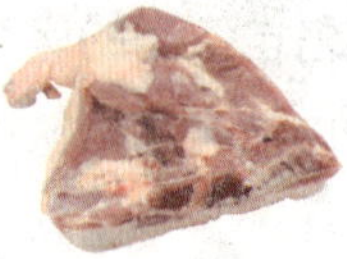	具有软坚散结、润下的功效

食物有五性：寒、凉、温、热、平

“性”就是食物的性质，中医将食物分为五性，即寒、热、温、凉、平，是根据人吃了食物后对身体所产生的作用来划分的。寒与凉、热与温虽然程度上有所不同，但属性一致，因此在功效上有一定的共同点。平性则是指这类食物寒凉或温热的性质不显著，作用比较平和。

常见食物的五性分类及保健功效

食物种类	性质	常见食物
谷薯类	温热性	面粉、糯米、紫米、高粱、糙米
	寒凉性	荞麦、大麦、小米、青稞、薏米
	平性	大米、玉米、红薯、燕麦、黑米、马铃薯、芋头、山药
肉类	温热性	猪肝、黄牛肉、牛肚、狗肉、羊肉、鸡肉、乌鸡肉、鳝鱼、虾、泥鳅
	寒凉性	田螺、螃蟹、牡蛎、蚌肉、蛤蜊、鱿鱼、水牛肉、鸭肉、兔肉
	平性	猪肉、鹅肉、鲫鱼、鲈鱼、鲤鱼、鲢鱼、甲鱼、带鱼、黄花鱼、海参
蔬菜	温热性	辣椒、韭菜、香菜、洋葱、雪里蕻
	寒凉性	白菜、空心菜、木耳菜、竹笋、海带、紫菜、苦瓜、西红柿、芹菜、茄子、油菜、茭白、菠菜、莴苣、花菜、豆腐、莲藕、冬瓜、丝瓜、黄瓜
	平性	胡萝卜、圆白菜、茼蒿、香菇、平菇、金针菇、黑木耳

续表

水果	温热性	龙眼、荔枝、樱桃、榴莲、桃、杏、柠檬、金橘、杨梅、石榴、木瓜
	寒凉性	柿子、柚子、香蕉、桑葚、杨桃、猕猴桃、甘蔗、西瓜、香瓜、苹果、梨、柑橘、草莓、杧果、枇杷
	平性	葡萄、菠萝、李子、山楂
豆蛋奶	温热性	芸豆、南瓜、刀豆、羊奶
	寒凉性	绿豆、鸭蛋
	平性	黄豆、豌豆、黑豆、青豆、豇豆、红豆、扁豆、蚕豆、花豆、红腰豆、豆制品、鸡蛋、鹌鹑蛋、鸽蛋、酸牛奶
干果	温热性	核桃、栗子、杏仁、松子、大枣、黑枣、开心果
	寒凉性	西瓜子、百合
	平性	花生、南瓜子、芝麻、白果、腰果、榛子、葵花子、莲子、酸枣
调味品	温热性	胡椒、肉桂、葱、生姜、大蒜、花椒、茴香、丁香、八角、酒、醋、红茶、咖啡、红糖等
	寒凉性	酱、豆豉、盐、绿茶、玫瑰花、菊花
	平性	蜂蜜、白糖、冰糖

食物虽有五性，但其本身并没有好坏之分，关键是要依据“三因制宜”的原则来选择适合的食物。那“三因”都是什么呢？就是因人、因时、因地。

因人制宜

选择食物时，首先要了解自己的身体状况，比如体寒的人需要吃温热的食物来驱寒，阴虚火旺的人比较怕热，就需要吃寒凉的食物来滋阴清热。

因时制宜

因时制宜主要是指要依时令、季节挑食物吃。比如冬季气候寒冷，就需要多吃些性质温热的食物来帮助人体御寒保暖；相应地，夏季气候炎热，就需要多吃些性质寒凉的食物来帮助人体消暑降火。

因地制宜

因地制宜就是依据地域来选择食物，如住在炎热地方的人要少吃温热食物，而住在寒冷地方的人要少吃寒凉食物。

食物的归经有讲究

人体脏腑间的关系十分复杂，而现代营养学的研究却发现，食物可以对人体内的一个或多个靶器官产生有益的影响，比如山药能健脾胃、益肾气、润肺，同时对脾、胃、肾、肺四个脏腑都有补益作用。在中医理论中，人体的五脏六腑分别对应一条经络，即我们常说的“十二经络”。那么，如何区分某一食物具体作用的脏腑或经络呢？这就是我要讲的食物的归经问题。

常见食物归经一览表

归经 食物	谷薯类	豆类、 干果类	蔬果类	鱼肉蛋奶类
脾、胃经	大米、糯米、小麦、高粱、荞麦、燕麦、薏米、黑米、青稞、小米、大麦、紫米、玉米、糙米、南瓜、马铃薯、芋头、山药、红薯	芸豆、刀豆、红腰豆、黄豆、绿豆、豌豆、黑豆、青豆、豇豆、扁豆、蚕豆、花生、南瓜子、栗子、腰果、榛子、大枣、黑枣、开心果、莲子、酸枣	莲藕、黑木耳、蘑菇、生姜、香菜、茄子、西红柿、油菜、荠菜、白菜、芹菜、圆白菜、韭菜、白萝卜、胡萝卜、辣椒、花椒、大蒜、桂圆、柑橘、苹果、山楂、杧果、葡萄、猕猴桃、西瓜、甘蔗、香蕉等	泥鳅、鲫鱼、带鱼、鲢鱼、鲤鱼、鳝鱼、猪肉、牛肉、羊肉、鸡肉、鸭肉、牛奶、酸奶、鸡蛋、鸭蛋、鹌鹑蛋等 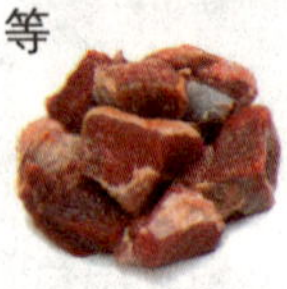
肺经	糯米、紫米、糙米、青稞、大麦、南瓜、山药 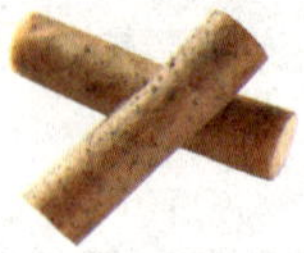	花豆、花生、核桃、杏仁、芝麻、西瓜子、百合、白果、松子、葵花子、黑枣	紫菜、生姜、葱、香菜、洋葱、大蒜、白萝卜、胡萝卜、芹菜、冬瓜、蘑菇、茼蒿、竹笋、芦笋、梨、柑橘、甘蔗、猕猴桃、柠檬等	鲢鱼、泥鳅、牛奶、羊奶、酸奶、猪肺、鹅肉、鸭蛋、鹌鹑蛋等
大肠经	荞麦、薏米、黍米、玉米、马铃薯、红薯、芋头	刀豆、黄豆、青豆、核桃、松子、葵花子、芝麻、南瓜子、西瓜子	苋菜、白菜、菠菜、竹笋、冬瓜、空心菜、芥菜、茄子、黑木耳、蘑菇、柿子、杨梅、桃、苹果、柠檬、石榴等	猪肠、鸡蛋 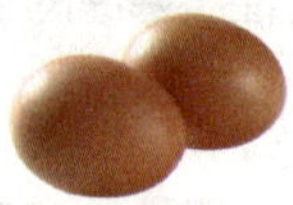

续表

肾经	小麦、小米、黑米、山药 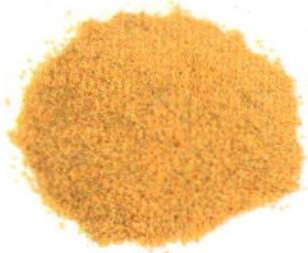	黑豆、刀豆、芸豆、核桃、栗子、芝麻、白果、腰果、开心果、莲子	大蒜、香椿、韭菜、黄花菜、樱桃、石榴、桑葚、李子、葡萄、杨梅、西瓜等	鲤鱼、鳝鱼、黄鱼、海蜇、海参、虾、蚌肉、猪肉、羊肉、鸭肉、鸡蛋、鹌鹑蛋、鸽蛋等
肝胆经	燕麦、黑米、青稞	芝麻、芸豆、栗子、松子 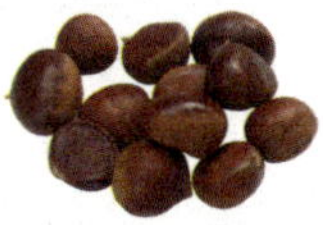	西红柿、丝瓜、油菜、荠菜、香椿、韭菜、芹菜、茼蒿、黄花菜、梨、柚子、桃、山楂、樱桃、桑葚、荔枝、杧果、金橘、乌梅等	海蜇、蟹、青鱼、鳝鱼、猪肝、羊肝、牛肝、猪肉、鹌鹑蛋等
心经	小麦	红豆、绿豆、百合、莲子、大枣 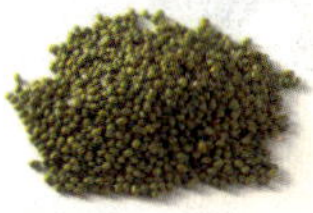	莲藕、芹菜、辣椒、青椒、空心菜、苦瓜、西瓜、甜瓜、哈密瓜、柿子、椰子、柠檬、桃、桂圆、蓝莓等	海参、蛏子、猪心、猪血、兔肉、牛奶、酸奶、鹌鹑肉、鹌鹑蛋等
小肠经		红豆 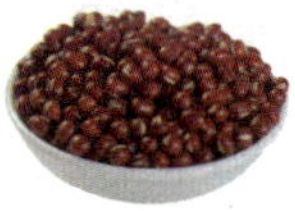	苋菜、苜蓿、黄瓜等	猪小肠
膀胱经			冬瓜、蕨菜、秋葵、西瓜、白兰瓜 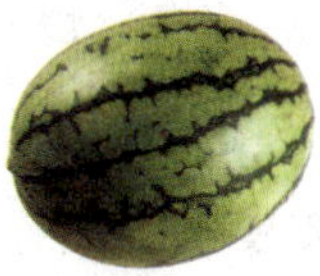	鲱鱼、鲶鱼

食物的归经理论加强了食物选择的针对性，比如大米、小米归脾胃经，那脾胃不好的人就应适当多吃些；栗子、黑芝麻等归肝、肾经，那肝肾不足的人就可以用它们进行滋补；杏仁、白果归肺经，需要清肺润肺的人就可以选择它们；百合、莲子等归心经，睡眠不好的人就应多吃点儿，等等。总之，五脏六腑出了问题，只要没有器质性的病变，都可以通过适宜的食物来调理。

食物有五色：红、绿（青）、黄、白、黑

大家注意观察一下就会发现，食物真的是五彩缤纷，什么颜色的都有，因此，中医把食物用五色来分类，这个“五色”就是我们平时常说的红、绿（青）、黄、白、黑。而且，每类颜色的食物都有“一技之长”，对人体健康有独特的保健作用。

常见食物的五色分类及保健功效

五色	常见食物	保健功效
红色	红豆、大枣、花生、红米、芡实、花豆、沙枣、酸枣、红腰豆、枸杞子、山楂、草莓、樱桃、西瓜、西红柿、牛肉、羊肉等	有助于养护心脏，具有补血、活血、生血及补阳的作用，对缺铁性贫血和缓解疲劳有帮助
绿色	绿豆、豇豆、青豆、豌豆、蚕豆、芸豆、南瓜子、菠菜、茼蒿、韭菜、黄瓜、青椒、生菜、芹菜、苦瓜、猕猴桃等 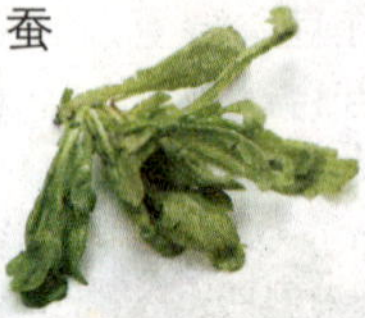	有助于养护肝脏，减轻和消除各种毒素对人体健康的损害，对提高免疫力效果显著，还能促进新陈代谢和消除疲劳
黄色	小米、小麦、大麦、荞麦、裸燕麦、玉米、黄豆、黄米、南瓜、纳豆、红薯、马铃薯、胡萝卜、柑橘、柠檬、香蕉、木瓜、杧果、哈密瓜、雪梨、柚子、菠萝、花生油、大豆油、葵花子油等	有助于养护脾胃，对增强胃肠功能，恢复精力，补充元气，延缓衰老有益
白色	大米、薏米、糯米、糙米、燕麦、莲子、桂圆、杏仁、白果、百合、山药、芋头、白扁豆、刀豆、松子、白芝麻、腰果、夏威夷果、榛子、葵花子、核桃、开心果、豆腐、牛奶、莲藕、梨、荔枝、白萝卜、蒜、平菇、金针菇、杏鲍菇、银耳、鸡肉等 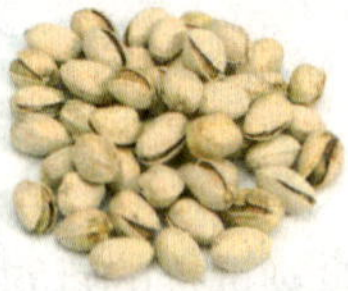	有助于养护肺脏，具有益气行气、滋阴润肺的功效，能增强人体抵抗力
黑色	黑米、黑豆、黑芝麻、黑枣、栗子、苦荞、黑木耳、乌骨鸡、香菇、海带、海参、黑桑葚、乌梅等 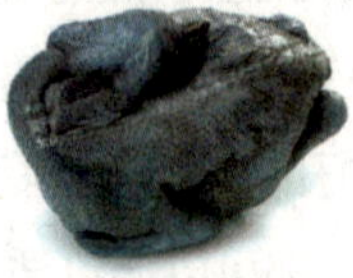	有助于养护肾脏，具有补肾固精、乌发、降血脂、延缓衰老等作用

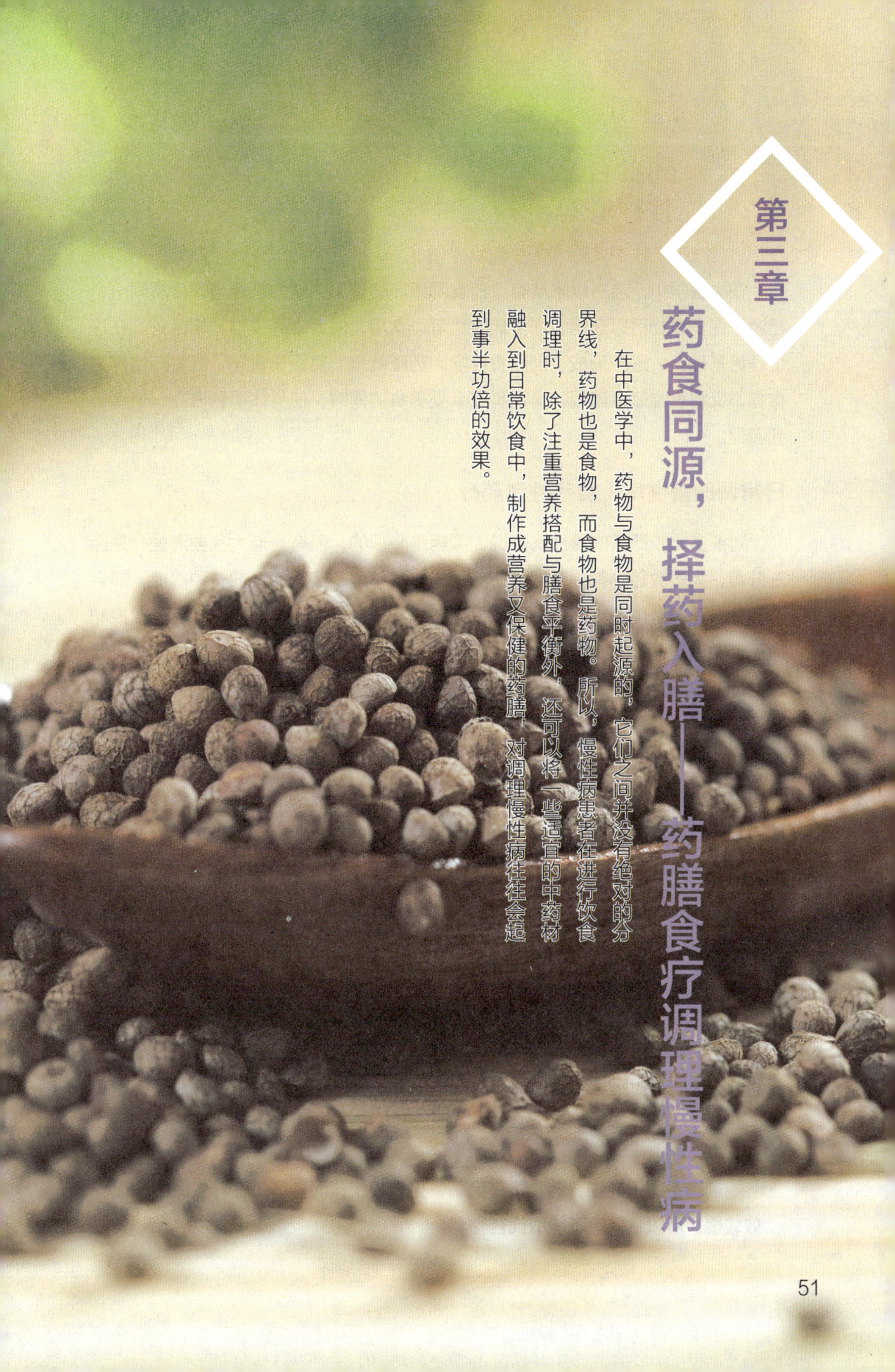

第三章

药食同源，择药入膳——药膳食疗调理慢性病

在中医学中，药物与食物是同时起源的，它们之间并没有绝对的分界线，药物也是食物，而食物也是药物。所以，慢性病患者在进行饮食调理时，除了注重营养搭配与膳食平衡外，还可以将一些适宜的中药材融入到日常饮食中，制作成营养又保健的药膳，对调理慢性病往往会起到事半功倍的效果。

药食合一，食疗胜过药疗

在中医学中，自古以来就有“药食同源”的理论，认为医药与饮食属同一个起源，许多食物可以药用，许多药物也可以食用，两者之间很难严格区分。在这个理论基础上，逐渐形成了药膳食疗学。药膳就是“寓医于食”，既将药物作为食物，又将食物赋以药用，食用者在享受美食的同时，使身体得到滋补，疾病得到调理。

日常调理慢性病，食疗胜过药疗

对很多比较严重的慢性病来说，服药是必须的，但有一点大家要清楚，是药三分毒，大多数药物都是有很大副作用的，虽然这个药缓解了你一种病症，却会在其他方面对身体造成伤害，比如高血压患者要按时服用降压药，降压药对控制血压作用确实很明显，但是，不论哪种降压药都有一定的副作用，比如会对肝肾功能造成影响，诱发高血压、急性心衰等。

我在接诊的时候，经常会有患者问我吃药有没有什么副作用。这时，我通常都会建议他们在病情稳定后进行食疗。相对于药疗来说，食疗的疗效虽然不是立竿见影的，但它的副作用很小，特别是对那些身体较弱的患者来说，食疗可以长期进补，且更容易消化吸收，只要坚持服用，同样能达到调治疾病的效果。

当然，并不是所有的慢性病都可以单纯依靠食疗来治疗，我们只是将药膳作为辅助品，在配合医生的治疗下，选择适宜的中药补方来调养身体，这样既可以使药物的毒副作用减到最小值，又能补充身体所需的营养，帮助身体尽快恢复。

药膳的制作方法

为了使药膳能发挥出最佳的调养功效，在制作时就要注意采用适宜的烹调方式。一般来说，药膳常用的烹调方法主要有以下几种：

秦医师特别提醒

药膳不同于药物，药物重在治病，见效较快；而药膳重在养生保健，见效较慢。所以，药膳不能取代药物。

◎炖：有入水炖和隔水炖两种，前者是将食材与药材同时下锅，注入清水，放入调料，大火烧开，撇去浮沫，再用文火炖至熟烂即可；后者是将食材与药材一起放入容器中，调好味，再把容器放入锅中，大火炖2小时左右即可。用炖法制作的药膳质地软烂、原汁原味，如牛肚补胃汤、太子参炖鸡等。

◎煮：将食材、药材放入锅中，加入清水或汤汁，大火煮沸后，用小火煮至材料熟烂即可。煮法比炖法时间短，只用于体小、质软一类的原料，制作出来的药膳口味清鲜，如猪肝豆腐汤、丹参鳗鱼汤等。

◎熬：锅内加油烧热，放入主要材料翻炒几下，再倒入高汤，加入药材、调料，拌匀，用小火慢煮至熟即可。熬法比炖法的时间更长，一般在3小时以上，多适用于烹制含胶质重的原料，制作出来的药膳汁稠味浓，如冰糖银耳。

◎焖：将食材与药材一起倒入锅中，炒至半熟时加入汤、调料，盖上锅盖，小火焖熟即可。用此法制作的药膳酥烂、汁浓、味厚，如砂仁焖猪肚、参芪鸭条等。

◎蒸：将食材、药材混合，加入调料，拌匀，置于蒸锅中，利用水蒸气加热至熟。此法有利于保持原料的形状完整，色泽美观，如黄芪蒸鸡、天麻鱼头等。

◎烧：锅中加入少量油，烧热后放入食材、药材及调料，煸炒至变色后加入汤，小火烧至熟烂，再以大火收汁即可。此法制作的药膳汁稠味鲜，但要注意汤或清水要一次加足量，避免烧干或汁多，如归地烧羊肉、二仙烧羊肉等。

◎卤：将材料洗净，晾干水分，再加入具有药材成分的卤水中，用小火煮烂，并吸干卤汁即可。此法制作出来的药膳味厚气香，如玉竹猪心、陈皮油烫鸡等。

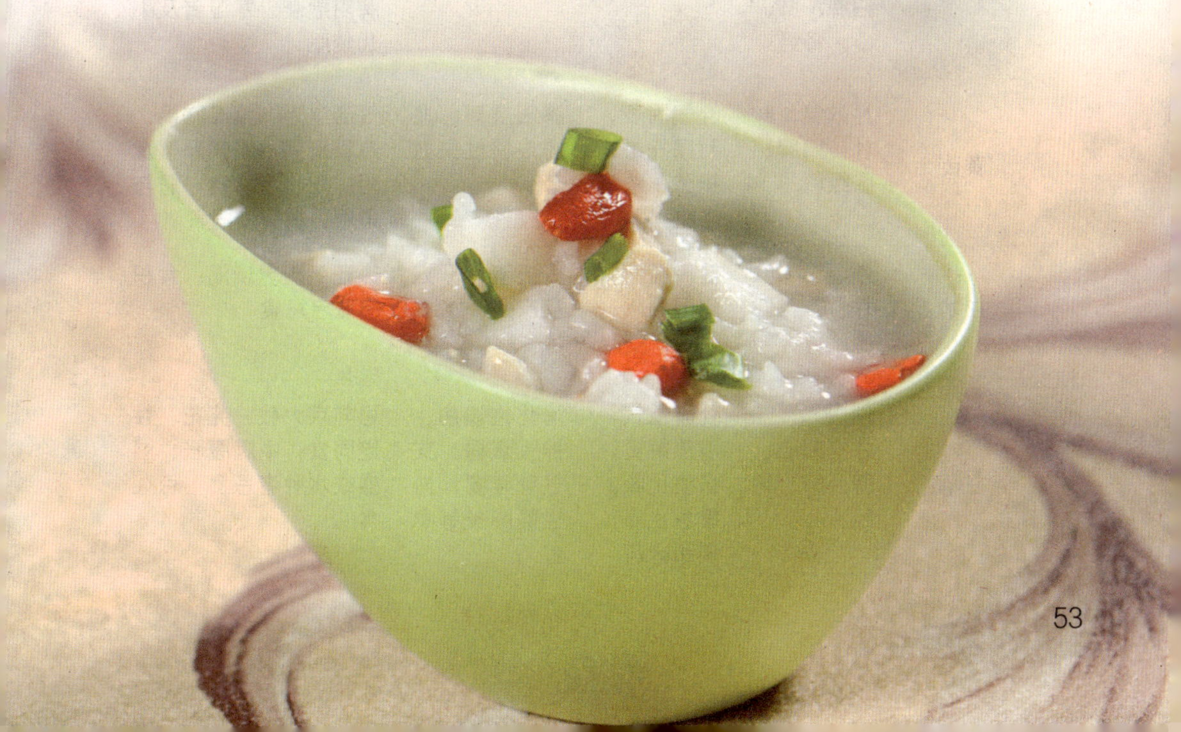

健脾益气常用中药

脾胃气虚的人常会感到倦怠乏力、气短、不想说话、食欲不振，还会出现消化不良、腹胀、便溏、腹泻、浮肿、消瘦等症状，一些慢性疾病，如慢性胃炎、慢性肠炎、小儿疳积、哮喘等，都与脾气虚弱有关。所以，这类患者不妨在日常调养时，选择一种或几种具有健脾益气功效的中药，搭配适宜的食材制作药膳，对调理自身疾病很有帮助。

常用中药	性味归经	功效主治	适宜人群	食用禁忌
人参	性平，味甘、微苦；归脾、肺、心经	大补元气，补脾益肺，固脱生津，安神	气虚、血虚体质者，尤其适宜糖尿病、冠心病患者	忌与黑豆、白萝卜、藜芦、五灵脂同食；实证、热证、孕妇及小儿禁服
党参	性平，味甘；归脾、肺经	补中益气，健脾益肺	气虚、血虚体质者	忌与萝卜、茶、藜芦、莱菔子同食；热证、气滞、火盛者禁服
西洋参	性凉，味甘、微苦；归脾、肺、心、肾经	补气养阴，清热生津	气阴两虚、虚热内扰者	忌与萝卜、藜芦、莱菔子同食；实证、热证、脾阳虚衰、寒湿者及小儿禁服
黄芪	性微温，味甘；归脾、肺经	补气固表，利尿托毒，排脓，敛疮生肌	脾气虚弱、血虚或慢性失血者	气滞湿阻、食滞胸闷、热毒疮疡、表实邪盛及阴虚阳盛者忌食；忌与龟甲、白鲜皮同食
白术	性温，味甘、苦；归脾、胃经	健脾益气，燥湿利水，止汗，安胎	气虚者、孕妇及产妇	热证、阴虚燥渴、食积腹胀者忌食
甘草	性平，味甘；归心、脾、肺、胃经	补脾益气，清热解毒，祛痰止咳，缓急止痛，调和诸药	消化性溃疡、神经衰弱、支气管哮喘、血栓静脉炎等患者	忌与京大戟、芫花、甘遂同食；中满腹胀、湿盛或水肿者忌食；忌久食

补血养血常用中药

中医认为，一个人健康的标准就是气血充足。人体的脏腑、经络、四肢百骸等都需要血液的濡养，而一旦出现血虚，也就是血液不足的情况，就会导致人全身性虚弱、面色无华、头晕目眩、健忘失眠、手脚麻木、女子月经不调等症状，长久血虚还会引发各种慢性病。所以，不管是慢性病患者，还是健康的普通人，都可以制作一些具有补血养血作用的药膳，来达到保健养生的目的。

常用中药	性味归经	功效主治	适宜人群	食用禁忌
大枣	性温，味甘；归脾、胃经	补中益气，养血安神	血虚、气虚者	实证、热证、阴虚火旺、中满痰多者忌食
龙眼肉	性温，味甘；归脾、心经	益气补血，养心安神	气虚、血虚及心脾虚弱者	内有痰火、湿热中满者及孕妇忌食
阿胶	性平，味甘；归肝、肾、肺经	补血滋阴，润燥，止血	阴虚、血虚者	脾胃虚弱、积食、痰湿呕吐及泄泻者忌食
白芍	性微寒，味苦、酸；归脾、肝经	养血和营；缓急止痛；敛阴平肝	阴虚、血虚者	阳衰虚寒、湿滞中焦、腹痛腹泻者忌食；忌与藜芦同食
当归	性温，味甘、辛；归脾、心、肝经	补血活血，调经止痛，润肠通便	血虚肠燥、血瘀、脾胃虚寒者	内热出血、湿盛中满、腹泻者及孕妇慎用
熟地黄	性微温，味甘；归肝、肾经	滋阴补血，益精填髓	血虚、气虚者	脾胃虚弱、脘腹胀痛、便溏、气滞痰多者忌食
何首乌	性微温，味甘、苦、涩；归肝、肾经	养血补虚，养肝益肾	血虚、气虚者	便溏、湿盛有痰者忌食；生品与炮制品不宜混用

滋阴润燥常用中药

在中医学里，滋阴就是指滋养阴液的一种治法，阴液是对人体内精、血、津、液等各种体液成分的通称，因为它们都属阴分，所以统称“阴液”。当人体阴液不足时，就会出现一系列干燥症状，如口燥咽干、手足心热、午后潮热、盗汗、心烦失眠、舌红少津等，长期阴虚就会引发多种慢性疾病。所以，当我们出现阴虚症状时，就可以挑选几味适宜的中药来制作药膳，以达到滋阴润燥、防病保健的目的。

常用中药	性味归经	功效主治	适宜人群	食用禁忌
玉竹	性平，味甘；归胃、肺经	养阴润燥，生津止渴	阴虚津亏、食欲不振者	痰湿气滞、脾虚泄泻、阳虚寒盛者忌食；忌与过咸食物同食
百合	性平，味甘、微苦；归心、肺经	养阴生津、润肺止咳，清心安神	肺胃阴虚、心阴亏虚者	阳虚寒盛、便溏腹泻者忌食；忌与羊肉同食
枸杞子	性平，味甘；归肝、肾、肺经	养阴强肾，养肝润肺	阴虚、血虚者	外邪实热、脾虚泄泻者忌食
黑芝麻	性平，味甘；归肝、肾、大肠经	补肝肾，益精血，润肠燥	阴虚、血虚者	脾虚便溏、胃寒、阳痿、滑精者及夏季出汗多者忌食
天门冬	性大寒，味甘、苦；归肾、肺经	滋养肾阴，降火清肺	阴虚、肺热燥咳者	脾虚泄泻、阳虚寒盛者忌食
北沙参	性微寒，味甘、苦；归肺、胃经	养阴清肺，益胃生津	阴虚肺燥、胃阴虚者	风寒咳嗽及肺胃虚寒者忌食；忌与藜芦同食
麦门冬	性微寒，味甘、微苦；归肺、胃、心经	养阴润肺，清心除烦，益胃生津	阴虚体质、虚热内扰者	虚寒泄泻、寒痰、风寒咳嗽者忌服；忌与款冬、苦瓠、苦参同食

补肾助阳常用中药

肾阳虚的人通常会有畏寒怕冷、腰膝酸软、小便清长、夜尿增多、阳痿早泄、性功能衰退等症状，多是由素体阳虚、年老肾亏、久病伤肾或房劳过度等因素引起的。一般肾阳虚对人的影响要比肾阴虚大，人体内阳主阴从，阴阳互根。所以肾阳虚要及时治疗，平时也可以吃一些补肾助阳的药膳来调理。

常用中药	性味归经	功效主治	适宜人群	食用禁忌
鹿茸	性温，味甘、咸；归肾、肝经	壮肾阳，益精血，强筋骨，调冲任，托疮毒	肾虚阳亏、精血不足者	阴虚火旺、血压偏高者忌食；儿童、妇女慎食；不宜过量、过久食用；不宜作为一般药物入膳食
巴戟天	性微温，味辛、甘；归肾、肝经	补肾壮阳，强筋健骨，祛风除湿	肾阳虚、寒性体质者	阴虚火旺、感冒发热、湿热者忌食；忌与雷丸同食
杜仲	性温，味甘、微辛；归肾、肝经	补肝肾，强筋骨，固本安胎	肾虚腰痛、习惯性流产者	发热者忌食；阳亢及阴虚火旺者慎食；忌与元参、蛇床子同食
益智仁	性温，味辛；归脾、肾经	温肾助阳，涩精摄唾，暖胃温脾	阳虚肢冷、脾胃虚寒者	阴虚、血虚者忌食；崩漏者慎食
淫羊藿	性温，味辛、甘；归肾、肝经	补肾阳，强筋骨，祛风湿	阴寒体质、肾阳虚衰、风寒痹痛者	阴虚内热者忌食；发热者慎食
菟丝子	性平，味甘、辛；归肝、肾、脾经	滋补肝肾，固精缩尿，固本安胎，止泻	脾肾阳虚、肾精亏虚者	阴虚内热、大便燥结、小便短赤者及孕妇忌食
补骨脂	性温，味辛；归脾、肾经	滋养脾肾，助阳止泻	气虚、阳虚体质者	阴虚火旺、大便燥结者忌食；忌一次大剂量食用

清热解毒常用中药

发热、咽喉肿痛、口渴、烦躁、流鼻血等都是体内热毒的表象，痤疮、粉刺、脓肿、丹毒等皮肤病也与热毒有关。如果出现这些症状或疾病，最佳的调治方法就是清热解毒，我们可以在膳食中加入一些具有清热邪、解热毒作用的中药，对排出热毒、恢复脏腑生机有重要作用。

常用中药	性味归经	功效主治	适宜人群	食用禁忌
金银花	性寒，味甘；归肺、心、胃经	清热解毒，凉散风热	热毒蕴结、流行性感冒、中暑、风热者	脾胃虚寒、气虚疮疡毒清者忌服；忌久煎
马齿苋	性寒，味酸；归大肠、肝经	清热利湿，凉血解毒	热毒血痢、崩漏下血、皮炎、蛇咬伤者	脾胃虚寒、肠滑泄泻者及孕妇忌食；忌久食
板蓝根	性寒，味苦；归心、胃经	清热解毒，凉血利咽	高热头痛、流行性感冒患者	体虚而无实火热毒者忌服
野菊花	性微寒，味苦、辛；归肝、心经	清热解毒	风热感冒、湿疹、丹毒、高血压者	脾胃虚寒、腹泻者忌食；孕妇慎食
芦根	性寒，味甘；归胃、肺经	上清肺热，下利膀胱	肺热蕴脓、肺阴不足、麻疹初起、胃热炽盛者	脾胃虚寒泄泻者忌食
蒲公英	性寒，味苦、甘；归胃、肝经	清热解毒，凉血消痈，保肝利胆，利尿通淋	痈肿疔疮、乳痈初起、肝胆湿热者	非实热证者、脾胃虚寒泄泻忌食；忌一次食用过多
连翘	性微寒，味苦；归肺、心、小肠经	清热解毒，消肿散结	风热感冒、温病初起、乳痈、疮毒、高热烦渴、热淋尿闭患者	脾胃虚弱、气虚发热、痈疽已溃或脓稀色淡者忌服

止咳化痰常用中药

咳嗽是生活中的常见症状，有的人咳嗽无痰，有的人咳嗽有痰，原因就是引发咳嗽的病因不同。但不管是哪种类型的咳嗽，只要有痰，就必须先化痰，再止咳。在中药里，有不少具有止咳化痰作用的药物，挑选一两味适宜的药材做成药膳进行食疗，可以促进咳嗽早日痊愈。

常用中药	性味归经	功效主治	适宜人群	食用禁忌
桔梗	性平，味苦、辛；归肺经	宣肺，利咽，祛痰，排脓	外感风寒、咳嗽痰多、咽痛音哑者	阴虚久咳、气逆、咯血、呕吐者忌食；胃及十二指肠溃疡患者慎食
川贝母	性微寒，味苦、甘；归肺、心经	清热润肺，化痰止咳	肺热燥咳、阴虚燥咳、痰火郁结者	脾胃虚寒、寒痰、湿痰者忌食；忌与乌头、槐花、秦艽、矾石、莽草同食
桑白皮	性寒，味甘；归肺经	泻肺热，止咳平喘，利尿消肿	肺热咳喘、水肿、小便不利者	肺虚无热、风寒咳嗽者忌食
杏仁	性微温，味苦；归肺、大肠经	降气止咳平喘，润肠通便	咳喘、肠燥便秘者	阴虚咳喘、脾胃虚寒便溏者忌食；儿童、孕妇慎食；忌一次食用过多
桑叶	性寒，味苦、甘；归肺、肝经	疏散风热，清肺润燥，清肝明目	外感风热、湿热体质、肺热痰阻、肝经热盛、肝阴不足及产后惊风者	虚寒、实寒证者忌食
紫苏子	性温，味辛；归肺、大肠经	降气化痰，止咳平喘，润肠通便	肺气郁结或上逆、肠燥便秘者	气虚咳嗽、阴虚咳喘及脾虚便秘者忌食

活血化瘀常用中药

人体脏腑功能失调、外伤等因素，都容易使血脉瘀阻，造成人体某一部位或组织血行不畅而感觉疼痛或形成肿块，如心痛、口唇青紫、胸痛咯血、胁痛痞块、痛经、半身不遂等都与血瘀有关。这时就需要活血化瘀，用具有活血化瘀作用的中药做成药膳，对疏通血脉、消散瘀滞有帮助。

常用中药	性味归经	功效主治	适宜人群	食用禁忌
三七	性温，味甘、微苦；归肝、胃经	活血散瘀，止血，消肿定痛	各类血证、跌打损伤、筋伤者	孕妇忌食
川芎	性温，味辛；归肝、胆经	活血行气，祛风止痛	风邪头痛、血瘀痹痛、难产、产后瘀阻疼痛者	忌与狼毒、硝石、滑石、黄连、藜芦同食；阴虚火旺、上实下虚、气虚出血者及孕妇忌食
桃仁	性平，味甘、苦；归心、肝、大肠经	活血祛瘀，润肠通便	瘀血阻滞、肠燥便秘、咳嗽气喘及软组织挫伤者	孕妇、咯血者忌食；月经量多、有出血倾向、脾虚便溏者慎食；忌过量食用
丹参	性微温，味苦；归心、肝经	祛瘀止痛，活血通经，清心除烦	血热瘀肿、胸胁疼痛、气血不足者	月经量多者及孕妇忌食；无血瘀证者慎食；忌与藜芦同食
红花	性温，味辛；归心、肝经	活血通经，散瘀止痛	血瘀体质、经脉郁闭者及产妇	不宜大剂量入药膳；忌久服；孕妇忌食；月经量多及有出血倾向者慎食
益母草	性微寒，味苦、辛；归肝、肾、心包经	活血调经，祛瘀生新，利尿消肿	瘀血阻滞、跌打损伤、水瘀互结者	阴虚血少者及孕妇忌食；月经量多、有出血倾向者慎食

祛风除湿常用中药

如果你出现肌肉酸胀麻木、筋骨酸楚痹痛、关节活动不利、腰膝萎弱疼痛等症状，就说明风寒湿邪早已侵入你的身体，并滞留于经络、筋骨之间；如果你出现身体倦怠、脘腹胀闷、口甘多涎、大便稀薄、舌苔白腻等症状，说明湿邪已经阻碍了脾胃的正常功能，这时祛风除湿才是关键。用一些具有祛风除湿作用的中药制作药膳调理，对消除痹痛、恢复脾胃功能有益。

常用中药	性味归经	功效主治	适宜人群	食用禁忌
木瓜	性温，味酸；归脾、胃、肝经	化湿除痹，舒筋活络，和胃止吐	风湿痹痛、筋脉拘挛、吐泻转筋、暑湿霍乱者	伤食积滞、内热小便短赤者忌食；阴虚、腰膝酸痛无力者慎食
羌活	性温，味辛、苦；归肾、膀胱经	散寒，祛风，除湿，止痛	风寒感冒头痛、风湿痹痛、肩背酸痛者	血虚痹痛忌服
五加皮	性温，味辛、苦；归肝、肾经	祛风湿，补肝肾，强筋骨	风湿痹痛、气滞血瘀、经络痹阻及肝肾亏虚者	实热及阴虚火旺者忌食；忌与蛇床子、玄参同食
藿香	性微温，味辛；归脾、胃、肺经	祛暑解表，化湿和胃	脾胃湿重、湿热体质者	中焦火盛、阴虚内热、虚火上炎、胃热呕吐者忌食；忌久煎
砂仁	性温，味辛；归脾、胃、肾经	化湿开胃，温脾止泻，理气安胎	脾胃湿阻、寒湿气滞、脾胃虚寒者及孕妇	阴虚内热、血热者忌食
白豆蔻	性温，味辛；归脾、胃、肺经	行气化湿，醒脾健胃，温中散寒，降逆止呕	脾胃不和、脘腹胀满、不思饮食、湿热体质、胃寒湿滞、邪气滞留中焦者及孕产妇	忌过量久服；阴虚血燥、胃火肺火旺盛者忌食

宁心安神常用中药

日常生活中，很多人都会出现失眠、心悸、抑郁、神志恍惚、心神不宁等症状，为了缓解这些症状，就需要宁心安神。当然，在制作食疗药膳时，要注意根据病因选择不同的中药，比如阴虚不足导致的失眠，应选用酸枣仁、远志等；心神不宁或躁动不安时，应选用牡蛎、珍珠等，这样才能标本兼治。

常用中药	性味归经	功效主治	适宜人群	食用禁忌
莲子	性平，味甘、涩；归脾、肾、心经	补脾止泻，益肾涩精，养心安神	肾精亏虚、脾气亏虚、心肾不交及肿瘤化疗者	实热体质者忌食；表邪未解、咳嗽初起、麻疹初期者慎食；忌与莲心同食
茯苓	性平，味甘淡；归心、脾、肺经	渗湿利水，益脾和胃，宁心安神	心脾两虚、气血不足、膀胱湿热及心情抑郁者	阴虚无湿热者忌食；虚寒滑精、气虚下陷者慎食；忌与白敛、牡蒙、地榆、雄黄、秦艽、龟甲等同食
牡蛎	性微寒，味咸；归肝、胆、肾经	重镇安神，潜阳补阴，软坚散结	神经衰弱、肾虚滑泄、惊痫、佝偻病患者	肾虚有火者忌食；虚寒体质者慎食；忌与麻黄、茱萸、辛夷同食
酸枣仁	性平，味甘、酸；归心、脾、肝、胆经	养心安神，养阴敛汗	心血亏虚、虚汗不止者	实热内盛、表邪未解、湿阻中焦者忌食
远志	性温，味苦、辛；归心、肺、肾经	安心神，抗惊悸，化痰	神经衰弱、夜不能寐、惊悸多梦者	心肾不交、阴虚阳亢者忌食；忌与珍珠、藜芦同食
柏子仁	性平，味甘；归心、肾、大肠经	养心安神，润肠通便	心血亏虚、习惯性便秘者	便溏、湿盛痰多者慎食

消食、温里散寒常用中药

食积停滞，就会出现脘腹胀满、嗳气反酸、恶心呕吐、大便燥结、消化不良等不适症状，这时就可用一些能健胃消食的药膳来调理。体内阳气不足或外界寒邪入侵，人体就会出现不同程度的里寒症状，如畏寒肢冷、面色苍白、大便溏薄、小便清长等，这时就需要用一些能温里散寒的药膳来调理。

常用中药	性味归经	功效主治	适宜人群	食用禁忌
山楂	性微温，味酸、甘；归脾、味、肝经	消食健胃，行气散瘀	肉食积滞难化、气滞血瘀、肥胖者及产妇	脾胃虚弱、反酸烧心、实热内盛、表邪未解者忌食；胃酸过多及孕妇慎食
鸡内金	性平，味甘；归脾、胃、肾、膀胱经	健脾胃，消积滞，涩精通淋	食积停滞、肾虚遗精、下焦湿热者	脾虚无积滞者慎食；忌与柿子、茶叶、咖啡同食
麦芽	性平，味甘；归脾、胃经	健脾开胃，行气消食，退乳消胀	脘腹胀满、不思饮食者及女性断奶时	乳母、孕妇忌食；无宿食积滞、脾胃虚弱者慎食
莱菔子	性平，味辛、甘；归脾、胃、肺经	和胃消食，下气化痰	食积气滞、胸闷腹胀、咳嗽痰喘者	气虚体质、痰滞者慎食；忌与人参同食
小茴香	性温，味辛；归脾、胃、肝、肾经	温肾散寒，和中暖胃，行气止痛	寒凝气滞、痉挛疼痛、脾胃虚寒者	阴虚火旺者忌食
肉桂	性热，味辛、甘；归肾、脾、膀胱经	补元阳，暖脾胃，除积冷，通血脉	虚寒体质、血滞不通、肾阳不足者	阴虚内热、里有内热、血热妄行者忌食；孕妇慎用
干姜	性热，味辛；归脾、胃、肺、心经	温中散寒，回阳通脉，燥湿消痰	体寒血冷、寒滞中焦、脾胃虚寒、胃寒痰阻者	阴虚有热、血热妄行者忌食；孕妇慎用

理气止痛常用中药

人体气机不畅可为气滞、气逆两种情况，气滞通常表现为闷、胀、痛，气逆则表现为呃逆、恶心、呕吐、气喘等。气机不畅主要与脾、胃、肝、肺等脏腑功能失调有关，所以，大家在用药膳进行食疗时，必须弄清病因，选择适宜的药材，才能取得最佳的调养效果。

常用中药	性味归经	功效主治	适宜人群	食用禁忌
陈皮	性温，味辛、苦；归脾、肺经	理气健脾，燥湿化痰	脾胃气滞、湿浊中阻、胃气上逆、痰湿壅滞、肺失宣降者	忌过量久食；气虚体质、阴虚燥咳、内有实热者忌食
枳实	性微寒，味苦；归脾、胃、大肠经	破气消积，化痰散痞	食积不化、胸腹胀满、痰湿阻胸、痰热互结、里急后重者	忌过量久食；脾胃虚寒者及孕妇慎食；非气聚邪实者忌食
佛手	性温，味辛、苦、酸；归肝、胃经	疏肝理气，宽胸化痰	气滞、肝气犯胃、咳喘胸痛者	阴虚有火者慎食
香附	性平，味辛、微苦、甘；归肝、三焦经	疏肝理气，解郁止痛	肝气郁滞、疝气腹痛、月经失调者	气虚无滞、阴虚血热者忌食
香橼	性温，味辛、苦、酸；归肝、脾、肺经	理气止痛，开胃消食，止咳化痰	肝郁气滞、胃痛胀满、痰饮咳嗽、呕吐食少者	阴虚血燥、气虚者及孕妇慎食
木香	性温，味辛、苦；归脾、胃、大肠、胆经	和胃行气，止泻止痛	胸腹气滞、大肠气滞、湿热痢疾者	阴虚津液不足者慎食
玫瑰花	性温，味甘、微苦；归肝、脾经	疏肝理气，解郁止痛，活血通经	肝气郁结、肝气不和、月经失调、气滞血瘀者	阴虚有火者忌食；便秘或大便燥结者慎食

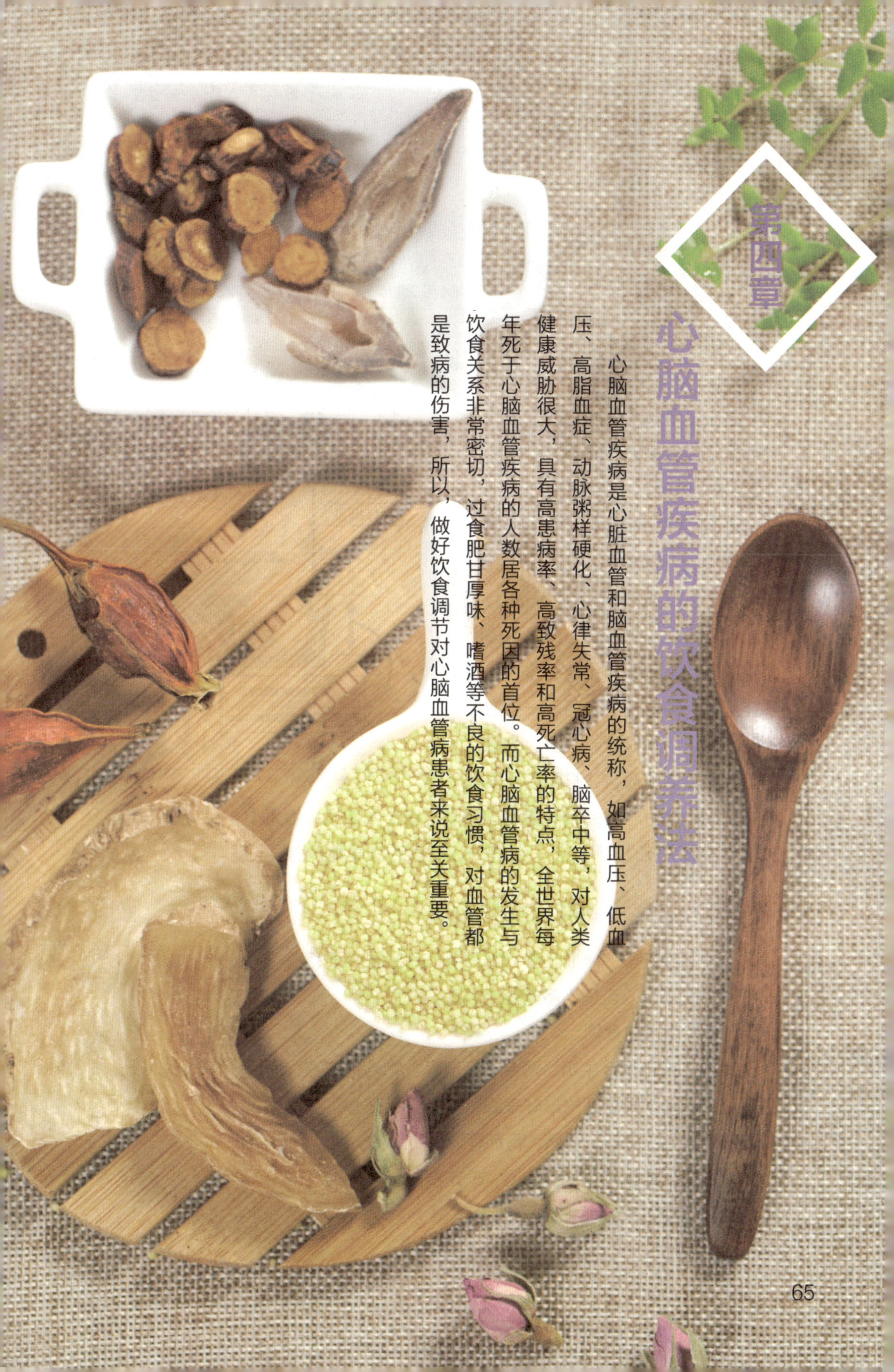

第四章 心脑血管疾病的饮食调养法

心脑血管疾病是心脏血管和脑血管疾病的统称，如高血压、低血压、高脂血症、动脉粥样硬化、心律失常、冠心病、脑卒中等，对人类健康威胁很大，具有高患病率、高致残率和高死亡率的特点，全世界每年死于心脑血管疾病的人数居各种死因的首位。而心脑血管病的发生与饮食关系非常密切，过食肥甘厚味、嗜酒等不良的饮食习惯，对血管都是致病的伤害，所以，做好饮食调节对心脑血管病患者来说至关重要。

高血压

生活调养小提示

◎适当运动，如散步、练太极拳。

◎生活规律，劳逸结合。

◎保持良好心态，避免发火，遇事冷静。

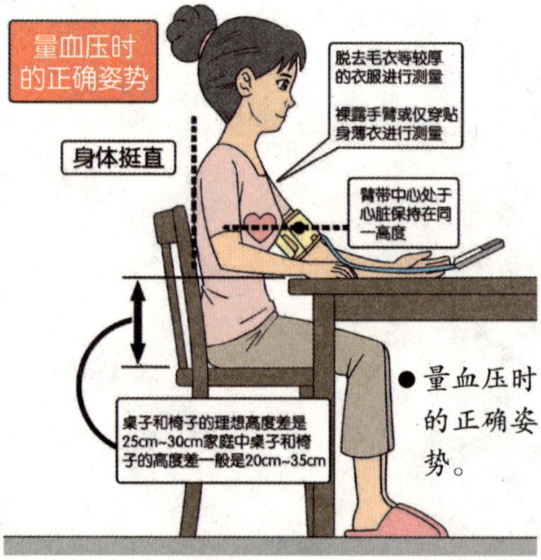

●量血压时的正确姿势。

高血压是最常见的心血管疾病，说它最常见，是因为65岁以上的老年人每2个人中就有1个患高血压。那怎么判断自己是不是得了高血压呢？在未服用降压药的情况下，非同日3次测量，如果收缩压≥140mmHg和（或）舒张压≥90mmHg，就可诊断为高血压。高血压一旦被确诊，一般不能痊愈，需要终身服药。一旦血压控制不好，还对血管、心脏、大脑、肾脏等器官造成损害，甚至会引发脑卒中、冠心病、心力衰竭等重病。所以，对于高血压患者来说，保持血压稳定至关重要，除了按时监测血压、服药外，日常的饮食调养也很关键。

高血压患者的饮食原则

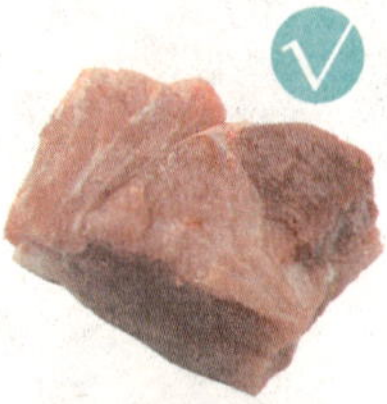

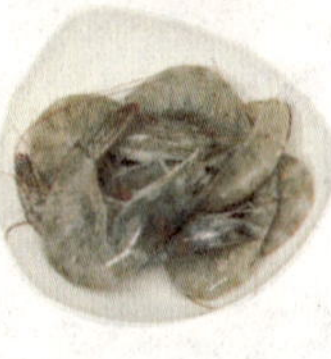

◎限盐。已经确诊的高血压者，每日摄入的盐要少于3克。

◎低脂，高蛋白。可适当多吃些奶、瘦肉、鱼、虾、鸡、大豆制品等低脂高蛋白食物。

◎注意补充钙和钾。牛奶、海带、虾皮等食物含钙丰富，而深色蔬菜和新鲜水果是钾的最好来源，如苋菜、空心菜、紫菜、芹菜、胡萝卜、香菇、香蕉、番茄等。

◎最好戒酒，如果不得已要饮酒，一定要限量。

◎高血压兼肥胖患者要控制食量、体重，多吃新鲜蔬菜、水果，防止便秘。

高血压的中医饮食调养方

在中医学中，并没有高血压这个词，它属于“眩晕”“头痛”等病症的范畴。肝阳上亢、肝肾阴虚、气滞血瘀等都会引起血压升高，所以中医对高血压的调治讲究辨证分型，不同类型的高血压选用的药物也不一样，比如肝阳上亢型高血压患者可食用菊花、钩藤、天麻、夏枯草等；肝肾阴虚者可食用泽泻、丹皮、黄柏、牛膝等；气滞血瘀型患者可选用三七、丹参、赤芍、山楂等。下面就给大家推荐两个食疗方。

黄豆海带汤

原料：黄豆200克，水发海带30克，芹菜60克，盐、香油各适量。

做法：黄豆洗净，浸泡2小时；海带洗净、切丝；芹菜择洗干净，切段，与黄豆、海带共同煮汤，熟后放入盐调味，淋上香油即可。

功效：黄豆、海带都是富含钾、钙的食物，芹菜可以清肝火，都有辅助降血压的作用。适用于各种类型的高血压患者。

菊花茶

原料：菊花3～5朵。

做法：将菊花放入透明的玻璃杯中，用沸水冲泡，加盖焖10分钟即可饮用。每日1剂，冲泡3～4次。

功效：清热平肝，降血压。适用于肝火亢盛的高血压患者。

注意：痰湿型、血瘀型高血压患者及气虚胃寒、食少泄泻者忌食。

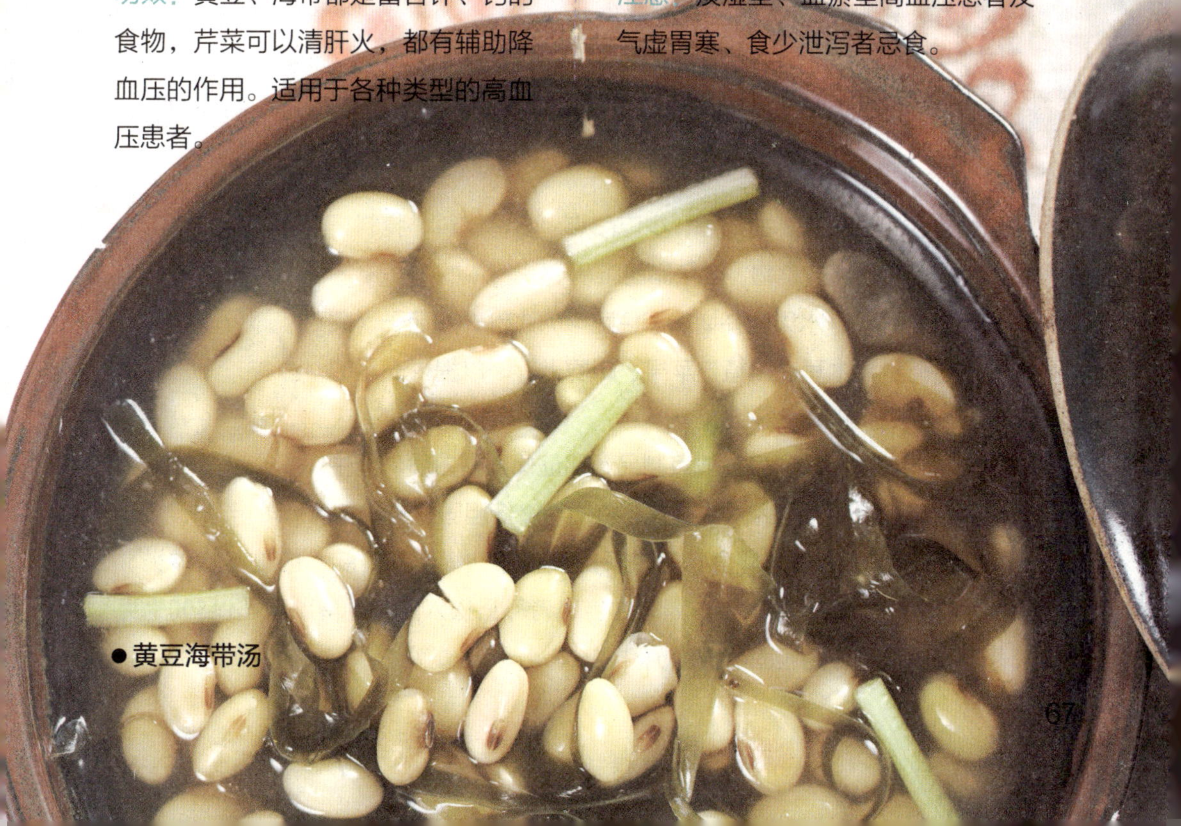

●黄豆海带汤

高脂血症

生活调养小提示

◎建立良好的生活习惯。

◎加强运动，每天下午步行3000米以上，时间为30分钟，每周进行5次。

现在，人们的生活水平越来越高了，可饮食结构、生活方式却越来越不健康，过量食用肥甘厚腻之品，使体内脂肪代谢出现异常，血脂水平也就越来越高了。血脂主要是指血清中的胆固醇和甘油三酯，所以高脂血症包含胆固醇含量增高、三酰甘油含量增高或二者皆增高。

高脂血症比较隐匿，几乎没有什么特异的症状，有时会有头晕乏力、健忘失眠、胸闷等症状，很容易与其他疾病的症状混淆。高脂血症的危害也正源于此，它会在不知不觉中破坏你的血管和器官，引起全身性的动脉粥样硬化，甚至冠心病、脑卒中等重症。所以，高脂血症患者一定要积极治疗，并调整饮食结构，以改善血脂状况。

高脂血症患者的饮食原则

◎患者要改变以精细为主、脂肪为主的饮食习惯，做到粗细搭配，如燕麦、玉米、荞麦、红薯等，可与大米、面粉等配合食用。

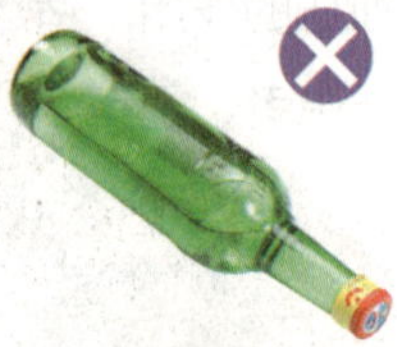

◎饮食清淡，多喝茶，戒烟酒，少吃甜点、含糖饮料、腌制、熏制食物等高糖高盐食物，避免脂肪堆积。

◎多吃新鲜蔬菜、水果，并增加深色蔬菜的比例，如茄子、紫洋葱、香菇、黑木耳、山楂、苹果、胡萝卜等，以提供充足的维生素、矿物质和膳食纤维。

◎常吃低脂或脱脂奶、豆类或豆制品，保证优质蛋白质、维生素、钙及大豆磷脂等营养素的摄入，有助于降低胆固醇。

◎限制高脂肪、高胆固醇食物的过多摄入，如动物脂肪、脑、内脏，软体类、贝壳类动物，奶油、蛋黄等。高脂血症患者每日摄入的胆固醇不应超过300毫克（相当于一个鸡蛋的胆固醇含量）。

高脂血症的中医饮食调养方

关于高脂血症的病因，中医认为是由于肝、脾、肾三脏功能失调导致的，尤其与脾、肾的关系最大，属中医“痰浊”“血瘀”“湿阻”的范畴，分为脾虚湿阻、气滞血瘀、痰瘀交阻、肝肾阴虚等多种证型，因此，大家在进行饮食调养时，一定要先辨证，然后再采用合适的食疗方或药膳方。

豆浆燕麦粥

原料：燕麦50克，豆浆300毫升，玉米面50克，蜂蜜适量。

做法：将燕麦放入锅内加入清水熬煮；把豆浆倒入玉米面中搅成糊状，再缓缓倒入燕麦中搅拌均匀，继续煮10分钟，最后加入适量蜂蜜调味即可。

功效：燕麦和玉米面中大量的粗纤维，对降低胆固醇非常有帮助；黄豆中的大豆异黄酮，能有效清除血管上的胆固醇，防止血小板聚集，对调节血脂非常有益。

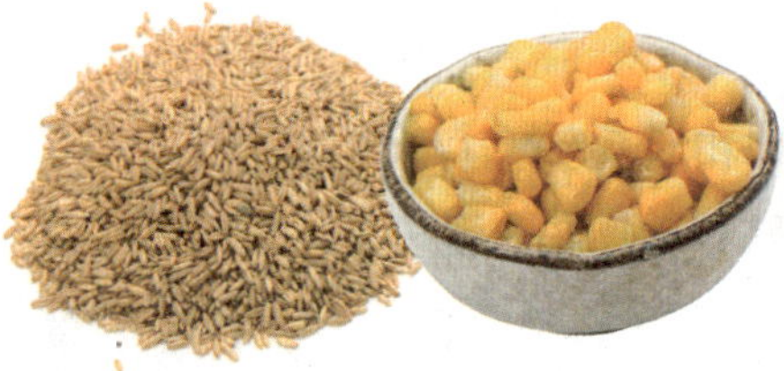

山楂荷叶茶

原料：干山楂30克，干荷叶12克。

做法：将二者一起放入锅中，加水500毫升，大火煮沸后，用小火煎煮20分钟，滤渣取汁即可饮用。不拘时，代茶饮，每日1剂。

功效：山楂能活血化瘀，荷叶可健脾利湿，经常喝此茶可有效改善气滞血瘀、脾虚湿阻型高脂血症患者的血脂水平。

注意：体瘦气血虚弱者慎服。

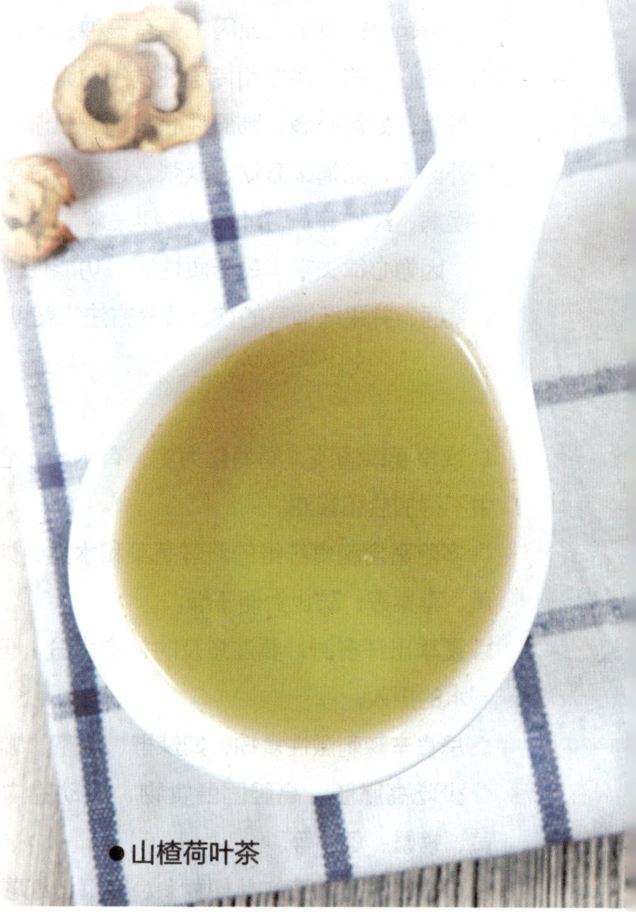

●山楂荷叶茶

心律失常

生活调养小提示

◎严密观察心率、脉搏，注意变化。

◎有明显心悸、气短、心前区不适、血压下降等，应及时就医。

心律失常，也称为心律紊乱或心律不齐，是指各种原因引起心脏内冲动的形成和传导的异常，并使心脏活动的频率和节律发生紊乱的病理现象，它可单独发病，也可与其他心血管病伴发。患者往往会出现心悸，心慌，心前区突然有落空感、梗塞感或压迫感，胸闷乏力，或心绞痛，头晕眼花，甚至晕厥、抽搐、牙关紧闭、面色青紫等症状。

引起心律失常的原因主要有三种：一是随着年龄的增长，心脏出现器质性变化，使心脏的自律性和传导性发生障碍，易引起各种心律失常。二是各种器质性心脏病，如冠心病、肺原性心脏病、风湿性心脏病等，都会引起心律失常。三是心外因素，如情绪激动、紧张、运动、过度疲劳、饮浓茶或过量烟酒、急性感染性疾病、药物等，均可导致心律失常。

因为心律失常多是器质性的，功能性比较少见，所以发生心律失常时，要及时就医，并采取适宜的饮食调养方法来帮助病情恢复。

心律失常患者的饮食原则

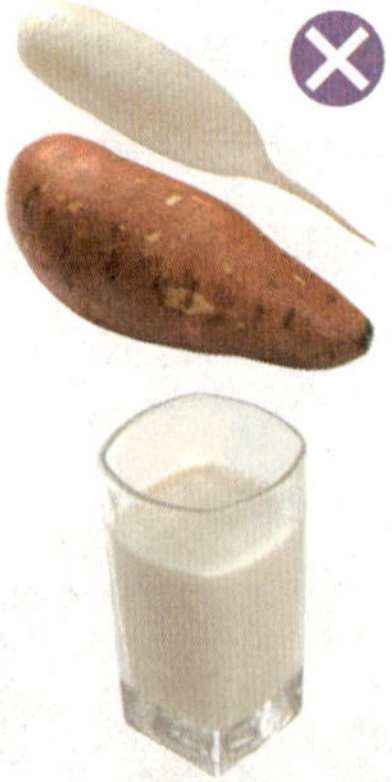

◎饮食要以清淡、易消化为主，有水肿和心力衰竭者，饮食中不得加盐和酱油。

◎多吃富含膳食纤维的新鲜蔬菜和水果，如芹菜、菠菜、香蕉、苹果等，防止大便干燥。

◎夏季出汗多时，要注意及时补充水分。但有水肿者，要限制水的摄入。

◎忌食辛辣刺激性食物，如辣椒、浓茶、咖啡和烟酒等。

◎少吃高脂肪、高胆固醇食物，如动物内脏、动物油、蛋黄、螃蟹、鱼子等。

◎慎食易胀气的食物，如萝卜、南瓜、红薯、豆浆等，以免影响心脏活动。

心律失常的中医饮食调养方

心律失常属于中医“心悸”“怔忡”“心痛”等范畴，多由于脏腑气血阴阳虚损、内伤七情、气滞血瘀交互作用，导致心失所养、心脉失畅而引起的。因此，患者可辨证选择一些适宜的中药来制作药膳，比如气血不足者可选当归、龙眼肉、酸枣仁等；心阴亏虚者可选天冬、麦冬、元参等；心脉痹阻者可选丹参、白芍、山楂、郁金等。

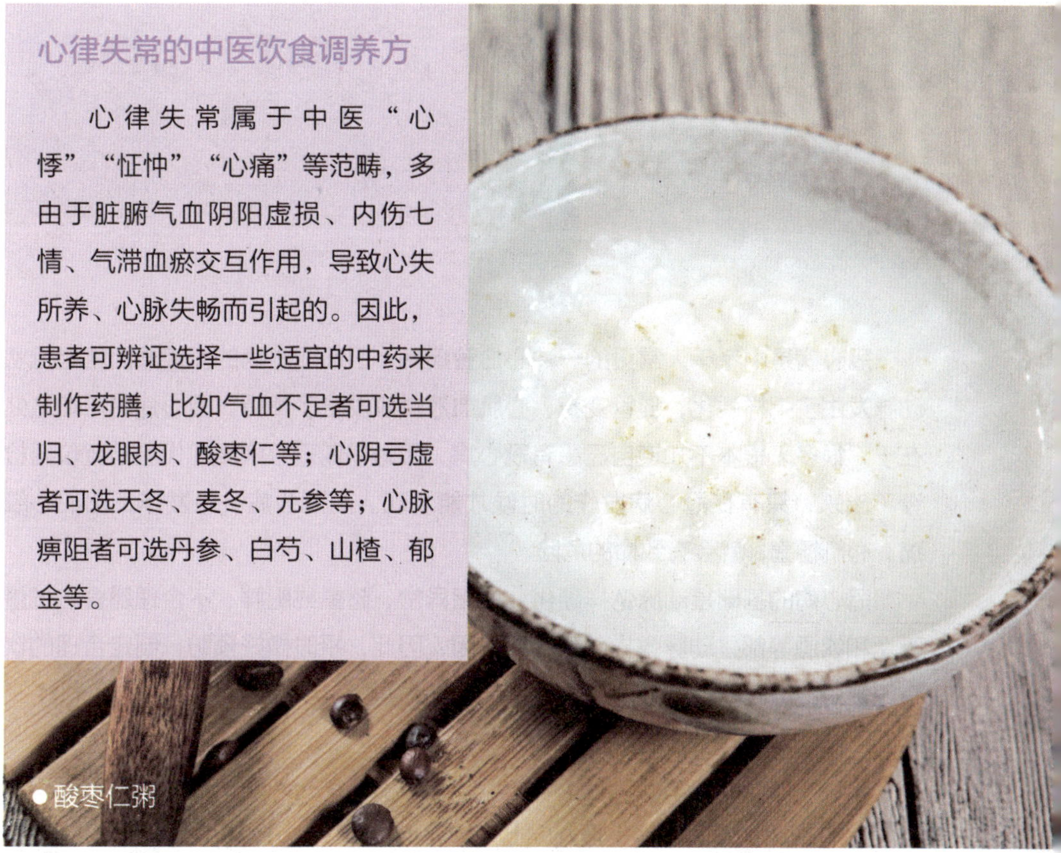

●酸枣仁粥

莲子粥

原料：莲子30克，大米50克。

做法：将莲子洗净，去心；大米洗净后，与莲子一起放入锅中，加水煮成粥即可。

功效：空腹食用，每日早晚各服1次。可补血养心、益气安神，适用于心血不足型的心律失常患者。

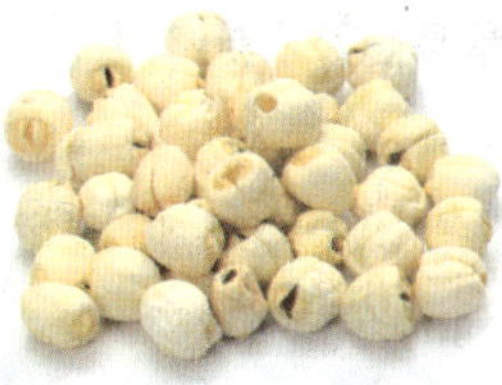

酸枣仁粥

原料：酸枣仁15克，大米100克。

做法：将酸枣仁放入干锅中用小火炒黄，然后研成细末备用；大米淘洗干净后，放入锅中，加入适量清水煮粥，临熟时放入酸枣仁末，略煮即可。

功效：空腹食用，每日1～2次，1周为1个疗程，可连服数个疗程。可养心安神、滋阴敛汗，适用于阴虚火旺型的心律失常患者。

冠心病

生活调养小提示

◎清晨睡醒后不要急于起床，宜仰卧数分钟。

◎起床前先按摩胸部，活动四肢再缓慢起床。

◎避免过度激动和忧伤。

冠心病是中老年人常见的一种心血管疾病，引起冠心病的直接原因就是冠状动脉发生了粥样硬化，血管变窄，心肌血液供应发生了障碍。冠心病的可怕之处在于，很多人根本不知道自己患有冠心病，因为早期冠心病用现代的检查仪器检查不出来，只有在冠心病发作的时候才能发现。而冠心病一旦发作，出现心绞痛、心肌梗塞，就会有致命的危险。

冠心病的基础是动脉粥样硬化，血脂异常、超重或肥胖、不合理膳食、过量吸烟和饮酒等都是动脉粥样硬化的致病因，因此，平时做好预防，制定合理的饮食原则对减缓动脉粥样硬化、防治冠心病至关重要。

冠心病患者的饮食原则

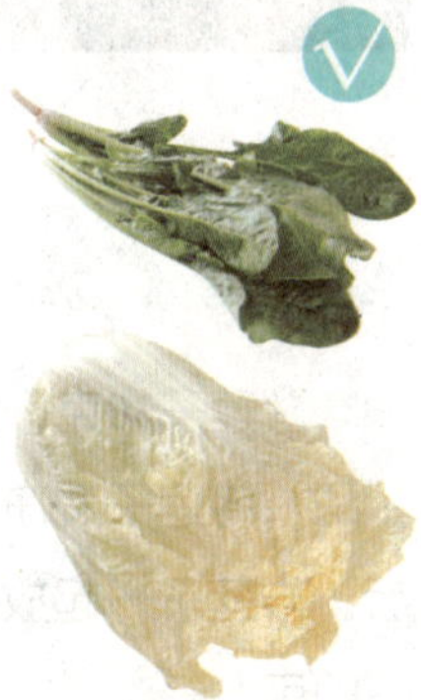

◎三餐有规律，定时定量，最好吃七分饱，绝不超过八分，也不要等明显感到饥饿时才进餐。

◎少吃脂肪和胆固醇含量高的食物，如动物油、肥肉、奶油、蛋黄、黄油等，以控制体重，减轻心脏负担。

◎减少盐的摄入，每人每天摄入的钠盐总量不能超过5克。

◎适当多吃些富含优质蛋白质的食物，如脱脂牛奶、蛋白、鱼类（以清炖和清蒸为主）、大豆及豆制品等，可减少胆固醇的合成。

◎多吃新鲜蔬菜和水果，特别是富含粗纤维的蔬菜，如芹菜、菠菜、白菜、豆芽等，以降低血脂。

◎多喝水，每日饮水不少于2000毫升，尤其是睡前及晨起饮水有助于减少血栓形成，预防脑卒中与冠脉事件。

◎避免吃刺激性的食物，如辣椒、咖啡、浓茶，也不要喝烈性白酒，但可以适当喝少量黄酒、葡萄酒等发酵酒，每日不宜超过30～50毫升。

冠心病的中医饮食调养方

冠心病属于中医的胸痹、真心痛、厥心痛范畴，通常分为心气不足、气阴两虚、痰浊壅塞、心脉瘀阻四个类型。所以，我们在进行饮食调养时，先进行辨证分型，才能取得良好的效果。

醋熘白菜黄豆芽

原料：白菜、黄豆芽各200克，葱1段，姜1块，盐、酱油、鸡精各适量，醋1大匙。

做法：白菜洗净、切丝，葱切花，姜切成细丝，黄豆芽去掉杂质、洗净；油锅烧热，放入葱花、姜丝爆香，放入黄豆芽、白菜煸炒，将熟时放入酱油、醋继续翻炒，最后加盐、鸡精调味即可。

功效：清热利湿，减肥降脂。适合动脉硬化、冠心病患者食用。

洋葱芹菜汁

原料：洋葱1个，芹菜50～100克。

做法：将洋葱、芹菜分别洗净，切成小块，然后放入榨汁机中榨成汁即可。每周2～3次。

功效：对降低血脂、预防动脉硬化和冠心病有益。

二参玉米汤

原料：丹参10克，党参30克，玉米50～100克。

做法：将原料分别洗净，一起放入锅中，加入适量清水煲汤即可。每周2～3次。

功效：健脾活血，用于气虚血瘀的冠心病患者。

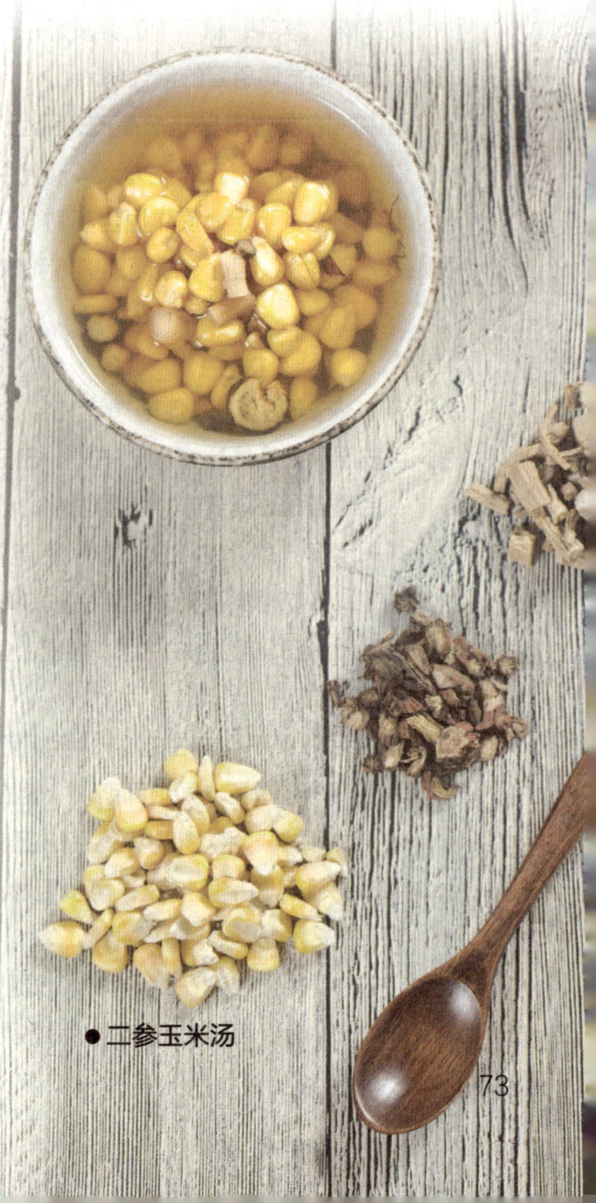

●二参玉米汤

脑卒中

生活调养小提示

◎脑卒中后6～12个月内是康复的最佳时机。

◎积极进行康复训练。

◎保持良好心态，不宜过于悲观。

脑卒中，俗称脑中风，为突发性的急性脑血管病，大多是由高血压或脑血栓引发的。因为脑卒中没有明显征兆，发病突然，所以通常人们会认为脑卒中是一种突发疾病，其实，脑卒中的突发是由一个缓慢的血管病变逐渐发展而来的，它的本质是一种发病急骤的慢性病。

脑中风的发病率是非常高的，而且发病人群正趋向年轻化，这与高热量饮食、过度吸烟饮酒、工作压力大等现代生活方式是分不开的。很多脑卒中患者留下了半身不遂、手足瘫痪、语言不利、口眼㖞斜等后遗症，对患者的生活和生命质量影响非常大，因此，康复期锻炼和饮食调养非常重要。

脑卒中患者的饮食原则

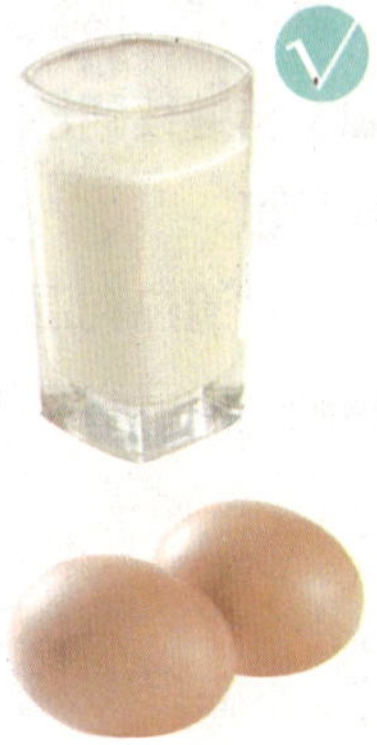

◎脑卒中恢复期和后遗症期患者如果饮食、活动都可以自理，可按照高血压的饮食原则安排一日三餐，饮食宜清淡、多样，合理搭配，营养丰富，易消化；饮食要注意色、香、味，并采用蒸、煮、炖、汆、拌等烹调方法，进食有节制，避免过饱；多吃薯类及粗粮，不宜长期吃过于精制的食物；多选择优质蛋白质丰富的牛奶、鸡蛋、鱼和瘦肉等；多选择新鲜深色蔬果。

◎脑卒中后如果不能自主咀嚼、吞咽困难，要注意预防营养不良。食物选择基本同前面所讲，但在制作时要软、烂、细，必要时可做成泥状、糊状；吞咽困难者可将食物打成浆状，用鼻饲管定时定量推注；可食用酸奶、乳酸菌制剂，也可以食用大豆低聚糖、魔芋制品等，以保持大便通畅。

◎坚持低盐（每日控制在3～5克）、低脂、低胆固醇、低糖饮食，可适当滋补。

◎及时补充水分，可防止血液浓缩和黏稠，预防脑血栓形成。

脑卒中的中医饮食调养方

中风属中医“仆击”“偏枯”“偏风”等病证范畴，有外风、内风之分，外风即外感风邪，内风则是人体自身产生的，人体脏腑阴阳失衡，气血循环受阻，就会导致气血逆乱，夹杂着痰湿、火邪，瘀阻脑络，使脑络受损，就会发生中风，也就是脑卒中。所以，中医对脑卒中患者的调治通常是以祛风邪为主。

桃仁饮

原料：桃仁10克，鲜香芹250克，决明子30克，白蜜适量。

做法：先将香芹洗净，用榨汁机榨取鲜汁30毫升备用；桃仁和决明子均打碎，放入砂锅内加清水煎药汁，煎好后加入鲜香芹汁和白蜜拌匀即可。

功效：平肝清热、活血通便，适宜伴有大便秘结的中风患者调养食用。

天麻茶

原料：天麻6克，绿茶3克，优质蜂蜜适量。

做法：将天麻放入砂锅中，加入适量清水煎煮20分钟，加入绿茶，继续煎2～3分钟，去渣取汁，稍凉后调入蜂蜜即可饮用。每日1剂，分2次温服，并可嚼食天麻。

功效：天麻具有平肝熄风、祛风通络的功效，可有效缓解肝阳偏亢或肝风上扰所致的脑中风后遗症，如肢体麻木、半身不遂等症。

注意：津液亏虚、血虚、阴虚者不宜服用。

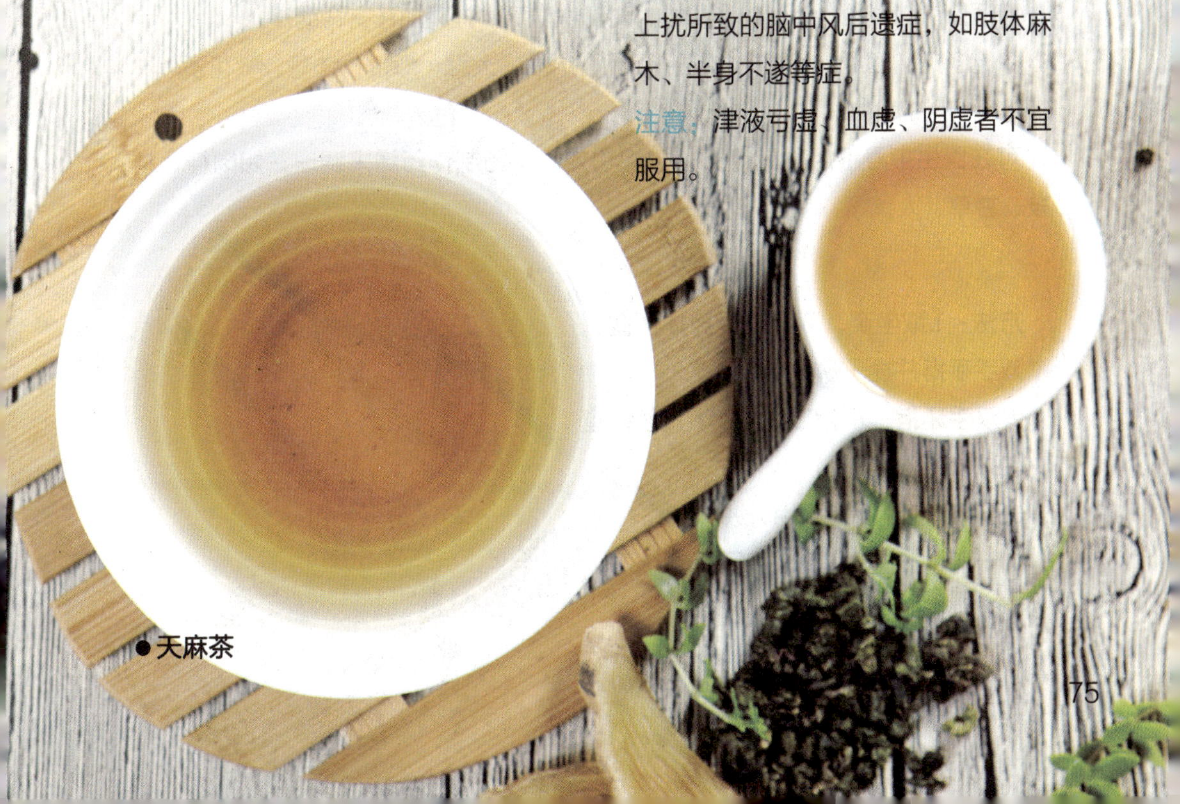

●天麻茶

低血压

生活调养小提示

◎体位性低血压患者，起床不要过猛，以免摔倒。

◎发生大幅度体位变化时，可一手扶物。

◎保持乐观心情。

在临床上，一般认为成年人上肢动脉血压低于90/60mmHg即为低血压。如果长期低血压，可能会导致头昏、乏力、面色苍白，严重的人还会出现听力下降、视力模糊，甚至有突然昏厥的可能。在中医学里，认为低血压主要是由于心脾阳虚、阳气不足、血行乏力所导致的，因此，在治疗低血压时，既要温补通阳、补脾健运，还要在饮食上进行一些有针对性的调养。

低血压患者的饮食原则

◎合理搭配膳食，荤素都吃，保证摄入均衡的营养。

◎每餐不宜吃得过饱，因为太饱会使回流心脏的血液相对减少。

◎适当吃一些高钠盐、高胆固醇的食物，如奶油、蛋黄、鱼子、动物内脏等。

◎可适量饮些淡盐水、茶或葡萄酒，对加快血流、提高血压有帮助。

◎少吃冬瓜、西瓜、芹菜、山楂、苦瓜、绿豆、大蒜、海带、洋葱、葵花子等具有降压作用的食物。

◎可在医生指导下用具有补阳、健脾功效的中药制作药膳来调理，如肉桂、桂枝、甘草、人参等。

秦医生告诉您 手指操能改善低血压

方法：1.取坐姿，双臂置于身体两侧，双手手指并拢，掌心向上。

2.双手环指、小指二指中节用5秒钟弯曲成90°。

3.双手环指、小指再用5秒钟伸直。

4.一弯、一伸为1次，每日反复练习，对改善低血压很有帮助。

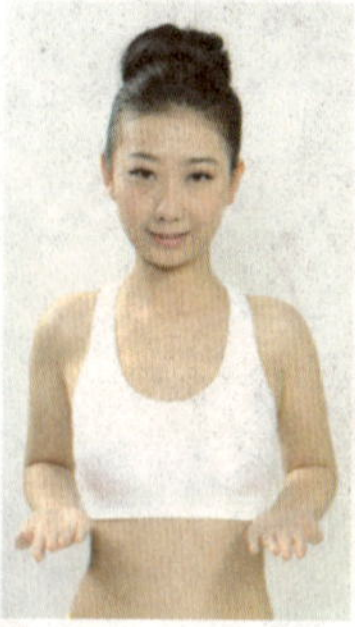

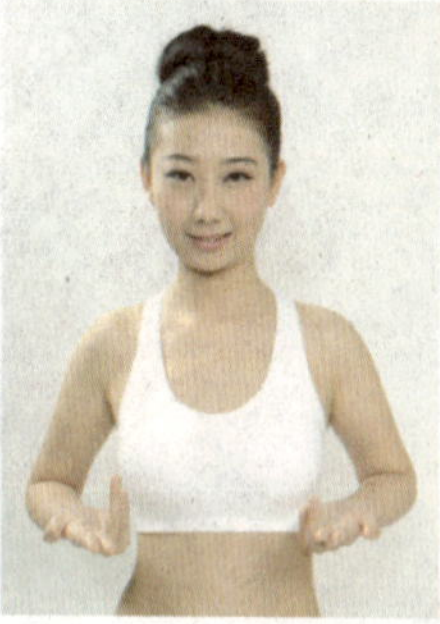

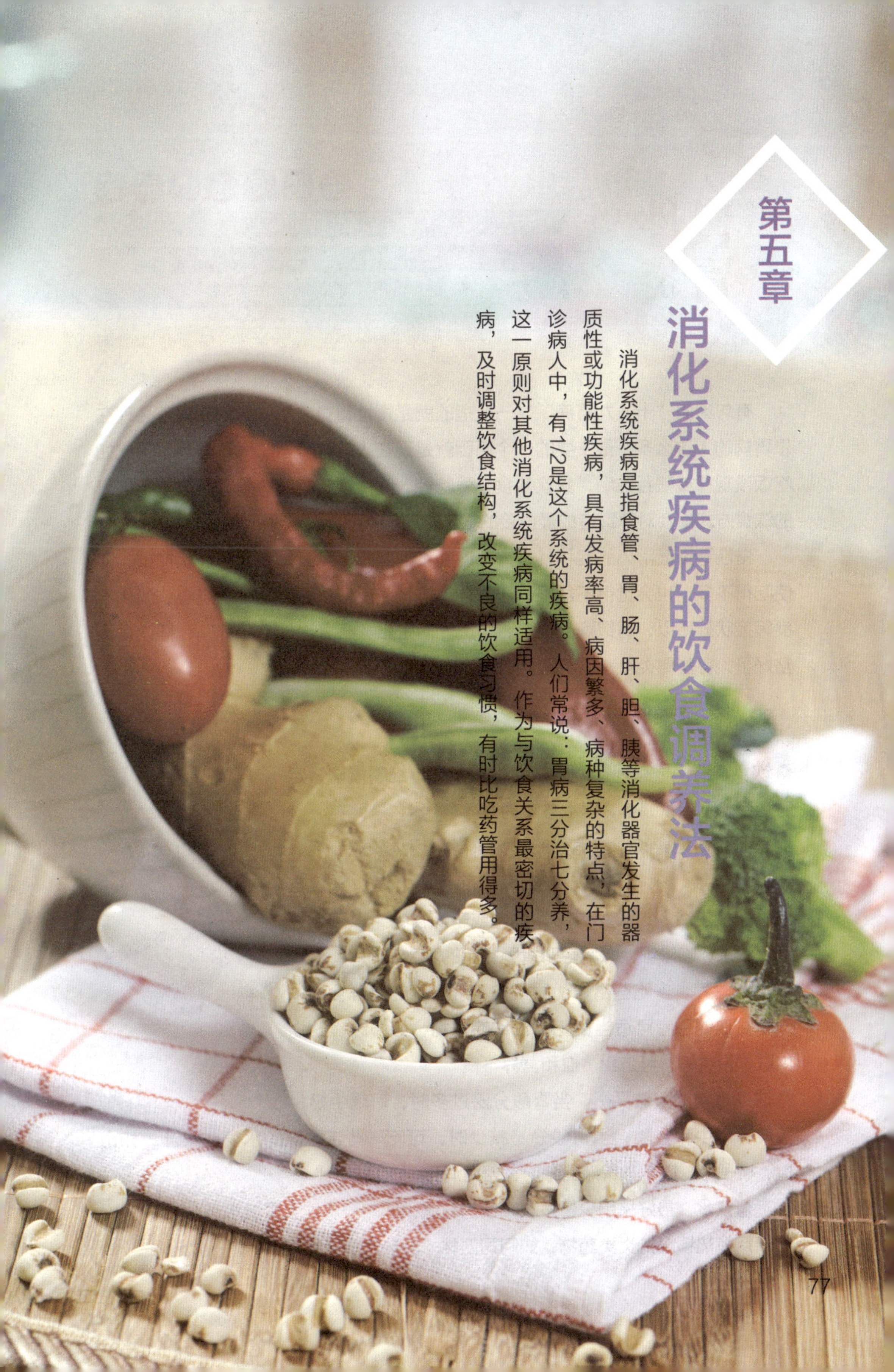

第五章

消化系统疾病的饮食调养法

消化系统疾病是指食管、胃、肠、肝、胆、胰等消化器官发生的器质性或功能性疾病，具有发病率高、病因繁多、病种复杂的特点，在门诊病人中，有1/2是这个系统的疾病。人们常说：胃病三分治七分养，这一原则对其他消化系统疾病同样适用。作为与饮食关系最密切的疾病，及时调整饮食结构，改变不良的饮食习惯，有时比吃药管用得多。

慢性胃炎

生活调养小提示

◎慢性萎缩性胃炎，注意定期做胃镜检查。

◎经常按摩腹部。

◎注意胃脘部的保暖，避免着凉。

有句话叫“十人九胃病”，一般指的就是慢性胃炎之类的胃病。为什么现在患胃病的人这么多？最主要的一个原因就是现在人的饮食方式太不健康了，比如吃饭没规律或狼吞虎咽，暴饮暴食，爱吃辣，喝冷饮，喝酒，等等。这些不健康的饮食方式都会对脾胃造成最直接的损害，时间长了，就会引起慢性胃炎。

慢性胃炎最常见的症状就是胃部疼痛和饱胀感，尤其是在饭后症状加重，即使吃得不多，也会觉得不舒服，还常伴有嗳气、反酸、恶心呕吐、烧心、消化不良等症状。所以，对胃病的治疗，中医一向主张“三分治，七分养”，把饮食调整好了，有些胃炎患者是不需要吃药的。

慢性胃炎患者的饮食原则

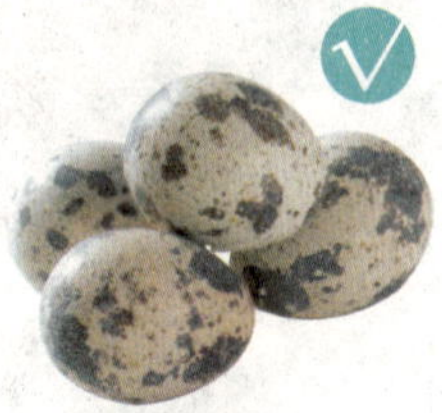

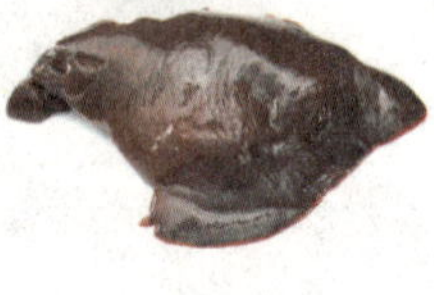

◎饮食宜清淡、有规律，要做到少量多餐，细嚼慢咽，定时定量，不暴饮暴食，以七分饱为宜。

◎宜选用质地柔软、易消化的食物，多采用蒸、煮、炖、焖、烩、煨、汆等烹调方法，忌用煎、炸、烤、熏等方法；忌食生冷、过酸、过甜、过烫或辛辣食物，以及烟、酒、浓茶、咖啡等，以减轻对胃肠黏膜的刺激。

◎增加营养，多吃些富含优质蛋白和维生素的新鲜食物，伴有贫血的患者可适当多吃富含铁的食物，如瘦肉、动物内脏、蛋类等，可防止贫血和营养不良。

◎注意食物的酸碱平衡。当胃酸分泌过多时，可喝牛奶、豆浆等以中和胃酸；当胃酸分泌减少时，可吃一些带酸味的水果或果汁，如山楂、橘子等，以刺激胃液的分泌，帮助消化。

◎适量饮水，最好采用少量多次频饮的方法，切勿一次性大量饮水。

◎慎用解热镇痛抗炎类药物，如阿司匹林、扑热息痛、布洛芬等。

慢性胃炎的中医饮食调养方

中医认为，慢性胃炎属于“胃脘痛”“痞证”等病证的范畴，多是由于饮食不节、疲劳过度而损伤脾胃，或者是因为情志不和、肝气犯胃导致脾胃功能失调引起的。因此，患者在日常调养时，可选用一些具有健脾养胃作用的药物制成药膳，如山药、莲子、扁豆、茯苓、白术等，对缓解症状有很好的效果。

红糖山药扁豆粥

原料：鲜山药100克，扁豆50克，大米150克，红糖适量。

做法：将山药洗净、去皮、切成小块，大米、扁豆分别洗净；将三者一起放入锅中，加入适量清水煮成粥，出锅前放入红糖调味即可。

功效：健脾养胃，调中固肠，可缓解胃炎引起的腹泻。

金橘猪肚汤

原料：金橘根30克，鲜猪肚1个。

做法：金橘根洗净、切碎，猪肚洗净、切小块；将两者同时放入砂锅中，加清水1000毫升，小火炖至350毫升左右，饮汤吃肉。

功效：疏肝健脾，对改善肝郁气滞型胃炎有较好的效果。

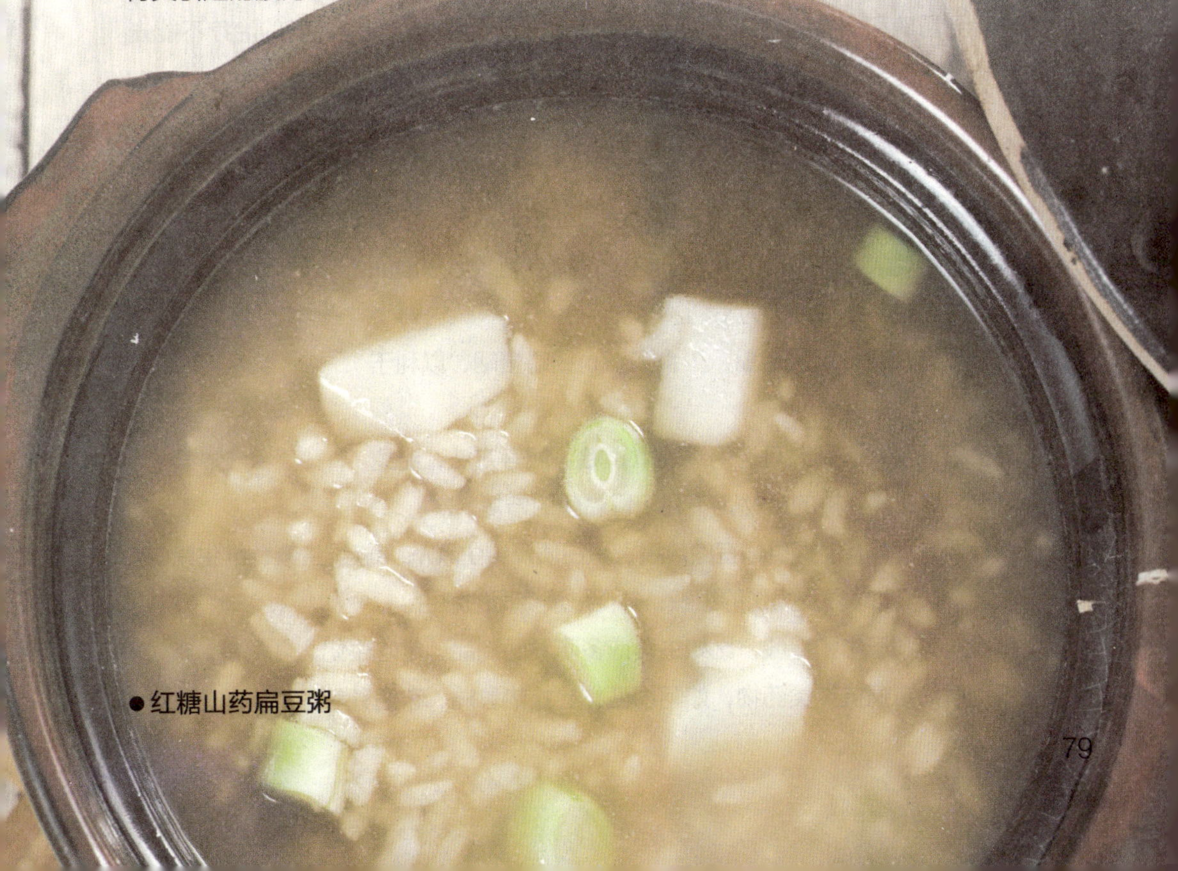

●红糖山药扁豆粥

消化性溃疡

生活调养小提示

◎溃疡出血时应禁食，血止后宜吃流食。

◎依天气变化及时添加衣物，避免胃部受寒。

◎疼痛、烧心时可按揉合谷、内庭穴各3分钟。

在消化系统疾病中，消化性溃疡也是一种很常见的慢性病，是指发生在胃和十二指肠球部的慢性溃疡病变。消化性溃疡比慢性胃炎的症状要严重，因为它的主要症状是疼痛，而且是有规律性的上腹部疼痛。不过，由于溃疡部位不一样，疼痛也有所不同，比如胃溃疡疼痛一般在餐后0.5～1小时发作，下次进餐前缓解，患者常因惧怕疼痛而不敢进食；十二指肠球部溃疡疼痛则常在餐后2～4小时或午夜发作，也就是一饿就疼，而且有节律性，吃些饼干、馒头等淀粉类食物疼痛就能缓解。

对溃疡病患者来说，病情的发生、发展和症状的轻重与饮食的关系非常密切，因为人总是要吃饭的，胃液也是按规律在分泌的，所以，溃疡病灶每时每刻都会受到胃液和食糜的刺激，稍不注意就会加重。因此，对溃疡病的治疗不能光靠药物，还需要特别注意饮食上的调养。

消化性溃疡患者的饮食原则

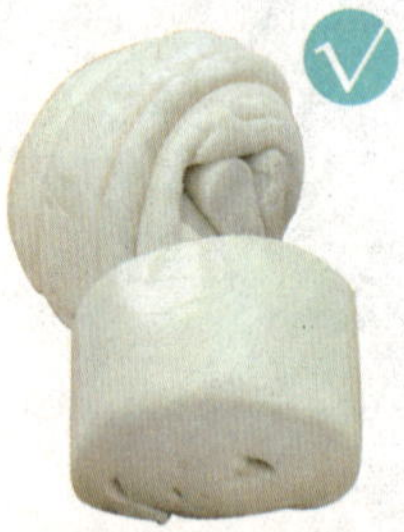

◎避免刺激性饮食，如浓肉汤、香料、烈性酒、浓茶、浓咖啡及过于甜、酸、咸、辣的食物，这些食物会刺激溃疡面而引起出血，对创面愈合极为不利。

◎饮食要有规律，定时定量，少食多餐，细嚼慢咽，以利于消化。

◎饮食宜清淡，烹调时可选用蒸、煮、烩、焖等方法，避免食用熏、炸、腌、拌的食物，不利于胃黏膜的修复。

◎饮食要有营养，能提供适宜的热量、蛋白质及维生素A、B族维生素、维生素C等营养素，以帮助修复受损伤的组织，并促进溃疡面的愈合。

◎膳食应有利于中和胃酸，比如主食应多吃发面制品，常吃牛奶、乳酪等。

◎慎用解热镇痛抗炎类药物，如阿司匹林、扑热息痛、布洛芬等。

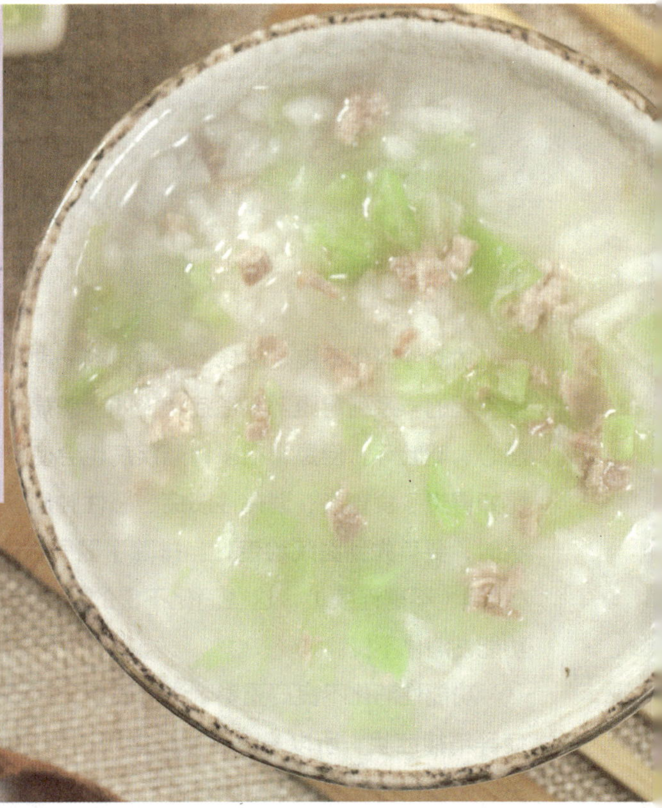

消化性溃疡的中医饮食调养方

消化性溃疡在中医属于胃脘痛，其病因病机和辨证治疗与慢性胃炎基本相同。因此，大家在日常调养时，可根据自己的实际情况选择适宜的食材和中药制作一些药膳，对缓解和恢复病情有帮助。

●圆白菜瘦肉粥

圆白菜瘦肉粥

原料：圆白菜、猪瘦肉、大米各100克，盐适量。

做法：圆白菜洗净，切碎；猪瘦肉洗净，剁成末；大米淘洗干净后，放入锅中加水煮粥，八成熟时放入圆白菜、猪肉末，继续煮至粥熟，最后加盐调味即可。

功效：此粥中含有多种氨基酸、胡萝卜素、维生素C及维生素U，能修复受损的胃黏膜，促进胃、十二指肠溃疡的愈合。

生姜大枣粥

原料：生姜6克，大枣10枚，大米100克。

做法：将生姜洗净，切成薄片或细末，备用；大枣洗净，泡发后去核，备用；大米淘洗干净后，与生姜片或姜末、大枣一起放入锅中，加入适量清水，大火煮沸后，转成小火熬煮至米烂粥稠即可。

功效：生姜、大枣都是温性食物，二者搭配健脾益气的大米煮粥喝，可起到健脾暖胃、温中散寒的作用，能有效缓解虚寒型消化性溃疡的发作。

功能性消化不良

生活调养小提示

◎ 功能性消化不良患者需及时就医。

◎ 常按摩脚趾可泻胃火。

◎ 用脚趾抓地可刺激足部经络，改善胃部不适。

功能性消化不良是临床上最常见的一种功能性胃肠病，是由于胃蠕动功能下降引起的一系列胃腹部不适症状，如上腹痛、上腹胀、早饱、嗳气、食欲不振、恶心、呕吐等。但是，很多胃肠疾病也会使食管、胃及十二指肠蠕动功能失调，比如胃炎、食管炎、消化性溃疡、恶性肿瘤等，因此，当我们出现消化不良的症状时，要首先到医院检查，当排除了器质性疾病的病因后，如果在过去1年内至少4周（不需连续），这些消化不良的症状持续存在或反复发作，就可以诊断为功能性消化不良。

功能性消化不良严重影响生活质量，病情久的患者还会出现焦虑、抑郁、癔症等精神症状，所以，一旦患病要及时治疗。此病所有的不适症状都与饮食相关，所以，合理的饮食调养对患者来说至关重要。

功能性消化不良患者的饮食原则

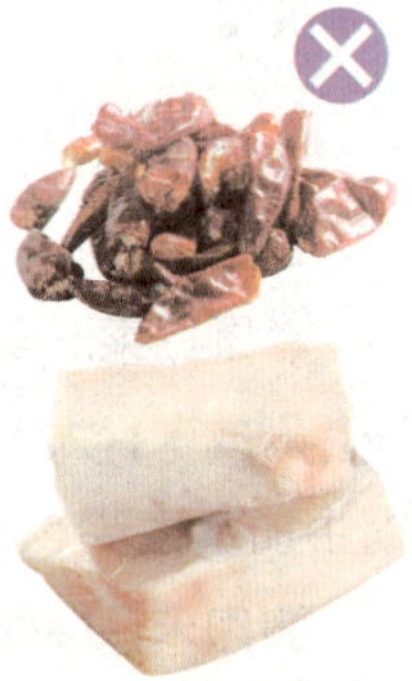

◎ 进餐时应保持轻松的心情，不要吃得太快，更不要站着或边走边食，应该细嚼慢咽。

◎ 宜食用较精细、易消化、新鲜并富有营养的食物，尽量定时进餐，少量多餐，每餐以七八分饱为宜，不可暴饮暴食。

◎ 不要泡饭吃；进餐前不宜饮茶、喝太多汤水或吃零食，避免剧烈运动；餐后不宜马上吃水果、喝水、躺倒、洗澡、散步、开车等，至少应间隔1小时；睡前不吃零食。

◎ 少食过甜、过咸及辛辣、油腻、生冷的食物，戒烟酒。

◎ 吃饭要专心，不要一边吃饭，一边工作、交谈、看电视、看报纸或玩手机等。

◎ 不要穿着束紧腰部的衣裤就餐。

◎ 食用新鲜、卫生的食物，以防胃肠感染。

功能性消化不良的中医饮食调养方

功能性消化不良属中医的“脘痞”“胃痛”“嘈杂”等范畴，其病在胃，涉及肝脾等脏器，比如脾胃虚弱、肝气犯脾胃等都会引发此病。所以，大家在调养时，可辨证选用一些具有健脾和胃或疏肝理气作用的食材或中药制成药膳，如萝卜、山药、莲子、薏米、党参、茯苓、黄芪、甘草等。

白萝卜海蜇皮

原料：白萝卜200克，干海蜇50克，葱花、花生油、盐、白糖、鸡精各适量。

做法：将海蜇放入清水中泡发，洗净、切丝，放盘中备用；白萝卜洗净、去皮、切细丝，用盐稍腌后滤水，与海蜇丝、鸡精、白糖拌匀；锅置火上，烧热后倒入适量花生油，油温六成热时，放入葱花炒香，再将葱花油倒在萝卜丝上，快速拌匀即可。

功效：白萝卜下气、消食，海蜇消积、通便，二者搭配食用，可起到理气、促消化的作用，能够有效改善腹胀、嗳气等消化不良症状。

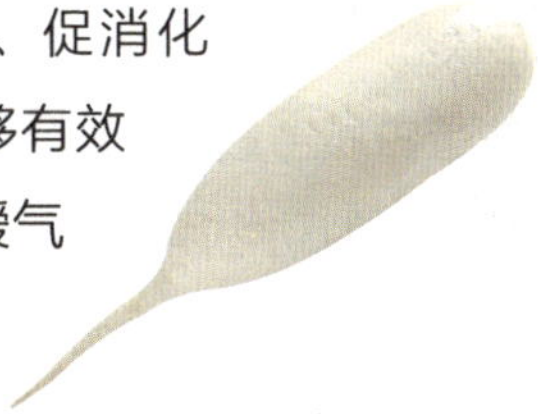

山药内金粥

原料：山药（干品）20克，鸡内金（干品）9克，小米150克。

做法：将山药、鸡内金一起研为细末，与洗净的小米一起放入锅中，加水煮成粥即可。每日1次，以3～5天为1疗程。

功效：补脾养胃、消食化积，对老年人消化功能下降有很好的疗效。

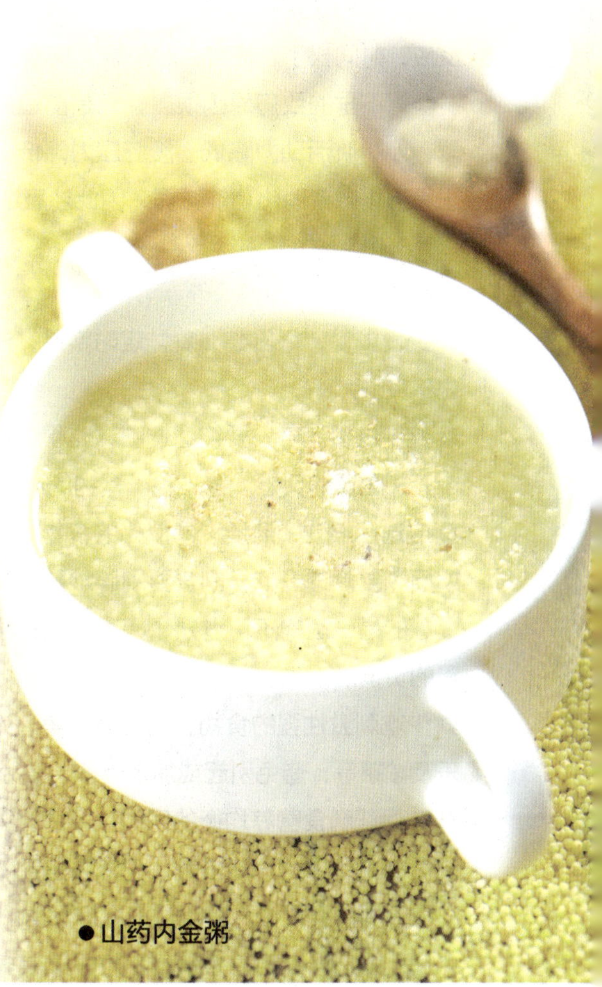

●山药内金粥

胃下垂

生活调养小提示

◎加强体育锻炼，如散步、练气功、打太极拳等。

◎常拿捏上腹肌肉每次3分钟，可缓解胃下垂症状。

◎按压中脘穴，可缓解胃下垂引起的腹胀。

有些人一吃完饭，就觉得胃胀胃痛，或者反胃、烧心、有下坠感，甚至出现持续性腹痛、恶心呕吐、顽固性便秘等，这些都是胃下垂的典型症状。正常人的胃在腹腔的左上方，直立时的最低点不应超过脐下2横指，其位置相对固定，对于维持胃的正常功能有一定作用。胃一旦出现下垂，就会引发上述的一系列不适反应，时间长了，还会引起失眠、头晕、头痛、抑郁等精神症状。

胃下垂的致病原因很多，凡是能造成膈肌位置下降的因素都可能会诱发胃下垂，如膈肌活动力降低、腹腔压力降低、腹肌收缩力减弱、胃脾韧带松弛等。由于胃下垂患者消化功能减弱，因此注意饮食的调养就显得尤为重要。

胃下垂患者的饮食原则

◎少食多餐，每日4~6餐，定时定量，避免进食过多引起消化不良。

◎控制进餐速度，要细嚼慢咽，吃得太快会使食物滞留在胃中，加重胃的负担，也不利于食物的消化吸收。

◎应选用细软、清淡、易消化的食物。主食应以软饭为佳，如面条要煮透煮软；副食要剁碎炒熟，少吃生冷蔬菜。但应注意的是，鱼肉不可过熟，因为鱼肉在刚熟时较容易消化，胃的负担最小。

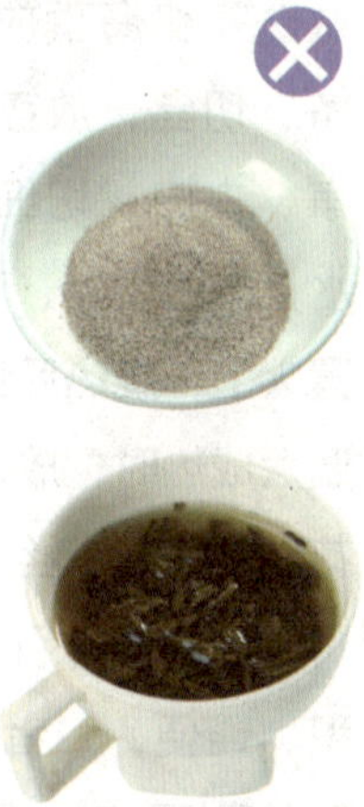

◎少吃刺激性强的食物，如辣椒、姜、过量酒精、咖啡、可乐及浓茶等，避免引起或加重反酸、烧心的症状。

◎在保证膳食营养均衡的同时，要适当多吃些蛋白质含量高的食物，如牛奶、鸡蛋等，少摄入些动物脂肪。因为动物脂肪在胃内排空最慢，食用过多会增加胃的负担。

◎适当多吃一些含膳食纤维和维生素较多的食物，以促进肠胃蠕动，防止便秘。

胃下垂的中医饮食调养方

中医认为，胃下垂是脾虚所致。《黄帝内经》中说“脾主升清”，脾气健旺可以维持内脏位置之恒定而不下垂。如果脾气虚弱，中气因而下陷，中气虚则不能升提，从而使胃体下垂。因此，中医治疗胃下垂的方法就是补中气，人参、党参、黄芪、大枣、莲子、山药等都有健脾益气的作用，是用来制作药膳的好食材。

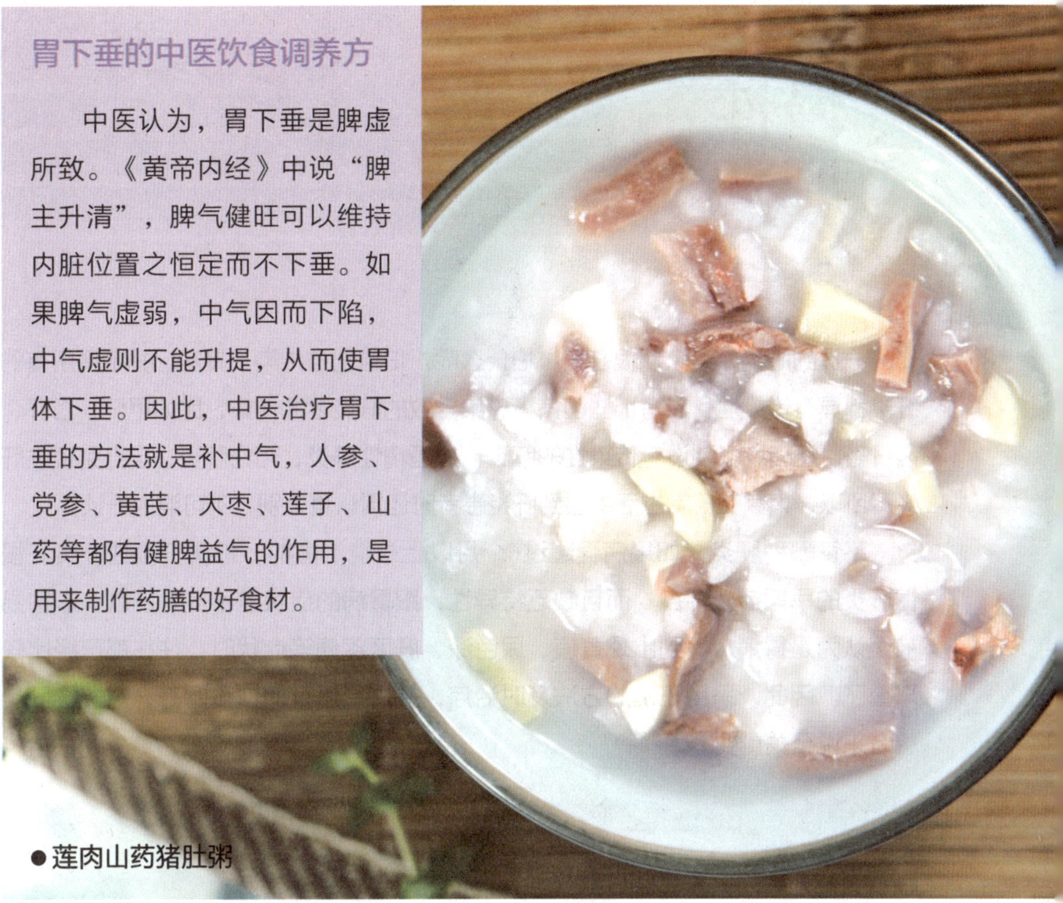

●莲肉山药猪肚粥

参芪鸡汤

原料：红参12克，黄芪30克，母鸡肉500克，盐少许。

做法：将原料一起放入瓷碗内，加水适量，隔水炖2小时，分早晚两次喝汤吃鸡肉，每周服1剂，连服5～6剂。

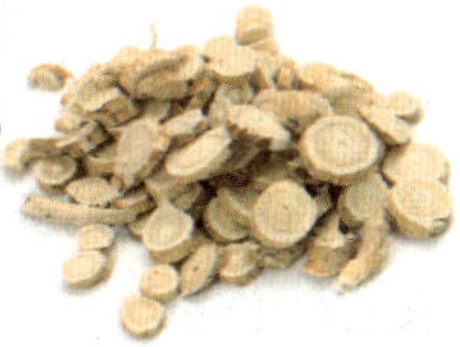

功效：补脾益气，升举胃体。

莲肉山药猪肚粥

原料：猪肚1只，莲肉、山药各50克，糯米100克。

做法：把猪肚去除脂膜、洗净、切小丁，莲肉、山药分别洗净、切碎，糯米淘洗干净；将原料一起放入锅中，加入适量清水，用中火煮至熟烂，每天早晚2次食用。

功效：补脾养胃，补中益气。坚持食用，可有效改善胃下垂的症状。

慢性肝炎

生活调养小提示

◎保持心情舒畅，避免暴怒。
◎劳逸结合，避免过分劳累。
◎每日敲打肝胆经100～200下。

一提到肝炎，大家都很害怕，怕什么呢？怕自己被传染。其实，并不是所有的肝炎都具有传染性，只有那些因病毒感染导致的肝炎才会传染，比如甲肝、乙肝、丙肝等。还有许多种没有传染性的肝炎，如酒精性肝炎、药物肝炎、自身免疫性肝炎。所以，大家在日常生活中遇到肝炎患者时还需认真鉴别，不可混为一谈。

不管哪种肝炎，如果病程超过6个月以上未能治愈的，都属于慢性肝炎。慢性肝炎的早期症状轻微，而且缺乏特异性，跟胃病的症状差不多，所以，很容易被误认为是胃病，等到出现黄疸、尿色深、肝区疼痛等症状时，往往都已经比较严重了。因此，采用正确的方法及时治疗，并进行适宜的饮食调养，对慢性肝炎患者来说至关重要。

慢性肝炎患者的饮食原则

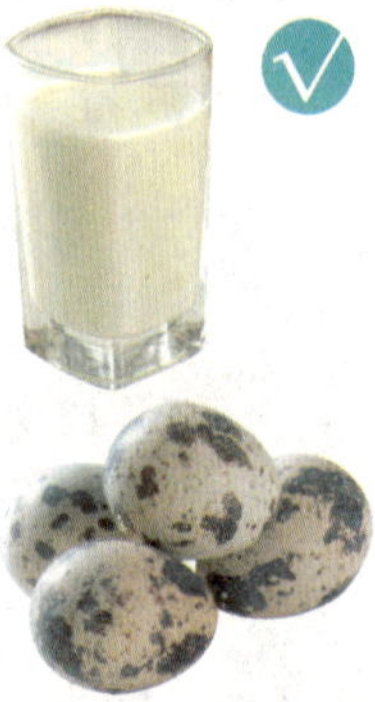

◎饮食清淡，定时定量，以八分饱为宜，不可暴饮暴食，避免增加肝脏负担。
◎增加蛋白质摄入量，按每天每千克体重1.5～2克提供，可多吃些奶类、蛋类、鱼肉类、大豆类食物。
◎脂肪以每天60克左右为宜，烹调时建议使用植物油，避免油腻难消化的食物，特别是黄疸尚未消退的肝炎患者。
◎碳水化合物的供给量应占总热能的60%～65%，也就是全天约350克主食，可对蛋白质起到保护作用，并促进肝脏对氨基酸的利用。
◎增加维生素的供给量，多吃些水果、绿叶蔬菜、胡萝卜、番茄等，有利于肝细胞的修复，增强解毒功能，提高机体免疫力。
◎戒烟酒，少吃辛辣、刺激性强的食物，如辣椒、浓茶等。
◎不吃对肝脏有害的食品，如发霉的大米、花生、腌制和烟熏食品等。

慢性肝炎的中医饮食调养方

肝炎在中医学中属“黄疸”“湿阻”“胁痛”“症积”等病范畴。中医认为，慢性肝炎迁延反复的主要原因是湿热邪毒滞留、气滞血瘀、肝脾肾三脏俱虚。所以，在日常调理时要抓住久病多虚的原则，以扶正为主，祛邪为辅，再搭配适宜的食疗药膳，才能取得比较好的疗效。

黑豆山楂枸杞子饮

原料：黑豆50克，山楂、枸杞子各30克，红糖适量。

做法：将黑豆、山楂、枸杞子分别洗净，再一起放入锅中，加入适量清水浸泡1小时，然后用大火煮开，小火慢熬至黑豆熟烂，最后加入红糖调匀即可。

功效：补虚健脾，滋补肝肾，养阴解毒。适用于肝肾阴虚的慢性肝炎患者调养食用。

泥鳅豆腐羹

原料：活泥鳅5～10条，豆腐1大块。

做法：豆腐切块；泥鳅剖腹去肠，洗净后放入砂锅中，加入适量清水煮沸，再放入豆腐，继续用小火煮30分钟即可。

功效：清热凉血，适用于湿热较重的慢性肝炎患者，可辅助消退黄疸和降低转氨酶。

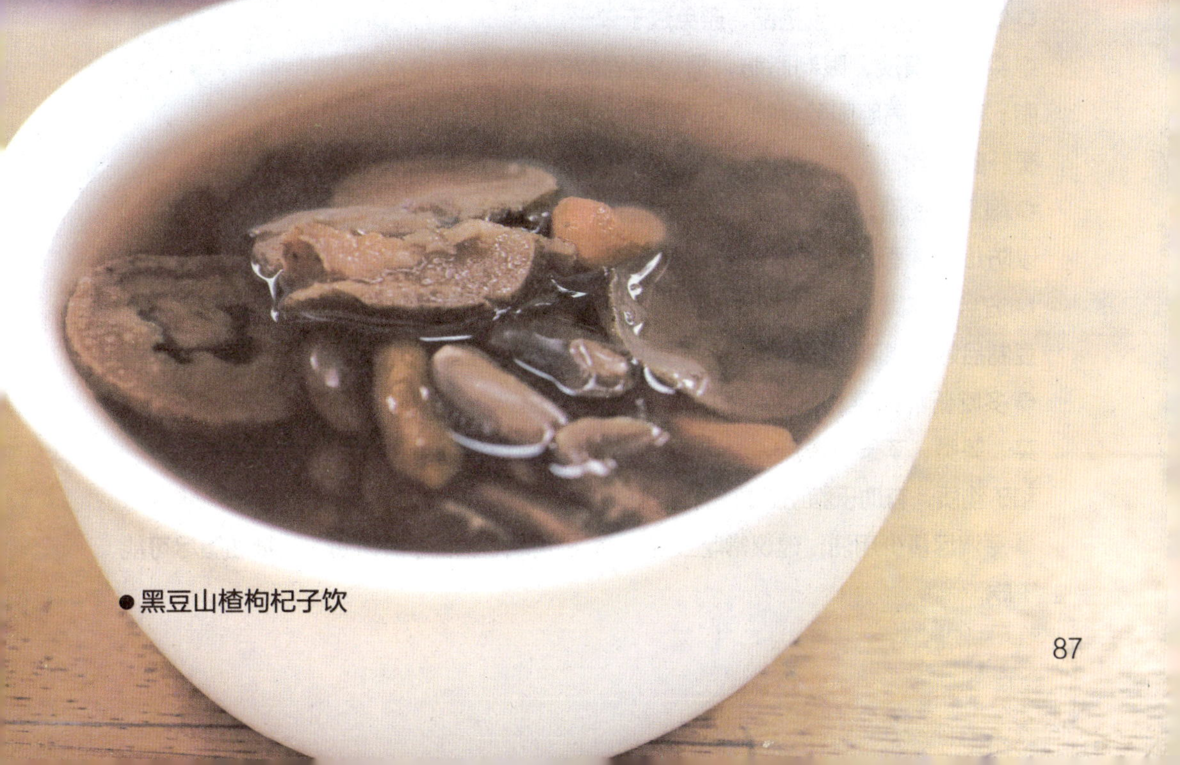

●黑豆山楂枸杞子饮

脂肪肝

生活调养小提示

◎循序渐进式进行体育锻炼。
◎心情开朗，不暴怒，少气恼。
◎忌服有损肝脏的药物如四环素、阿司匹林。

如今，因暴食、喝酒、不爱运动、饮食不规律等不良生活习惯，患脂肪肝的人越来越多，尤其是超重或肥胖的人更容易得脂肪肝。一般正常人肝内脂肪含量占肝脏总重量的5%，如果脂肪的总量超出这一比例，就可以称为脂肪肝了。脂肪肝的形成是经过漫长的隐匿过程的，早期几乎没有任何不适的感觉，通常只有在体检时才会发现。中度或重度脂肪肝患者有食欲下降、恶心、呕吐、体重减轻、疲乏感、食后腹胀，右上腹或上腹部疼痛，在食后及运动时明显等症状。

脂肪肝属可逆性疾病，控制饮食是治疗脂肪肝的基本手段，尤其是对于无症状单纯性脂肪肝、仅有甘油三酯轻度升高的患者，不一定非要吃药治疗，只要控制好饮食，多吃降脂的食物，就能消除脂肪肝。

脂肪肝患者的饮食原则

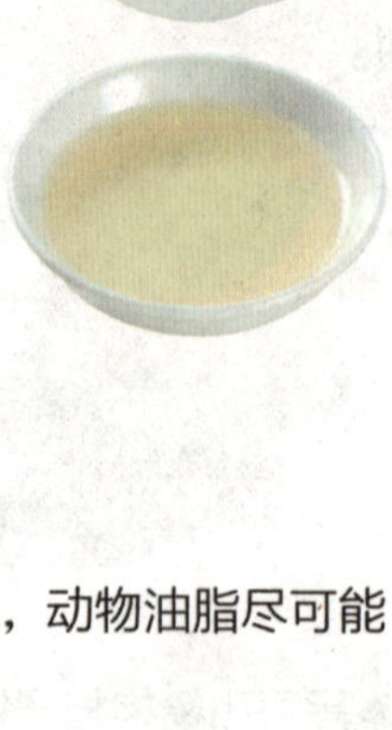

◎饮食要粗细、荤素搭配，避免过于单一。
◎菜肴要清淡，限制脂肪、糖、胆固醇的摄入量，忌食高脂、高糖、高胆固醇食物，不吃零食，睡前不加餐，以免加重肝脏负担。
◎限酒或戒酒，对于长期饮酒和酗酒者，绝对不能再喝酒，以防止加重酒精性脂肪肝。
◎适当多吃高蛋白食物，如鸡蛋、鱼虾、瘦肉、脱脂牛奶、豆制品等，能清除肝内脂肪，修复并促进肝细胞再生。
◎多吃新鲜蔬菜和水果，如芹菜、韭菜、白菜、油菜、菠菜、笋类、苹果、香蕉等。这些食物富含膳食纤维、维生素和矿物质，有助于脂肪的排出和肝脏功能的恢复。
◎烹调尽量少用油，建议常吃豆油、香油、葵花子油等植物油，动物油脂尽可能不吃。

脂肪肝的中医饮食调养方

脂肪肝在中医理论里认为是痰湿、水饮、湿浊之类，所以，中医认为脂肪肝的形成与肝、脾、肾三脏功能失调有关，可分为气滞、血瘀、湿热、痰瘀等多种证型。脂肪肝患者可选择一些具有调脂降脂作用的食材和中药来制作药膳，如绿豆、荞麦、黑木耳、山楂、大黄、制首乌、昆布、丹参、玫瑰花等。

苹果银耳山楂汤

原料：苹果1个，银耳1块，山楂6个，冰糖适量。

做法：银耳泡发后撕成小朵，苹果洗净、去核、切小块，山楂洗净、去核；砂锅中加入冷水，放入银耳、冰糖，大火烧开，转小火，慢炖1小时至汤汁黏稠，再放入苹果、山楂，继续煮20分钟即可。

功效：银耳、山楂、苹果都有保护肝脏的作用，此汤含热量低，可以消除体内和肝脏堆积的多余脂肪。

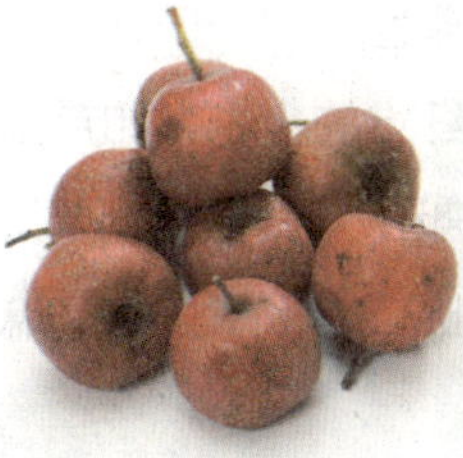

玫瑰萝卜汤

原料：白萝卜、胡萝卜各100克，玫瑰花10克，盐少许。

做法：将萝卜分别洗净，切成小块，一起放入锅中，加入适量清水，煮至半熟时，放入玫瑰花，继续煮至熟，加盐调味即可。空腹食用，每日1～2次。

功效：疏肝解郁，化痰散络。适用于肝络郁滞较严重，有肝区胀痛、嗳气不舒、体形肥胖的脂肪肝患者。

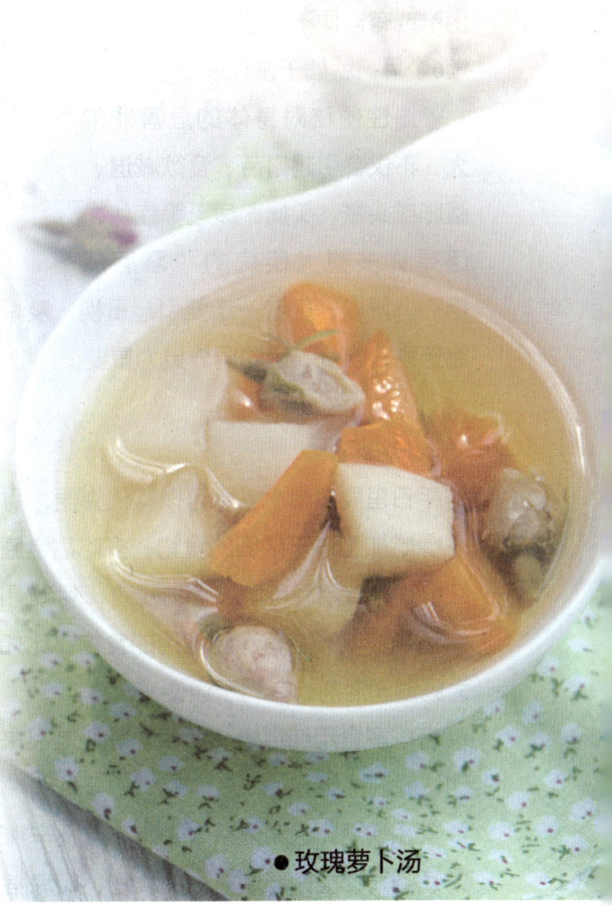

●玫瑰萝卜汤

慢性便秘

生活调养小提示

◎ 养成定时排便的习惯。

◎ 饭后半小时按揉天枢穴，每侧每次3分钟。

◎ 便秘伴有出血属异常情况，需及时就医。

生活中，很多人都深受便秘的困扰，尤其是中老年人更多。患者通常表现为排便次数减少、粪便干硬和（或）排便困难。如果患者每周排便少于3次，排便费力、排出困难或有排便不尽感，病程至少持续6个月，就属于慢性便秘了。

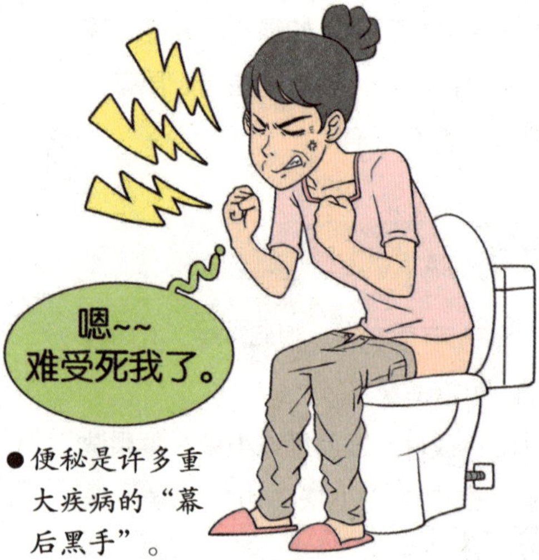

● 便秘是许多重大疾病的“幕后黑手”。

慢性便秘对身体的危害非常大，不仅会引起口苦、食欲减退、腹胀或头晕、头痛、疲乏等症状，还是许多重大疾病的“幕后黑手”。所以，患者一定要引起重视，及早治疗。当然，对慢性便秘的调治不能只靠药物，饮食、运动调养更为重要。

慢性便秘患者的饮食原则

◎ 平日里要多喝水，水可以软化粪便，利于排泄。

◎ 少吃加工过于精细的食物，多吃富含膳食纤维的食物，如芹菜、韭菜、菠菜、红薯等，食用后可增加食物残渣，刺激胃肠蠕动，有利于清肠和排便。

◎ 适当多吃一些有润肠作用的食物，比如核桃仁、松子仁、芝麻等，它们可以作为肠道润滑剂，有利于通便。

◎ 可以多食用纯牛奶、酸牛奶等奶制品来维持胃肠系统菌群的平衡，帮助肠道蠕动，促进排便。

◎ 禁止饮酒，远离浓茶、咖啡，以及辛辣刺激性食物，以免大便干结。

◎ 适当增加能使肠道充盈的食物，如琼脂、果冻等。

慢性便秘的中医饮食调养方

中医认为，慢性便秘多是由于体虚或上火引起燥热内结所致，因此，在临床上，慢性便秘可分为气虚便秘、血虚便秘、阴虚便秘、阳虚便秘及热结便秘等多种证型，我们在应用食疗药膳进行调养时，辨清证型，选对食材和药物，才会取得最佳效果。

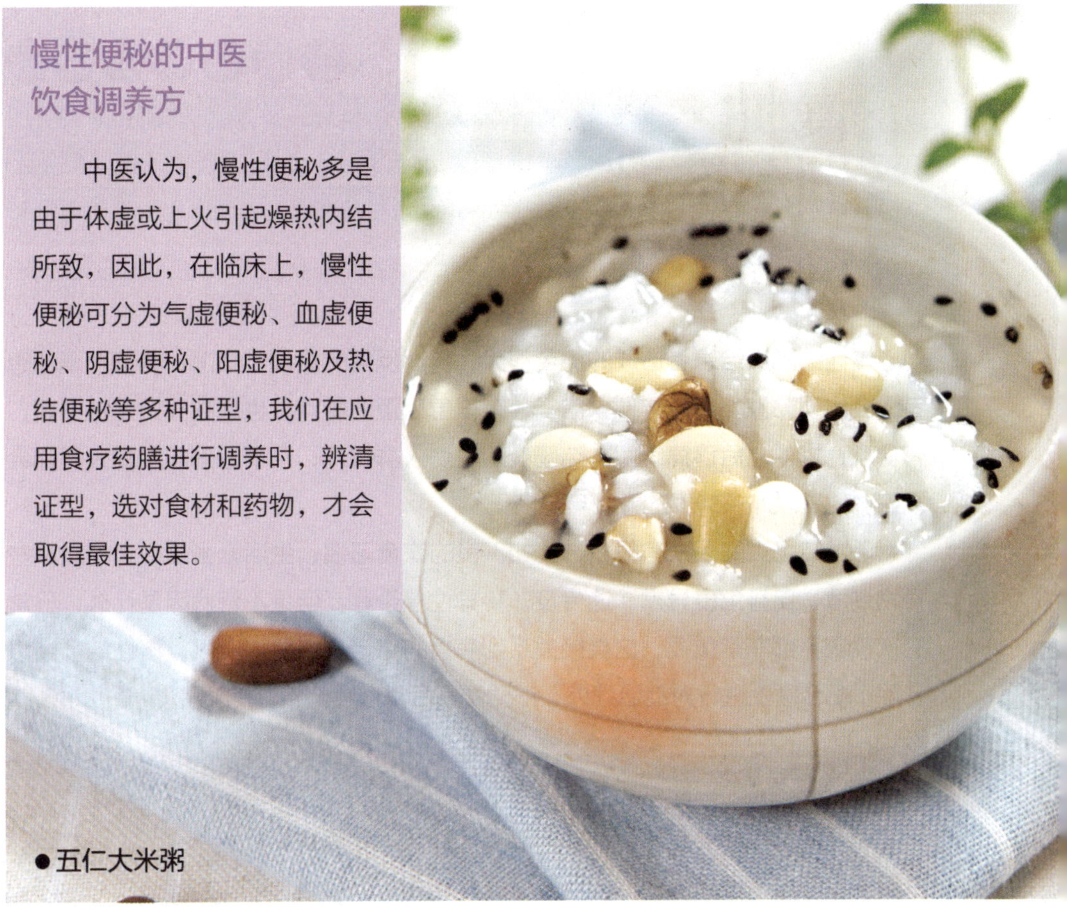

●五仁大米粥

蜂蜜绿豆汤

原料：绿豆50克，蜂蜜适量。

做法：将绿豆洗净放入锅中，加入适量清水，浸泡2～3小时，然后用大火煮沸，再转小火慢煮至绿豆熟烂，关火，待绿豆汤放凉温后，调入蜂蜜，搅匀即可。

功效：绿豆能清热且富含膳食纤维，蜂蜜能润肠通便，经常饮用此汤，可清热润肠，促进排便。

五仁大米粥

原料：芝麻、松子仁、柏子仁、胡桃仁、甜杏仁各10克，大米100克，白糖少许。

做法：将前五种食材碾碎后，与淘洗干净的大米一起放入锅中，加入适量清水煮成粥，服用时可加少许白糖调味，每日早晚服用。

功效：补气养血，适用于中老年人气血两虚引起的习惯性便秘。

慢性结肠炎

生活调养小提示

◎ 有吸烟史的患者应戒烟或少吸烟。
◎ 注意衣着，保持冷暖适宜。
◎ 适当进行体育锻炼，如气功、太极拳等。

慢性结肠炎给患者造成的痛苦很大，长期反复的腹痛、腹泻，病情严重的患者还会出现黏液便或水样便，常常伴有里急后重的特点，也就是开始是肚子痛，有便意，排便之后疼痛缓解。结肠炎的发病人群很广，几乎任何年龄的人群都会发病，但是以20~30岁的青壮年最多见。

诱发结肠炎的因素有很多，比如不良的饮食习惯、生活紧张压力大、对某些食物过敏、自身免疫异常、遗传及非特异性感染等。但是不管病因是什么，日常的饮食调养都非常重要，这直接关系到病情的稳定与恢复。所以，慢性结肠炎患者除了配合医生进行对症治疗外，还要做好日常饮食与营养的调配。

慢性结肠炎患者的饮食原则

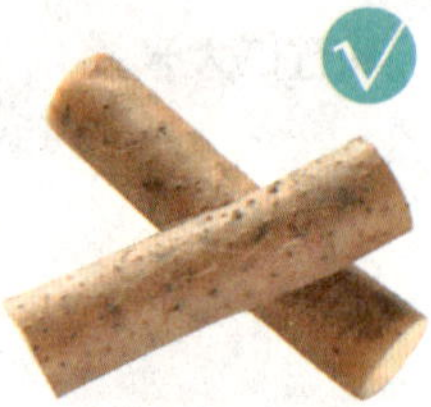

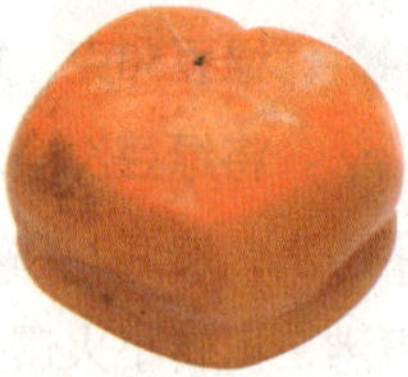

◎ 饮食应以易消化、质软少渣、无刺激性为宜。少渣食物可以减少肠蠕动，使腹泻得以缓解，可进食鸡蛋、细挂面、烂米粥等；含粗纤维多的食物和水果、蔬菜尽量少吃；忌食刺激性食物及调味品。

◎ 饮食应供给适宜的热量、优质的蛋白质和丰富的矿物质、维生素，以增强体质，利于患者的恢复。

◎ 应适当控制脂肪的摄入，忌食猪油、羊油、奶油、牛油、核桃仁等多脂肪食物，以免加重腹泻。烹调时也要少用油，最好采用蒸、汆、烩、焖等方法。

◎ 慢性肠炎如有脱水低钠现象时，应及时补充淡盐水，食用菜叶汤以补充水、盐和维生素的丢失。

◎ 适当多吃些有收敛止泻作用的食物，如苹果、莲子、芡实、扁豆、山药等。

◎ 排气、腹泻过强时，应少吃糖及易产生发酵的食物，如薯类、豆类、牛奶等。

◎ 密切观察自己对各种食品的适应性，注意个体差异，避免食用过敏性食物。

慢性结肠炎的中医饮食调养方

慢性结肠炎在中医里类似“泄泻”“痢疾”“肠癖”等，中医认为是由脾虚失健、肝脾不和、湿热蕴结、肝肾阳虚等原因导致的，所以在治疗及调养时也要讲究辨证分型。比如湿热下注型可选择黄芩、金银花、马齿苋等药物调治；脾胃虚弱型可选择党参、山药、扁豆、白术等；肝肾阳虚型则可以选择补骨脂、吴茱萸、肉豆蔻等；肝旺脾虚型可选择柴胡、白芍、陈皮等。

马齿苋绿豆汤

原料：鲜马齿苋120克（干品30克），绿豆50克。

做法：马齿苋洗净，沥干水分；绿豆洗净，放入锅中，加水，大火煮沸后转小火煮至绿豆软烂，加入马齿苋，继续煮5分钟即可。

功效：每日1次，连服3～5日，可起到清热解毒消炎的作用，适合有湿热的慢性结肠炎患者调养食用。

黄芪薏米粥

原料：大米100克，黄芪25克，薏米30克。

做法：将黄芪洗净切片，大米、薏米淘洗干净；将三者一起放入锅内，加入适量水，大火烧沸后转小火煮40分钟即可。每次吃粥100克。正餐食用。

功效：每日1次，当作正餐食用，可补元气、止泄泻，适宜脾虚型慢性结肠炎患者食用。

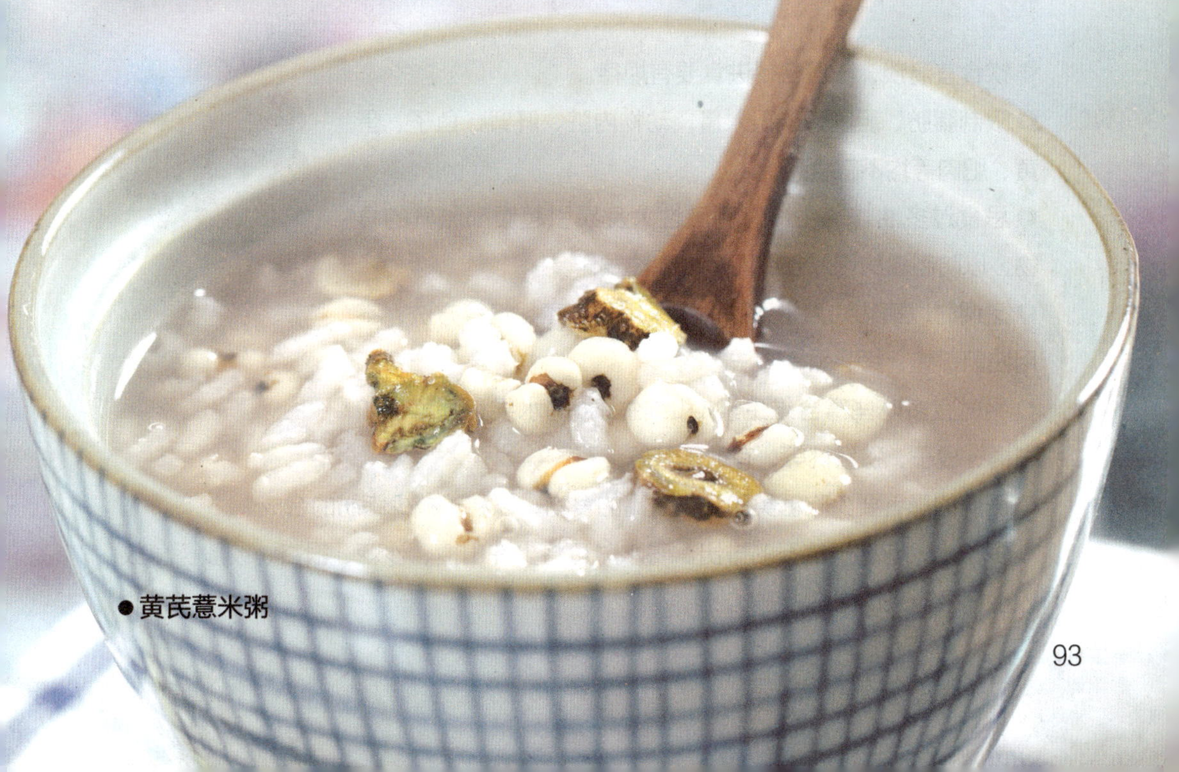

●黄芪薏米粥

胆石症

生活调养小提示

◎ 适当参加一些体育锻炼，以增强体质。

◎ 避免长时间坐立不动。

◎ 避免过度劳累及经常熬夜。

胆石症是最常见的胆管疾病，正常情况下，胆管系统的作用主要是负责运送、储存、浓缩以及排泄胆汁，但是，如果胆固醇代谢失常或有细菌感染时，就会使胆汁成分发生改变而形成结石。胆结石可以发生在胆管系统的任何部位，而且常常与胆囊炎同时存在。

结石形成后，有些人并没有不适的感觉，有些人会出现一些消化不良的症状，如腹胀、嗳气、厌食油腻食物等。只有当饱餐或进食较多油腻食物后，才会引起腹痛，这时才会引起患者的注意。这时候的疼痛是很剧烈的，多发生在右上腹或中上腹部，还可能会向右肩胛区、后背中央或右肩头放射，并伴有反射性恶心、反酸、嗳气等消化不良症状。所以，一旦患有胆石症，除了要配合医生积极治疗外，还要注重饮食调养，以帮助病情恢复。

胆石症患者的饮食原则

◎ 饮食宜清淡，一日三餐进食要有规律。

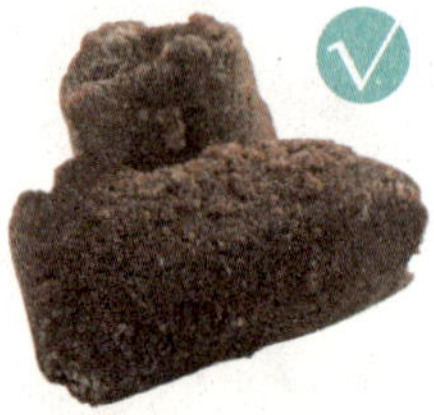

◎ 限制脂肪、胆固醇的摄入量，动物内脏、肝肾、鱼子、蛋黄、肥肉等均不宜食用。

◎ 忌食过多油炸、生冷、刺激性大及易引起腹部胀气的食物，以防胆囊的剧烈收缩而造成急性发作。

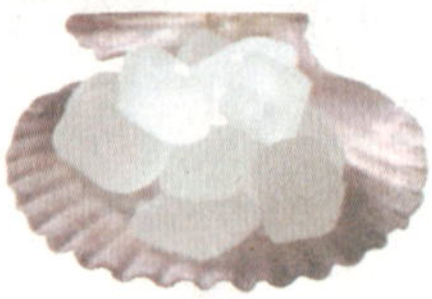

◎ 烹调时以植物油为主，烹调宜采用蒸、煮、炖等方法，不用油煎、炸、烤、熏等方法。

◎ 平时宜多吃些富含维生素A和维生素C的水果和蔬菜，如柑橘、橙子、猕猴桃等，有助于溶解结石。

◎ 肥胖的患者要少吃糖类和含糖量高的食物，以利于减少脂肪的合成。

◎ 多饮水，有助于结石的排出。喝水时可将少许山楂、沙棘、银杏、绞股蓝草放入水杯中当茶饮用。

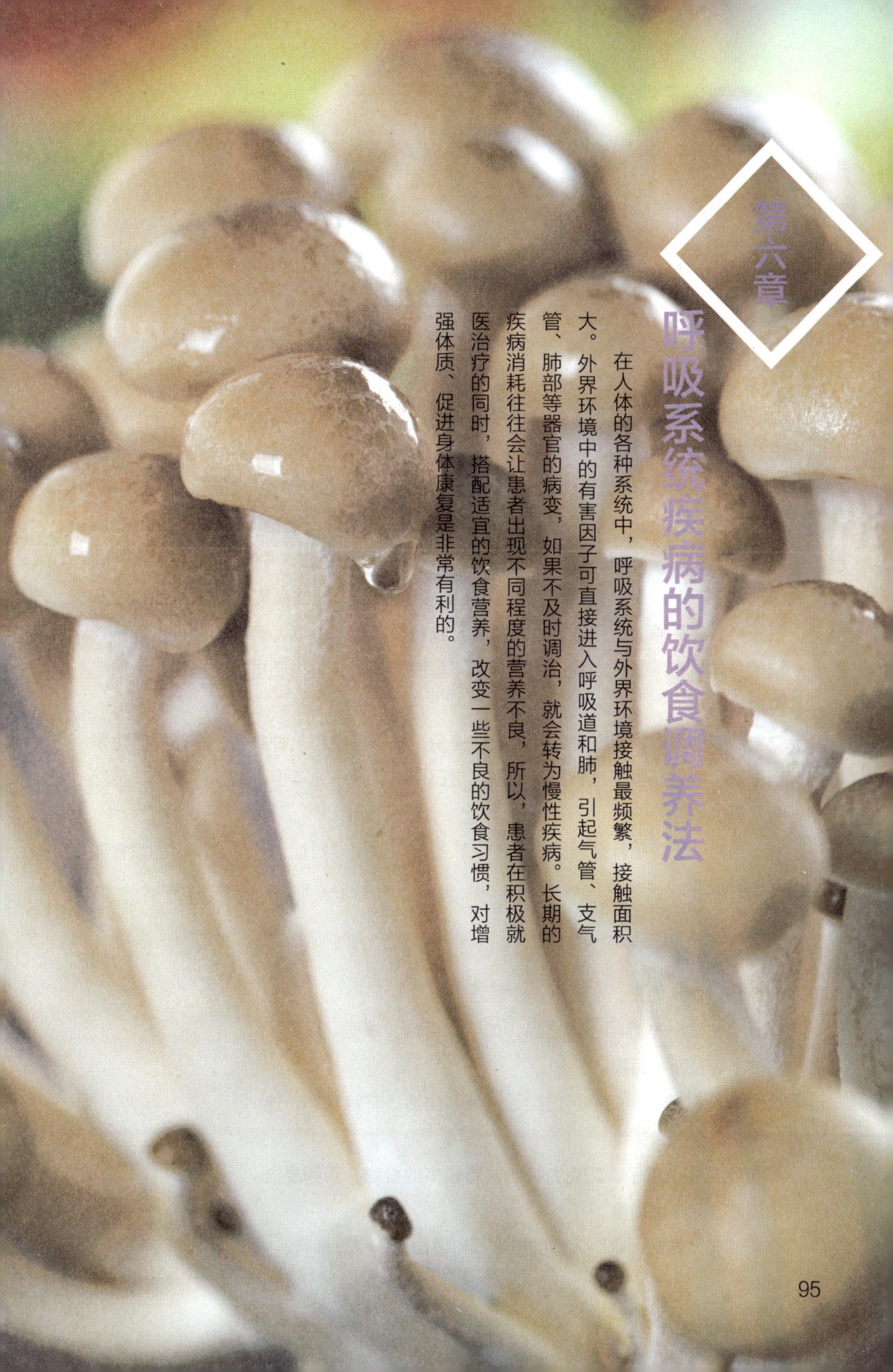

第六章

呼吸系统疾病的饮食调养法

在人体的各种系统中，呼吸系统与外界环境接触最频繁，接触面积大。外界环境中的有害因子可直接进入呼吸道和肺，引起气管、支气管、肺部等器官的病变，如果不及时调治，就会转为慢性疾病。长期的疾病消耗往往会让患者出现不同程度的营养不良，所以，患者在积极就医治疗的同时，搭配适宜的饮食营养，改变一些不良的饮食习惯，对增强体质、促进身体康复是非常有利的。

久咳不愈

生活调养小提示

◎ 病程超过3周，应到医院检查肺、支气管功能。

◎ 加强锻炼，提高机体抗病能力。

◎ 多卧床休息，保证充足的睡眠。

咳嗽很常见，偶尔咳嗽几声可以清除呼吸道的异物，是人体的一种保护性措施，对机体是有益的。但临床上有许多患者久咳不愈，吃很长时间抗生素、止咳药都无效，胸部X线甚至CT检查都没有异常。这是怎么回事呢？

从西医来讲，久咳现在就是“慢性咳嗽”的范畴，是指咳嗽时间持续在3周以上，又无明显肺部疾病证据的咳嗽，咳嗽往往是患者唯一的就诊症状。慢性咳嗽的病因相当复杂，如咳嗽变异型哮喘、胃-食管反流性咳嗽、嗜酸粒细胞性支气管炎、鼻后滴漏综合征等疾病都会导致慢性咳嗽。所以，胸部摄片正常并不能说明身体没有问题，当我们出现久咳不愈的情况时，首先要排除这些疾病，然后再对症治疗。

从中医来讲，咳嗽患者寒热虚实夹杂，并不单纯是一种类型，这需要医生辨证医治，哪怕是食疗也一样。否则，自己用错了方子，不但不能治疗咳嗽，反而会加重病情。

当然，不管是什么原因引起的久咳不愈，除了要对症治疗外，平时的饮食调养也很重要。

久咳不愈患者的饮食原则

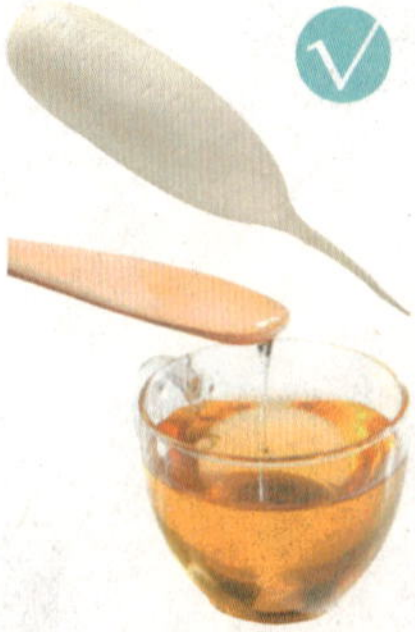

◎ 饮食以清淡为主，多喝水，戒烟酒。

◎ 适当进食一些养阴生津之品，如梨、百合、蜂蜜、银耳、白萝卜等及新鲜蔬果。

◎ 忌食肥甘厚味、海鲜、过酸、过咸、生冷、辛辣食物，这些食物都会加重咳嗽。

◎ 少吃花生、瓜子、巧克力等含油脂较多的食物，否则易滋生痰液，使咳嗽加重。

◎ 夜间频发咳嗽、难以入睡的患者，可以口含一个润喉片，来缓解症状。

久咳不愈的中医饮食调养方

中医认为，咳嗽虽然病位在肺，但其发病原因与五脏六腑、气血阴阳都有关系。所以，在临床上将咳嗽分为很多种，如风寒、风热、风燥、痰热、痰湿、脾虚、肺气虚、阴虚等，如果没有辨清病因，盲目服用止咳药，结果就可能会导致久咳不愈。因此，久咳不愈的患者一定要先辨证，再配合适宜的食疗方法，才能促进咳嗽早日痊愈。

油醋汁拌萝卜皮

原料：白萝卜500克，生姜丝适量，白醋1大匙，盐、油各适量。

做法：白萝卜洗净，切厚皮，放入碗中用盐腌1小时，然后洗净，挤干水分；锅中放油，烧至六成热时倒入少量热水加姜丝烧开，待汤水凉后加白醋，搅匀后倒入萝卜皮中，装瓶密封，放入冰箱保鲜即可。

功效：清热去火，化痰止咳，适用于脾虚痰热咳嗽患者。

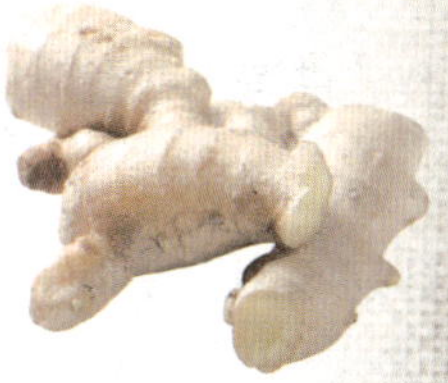

百合蜂蜜粥

原料：生百合25克，大米50克，蜂蜜15克。

做法：将百合放入锅中加水煮熟；大米洗净后放入锅中加水煮粥，粥将熟时放入百合，继续煮至粥熟，放温后调入蜂蜜即可。

功效：空腹食用，可调补脾胃、润肺止咳，适用于肺虚久咳。

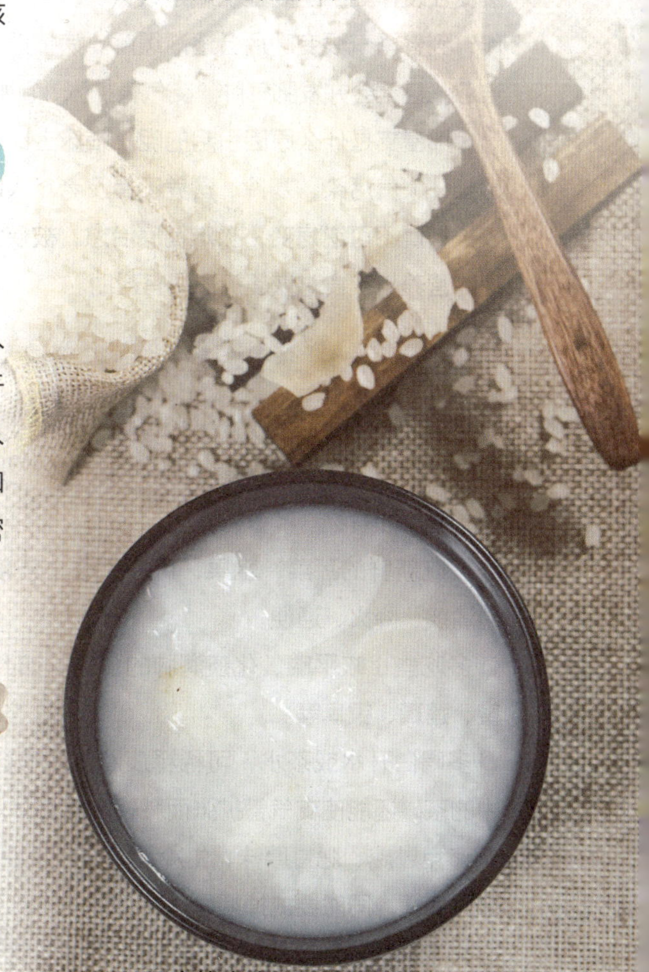

●百合蜂蜜粥

慢性支气管炎

生活调养小提示

◎关注天气变化，及时增减衣物，预防感冒。

◎常练腹式呼吸，可通畅气道，增强肺功能。

◎少去人多的地方，避免感染病毒。

慢性支气管炎简称“慢支”，是中老年呼吸道的常见病和多发病。每年发病持续3个月，连续2年或2年以上，并排除其他慢性气道疾病，就可诊断为慢支。慢支在发作期的主要症状就是咳嗽、咳痰，或伴有喘息，在寒冷的冬季最容易发作，到春季气候变暖后会逐渐缓解。病情严重的患者则一年四季都会咳嗽，迁延难愈，甚至会并发肺气肿、支气管扩张、肺心病等，让患者苦不堪言。

那慢支是什么原因引起的呢？临床上比较常见的病因有吸烟、反复的呼吸道感染、大气污染、寒冷、营养不良及老年人呼吸道防御功能退化等。慢支的病程较长，属不可逆病变，极难彻底治愈，被疾病所累患者体质也比较差，所以，合理的营养与饮食对恢复病情很有帮助。

慢性支气管炎患者的饮食原则

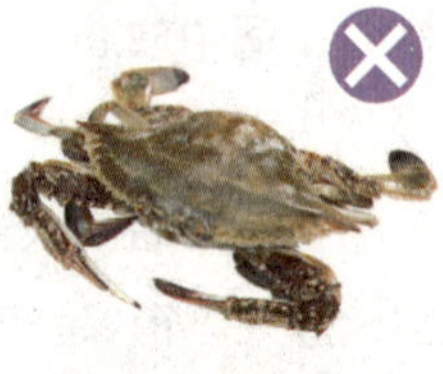

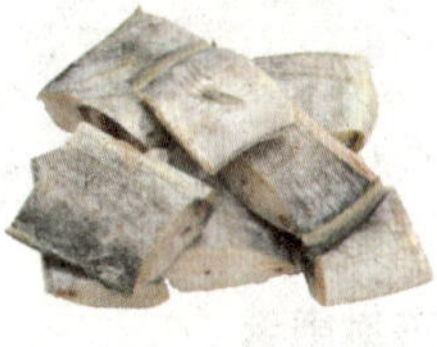

◎饮食宜清淡、易消化，比如粥、汤等，食物的冷热度要适中，烹调方法多用蒸、炖、汆、拌，少食用煎、炸、熏、腌制的食物。

◎多吃新鲜的蔬菜、水果，可补充维生素和无机盐，也有助清痰、降火、通便。

◎多吃些止咳平喘、化痰润肺的食物，如梨、白萝卜、蜂蜜、莲藕、银耳等。

◎多喝白开水或茶水，可稀释痰液，使痰容易咳出，茶叶中的茶碱还能使支气管扩张而减轻咳喘症状。

◎避免过咸、肥甘厚味、生冷及辛辣刺激性食物，以免刺激呼吸道，助湿生痰，加重病情，同时要戒掉烟酒。

◎忌吃“发物”，如带鱼、黄鱼、海虾、蟹、雪里蕻、猪头肉、羊肉、酒酿。

◎不宜食用含气和产气的食物，如红薯、土豆、韭菜及未加工的黄豆食品等。

慢性支气管炎的中医饮食调养方

中医认为，肾为生痰之本，脾为生痰之源，肺为贮痰之器，慢性支气管炎的发病与肺、脾、肾三脏功能的失调和衰退关系密切。所以，患者在日常调养时，可选用一些具有健脾补肾、润肺止咳、化痰平喘功效的药材，如杏仁、百合、贝母、枇杷叶等来制作药膳，尤其是体质较差的患者，采用药疗与食疗互补的措施，对缓解病情很有帮助。

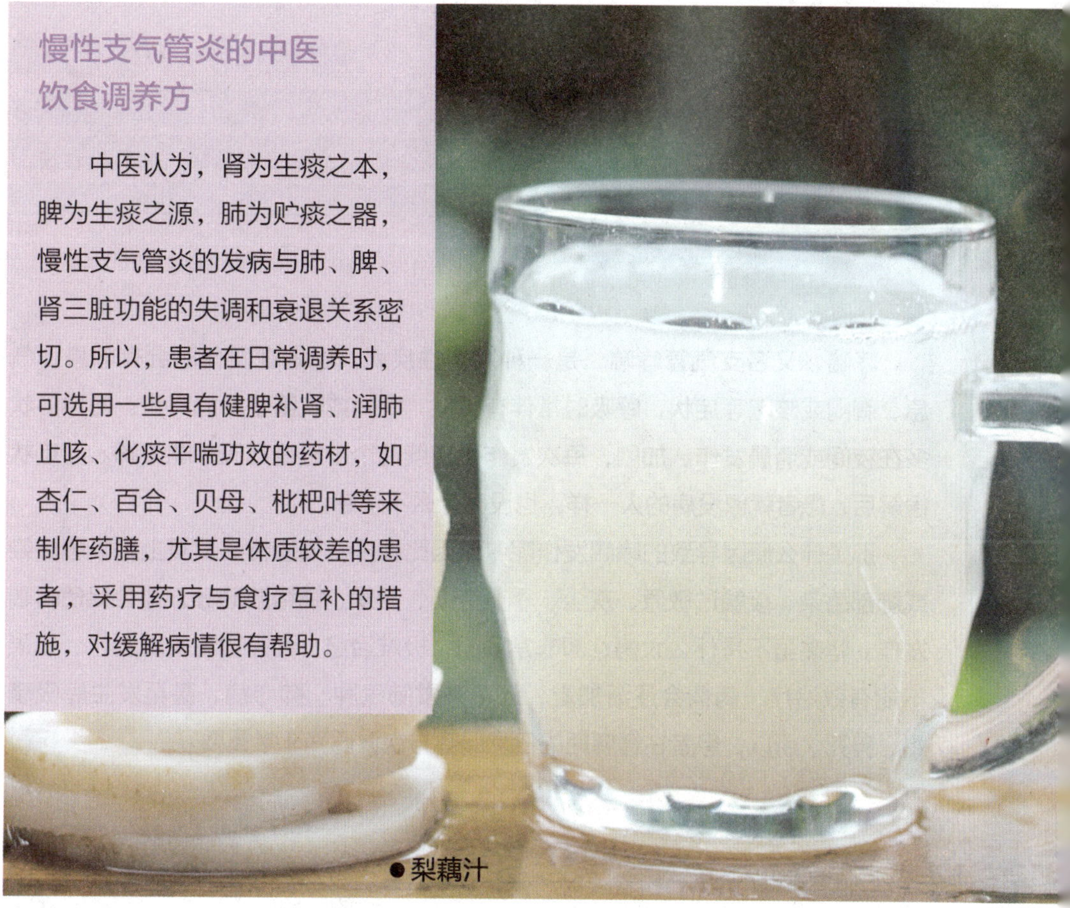

●梨藕汁

梨藕汁

原料：梨1个，新鲜莲藕100克，蜂蜜适量。

做法：梨去皮、去核，切小块；莲藕去皮，切小块，与梨块一起放入榨汁机，加入适量白开水，榨汁后过滤一下即可饮用。

功效：此方可清肺、润肺、止咳，常喝可有效保养呼吸道及肺，缓解慢性支气管炎。

杏仁煮鸡蛋

原料：鸡蛋2个，杏仁20克。

做法：锅中放入清水、鸡蛋和杏仁，鸡蛋煮熟后，剥去蛋壳，将鸡蛋继续放在杏仁水里煮5分钟即可。

功效：滋阴润肺，化痰止咳，能够预防和缓解慢性支气管炎。

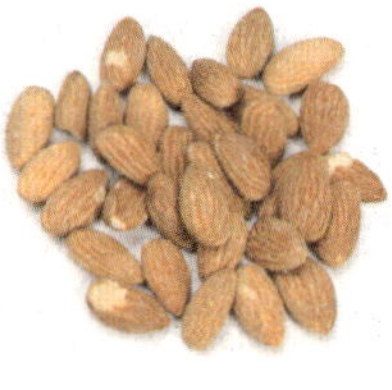

哮喘

生活调养小提示

◎ 经常开窗换气，保持室内空气新鲜。

◎ 出门戴口罩，避免吸入灰尘。

◎ 避免接触过敏原，如羽绒被、毛毯、鲜花等。

哮喘，又名支气管哮喘，是一种发作性疾病。患者在发作时会有喘息、气急、胸闷或咳嗽等症状，呼吸时常伴有类似“吹哨或吹笛子”的声音，各种症状多在夜间或清晨发作、加剧，每次发作可持续几个小时或几天才能缓解。而症状缓解后，患者就像没病的人一样，也没有什么不适感。

那是什么原因导致的哮喘发作呢？原因比较多，如遗传、反复上呼吸道感染或肺部感染、接触过敏原、灰尘、季节变换、劳累、情绪波动等，都会促使哮喘发作。哮喘虽不是什么大病，却非常顽固，极难治愈，而且容易反复发作，如果不能有效治疗，病情会逐渐加重，还可并发肺气肿、肺心病，甚至发生呼吸衰竭、猝死。所以，患者在缓解期的日常保健与饮食调养非常重要。

哮喘患者的饮食原则

◎ 饮食宜清淡、温热、松软、易消化，富于营养，可少食多餐。

◎ 多饮水，每日饮水量在2500～3000毫升以上，有助于稀释痰液，使痰液能顺利排出。

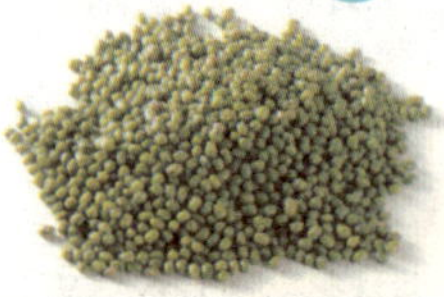

◎ 忌烟酒，避免食用冷、硬、油炸、辛辣等容易刺激呼吸道的食物。

◎ 明确过敏原，避免进食导致过敏的食物，比如花生、芝麻、贝壳类、坚果类甚至小麦制品等，都可能作为过敏原引起哮喘发作，如果患者是异种蛋白过敏者，则不宜吃鱼、蛋、虾、蟹、牛奶等。

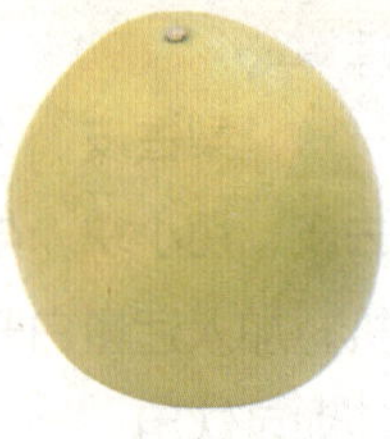

◎ 如果是痰浊所致的哮喘，则不宜食用肥甘厚腻之品，可多吃些萝卜、丝瓜、薏米、柑橘、白果等化痰利湿之品；如果有内热或痰热的患者，可进食绿豆、油菜、苦瓜、柚子等清热的食物。

哮喘的中医饮食调养方

中医认为，哮喘的宿根是痰，产生痰的原因就是肺、脾、肾三脏亏虚，不能输布津液，津液凝聚在一起就会变成痰，潜伏在肺里，一旦遇到外感、饮食、过敏原、情志、劳倦等诱因就会发作，痰液阻塞气道，使肺气的宣降功能失常而引发哮喘。所以，患者在哮喘缓解期可选用一些对症的药膳来进行食疗，对稳定病情有帮助。

梨汁豆浆

原料：梨1个，豆浆250毫升。

做法：将梨洗净、去皮，切成小块，放入榨汁机中榨成果汁；将豆浆煮开，放置20分钟，将榨好的梨汁及果肉一同放入豆浆中，调匀后即可饮用。

功效：清热化痰，止咳平喘，可缓解哮喘病症，减少发病次数。

苏子粥

原料：苏子10克，大米50克，红糖适量。

做法：将苏子煮熟捣成泥，大米淘洗干净，与红糖一起放入锅中，加水煮至粥稠即可。

功效：降气消痰、止咳平喘。适用于中老年人急慢性支气管炎、哮喘等症。

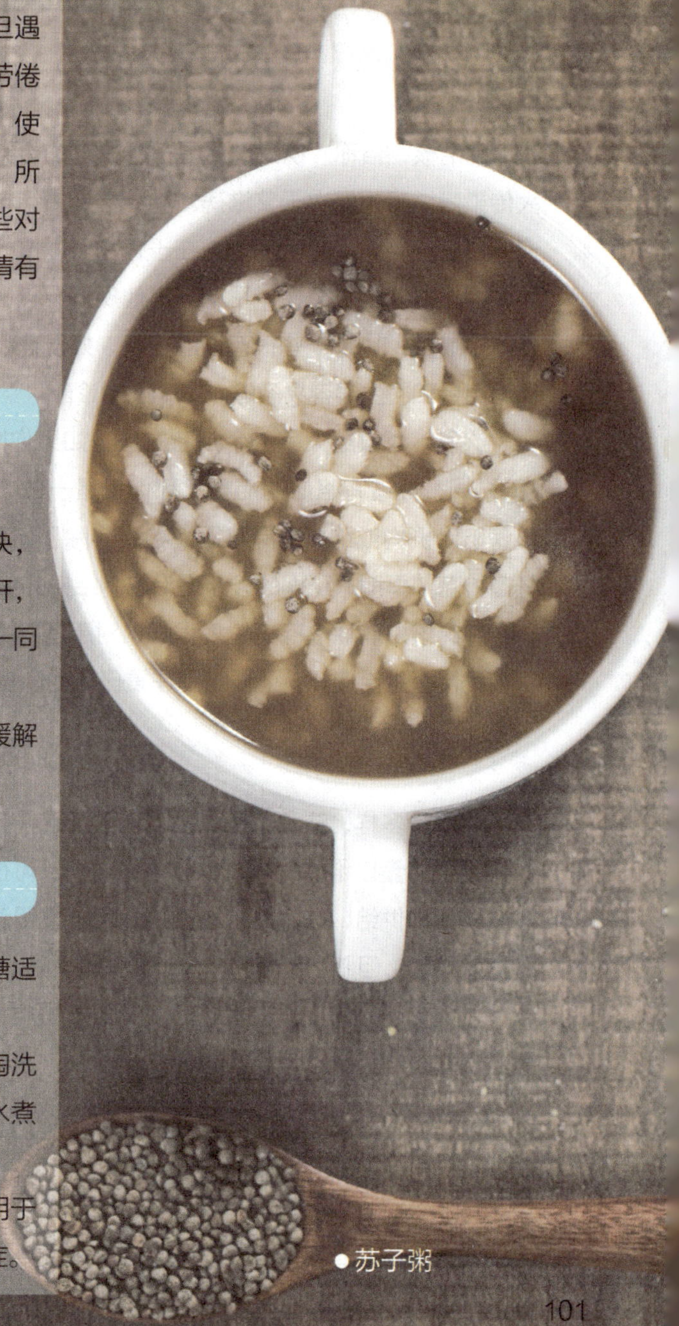

●苏子粥

肺结核

生活调养小提示

◎ 1岁前就应接种疫苗。

◎ 提供良好的居住环境，室内温湿度适宜。

◎ 适当进行运动，切勿过劳。

肺结核，俗称“痨病”，是一种古老的传染病，看似不起眼，却是全球第二大传染病杀手，仅次于艾滋病。肺结核是由结核杆菌感染引起的，主要通过呼吸道传播，这种病菌的可怕之处在于，它可以侵入除头发和指甲外的身体的任何部位，而且发病相对缓慢，早期与其他疾病一样，由于病变小而没有明显症状。即使有了症状，也是一些很普通的症状，如发热、咳嗽、乏力等，没有很明显的特点，患者和医生很容易忽略，影响及时诊断。

这里，我教给大家一个判断方法，如果你咳嗽、咳痰超过3周，发热或胸痛超过3周，或者有咯血的症状，那你就是一位“肺结核可疑患者”，最好先到结核病防治机构或结核病专科医院检查。除了做胸部X线检查外，一定要做痰结核杆菌检查。早期、正确的诊断是治愈肺结核的首要条件。

肺结核是消耗性疾病，病程长，对患者的身体消耗很大，所以，患者除了要积极配合医生治疗外，还要特别注重日常的饮食与营养，对促进康复至关重要。

肺结核患者的饮食原则

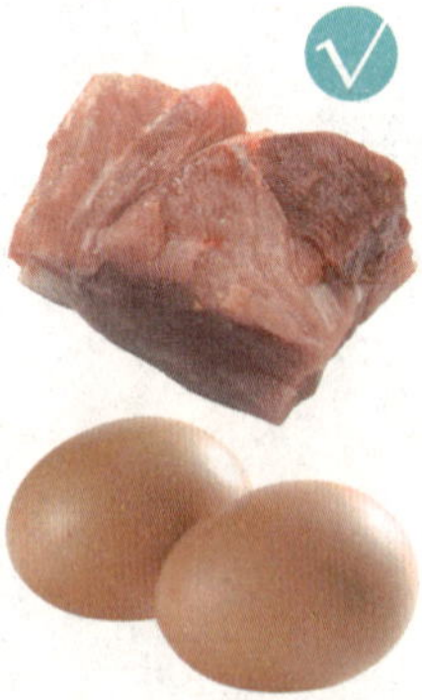

◎ 食物尽量多样，注意色香味，以刺激食欲。

◎ 热能供给量以维持病人正常体重为原则，可按每千克体重40 ~ 50千卡供给，碳水化合物类主食可按食量满足供给，不必加以限制，但脂肪不宜多吃，以植物油为主。

◎ 多吃富含优质蛋白质的食物，如奶类、蛋类、动物内脏、鱼虾、瘦肉、豆制品等。

◎ 多吃新鲜绿叶蔬菜、水果及粗杂粮，以补充维生素和矿物质。

◎ 戒烟酒，忌食各种油腻、辛辣刺激性食物，以减少咳嗽。

◎ 过敏体质的患者，要忌食易引起过敏的食物。

肺结核的中医饮食调养方

在中医学里，肺结核又称“肺痨”，是由于正气虚弱，感染痨虫，侵蚀肺脏所导致的，与肺、脾、肾三脏关系密切。因此，补虚培元、抗痨杀虫是中医治疗肺痨的基本原则。患者在进行食疗调养时，可选择具有滋阴、益气、温阳等作用的材料来制作药膳，如麦冬、北沙参、川贝、茯苓、山药、党参、黄芪等都可以。

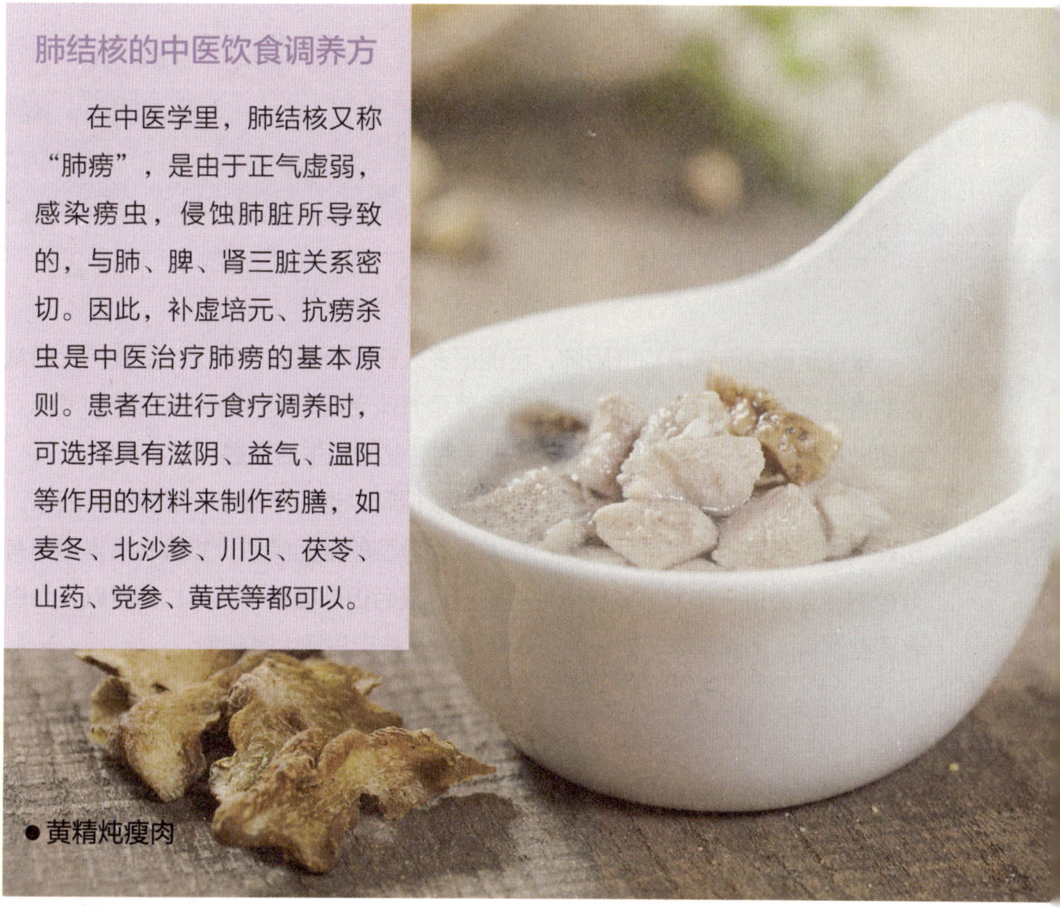

●黄精炖瘦肉

银耳白果雪梨盅

原料：雪梨2个，银耳、干白果各20克，冰糖适量。

做法：银耳泡发、洗净，撕成小朵；白果去壳、洗净，用清水浸泡；冰糖砸碎；雪梨洗净，切去顶端，挖空果肉；将银耳、白果、冰糖填入梨腹中，上锅蒸45分钟即可。

功效：生津止咳，清热润肺，可缓解肺结核患者的阴虚咳嗽。

黄精炖瘦肉

原料：取黄精50克，猪瘦肉150克，盐适量。

做法：将猪瘦肉洗净后切成块，与黄精一起放入砂锅中，加入适量清水，大火煮沸后转小火煮至猪肉熟烂，最后加盐调味即可。

功效：补中气、润心肺。尤其适宜体质虚弱及有咯血症状的肺结核患者调养食用。

慢性阻塞性肺病

生活调养小提示

◎ 适量运动有助于保持肺功能。

◎ 用鼻吸气，用口缓慢呼气，可改善通气。

◎ 该病易漏诊，可在医院进行吹气实验。

慢性阻塞性肺病简称慢阻肺，可能很多人都没听说过。其实，它就是我们常说的慢性支气管炎和肺气肿，主要特征就是气流受限，这种不完全可逆的气流受限使肺功能呈进行性减退，严重影响患者的劳动力和生活质量。

引起慢阻肺的病因和慢性支气管炎大致相同，当“老慢支”病情逐渐加重，出现气喘、呼吸困难等症状时就已经发展为典型的慢阻肺了。如果病情得不到有效控制，还会进一步发展成肺源性心脏病，最后因呼吸衰竭而死亡。所以，为患者调整饮食、加强营养，对提高患者免疫力、稳定病情大有帮助。

慢性阻塞性肺病患者的饮食原则

◎ 慢阻肺患者的饮食禁忌可参考慢性支气管炎。

◎ 阴虚者可食用雪梨、白木耳、枸杞子、麦冬、北沙参等。

◎ 阳虚者可食用干姜、羊肉、补骨脂等。

◎ 肾虚者可食用核桃、山药、栗子等。

◎ 气虚者可食用大枣、党参、黄芪等。

◎ 寒证者可食用乌鸡、紫米、黑胡椒等。

◎ 痰热者可食用荸荠、桑叶等。

◎ 痰浊者可食用杏仁、陈皮等。

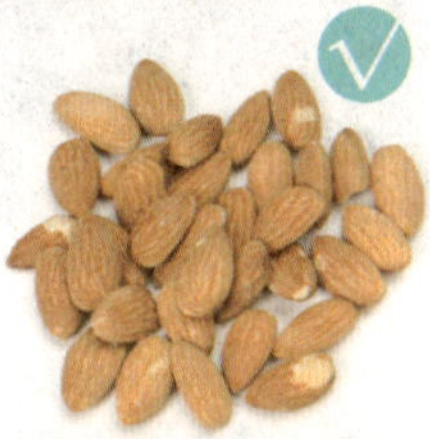

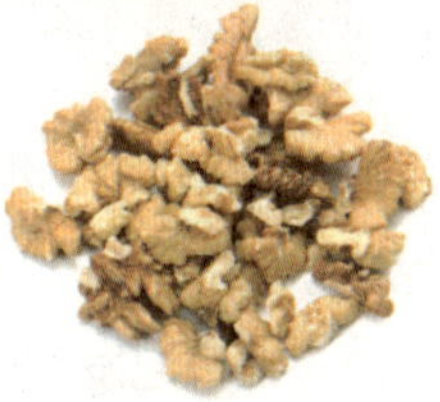

秦医生告诉您 按摩膻中穴

膻中穴位于胸骨正中线上，平第四肋间隙，两乳头之间的中点处。患者可用食指或中指的指腹按摩膻中穴3～5分钟，每日早晚各1次。长期坚持，可起到调气降逆、清肺化痰、宽胸利膈的功效。

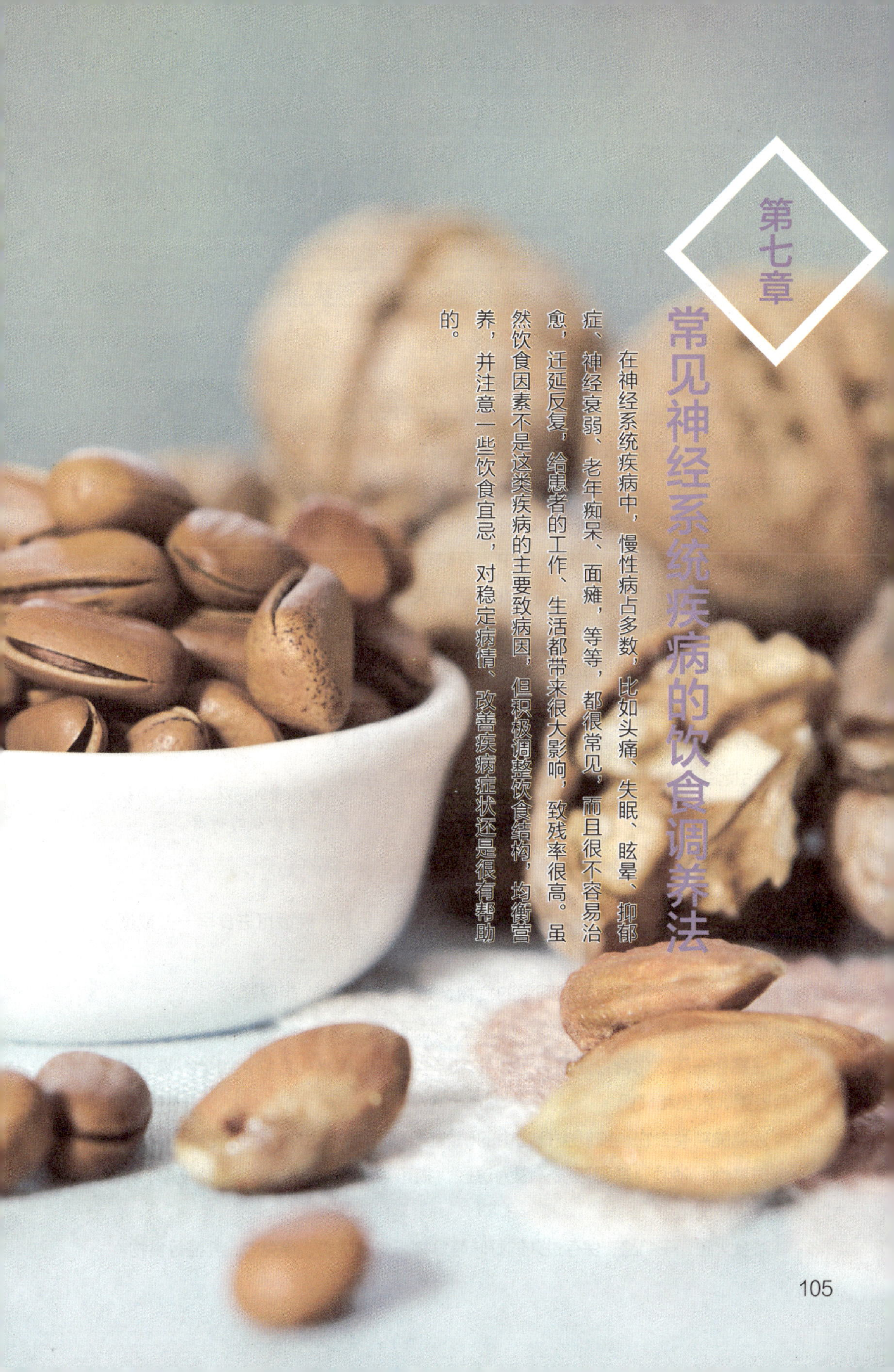

第七章

常见神经系统疾病的饮食调养法

在神经系统疾病中，慢性病占多数，比如头痛、失眠、眩晕、抑郁症、神经衰弱、老年痴呆、面瘫，等等，都很常见，而且很不容易治愈，迁延反复，给患者的工作、生活都带来很大影响，致残率很高。虽然饮食因素不是这类疾病的主要致病因，但积极调整饮食结构，均衡营养，并注意一些饮食宜忌，对稳定病情、改善疾病症状还是很有帮助的。

头痛

生活调养小提示

◎ 保证睡眠充足。

◎ 常听轻音乐，有助于缓解头痛。

◎ 尽量避免长途旅行和复杂的社交活动。

头痛是日常生活中常见的疾病症状，在临床上发病率很高，几乎90%的人一生中都有头痛发作。正因为它很常见，所以才有“头痛脑热不算病”这样的说法。但这种认识是不对的。头痛可以发生在多种急、慢性疾病中，有时亦是某些相关疾病加重或恶化的先兆。然而头痛的病因十分复杂，诊断也比较困难。比如神经痛、颅内感染、颅内占位病变、脑血管疾病、颅外头面部疾病，以及急性感染、中毒等均可导致头痛。除了因为患有疾病会引发头痛以外，精神因素和内分泌因素也会引起头痛。适当的饮食调理可以缓解病痛，给患者减轻一些痛苦。

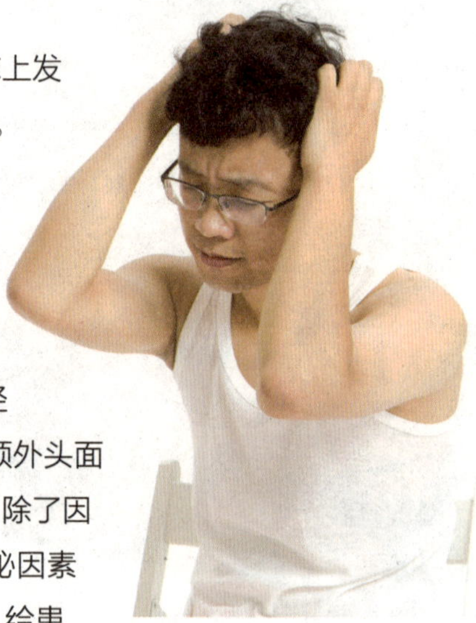

● 几乎90%以上的人都经历过头痛的折磨。

头痛患者的饮食原则

◎ 少食多餐可以稳定血糖浓度，以免引发头痛。另外，晚饭可进食早一些或适当减少晚餐的量。

◎ 饮食宜清淡。不要吃辛辣刺激的食物，如辣椒、芥末、胡椒等。

◎ 可以吃一些醒脑提神的食物，如橙子、柚子等。

◎ 注意补充碳水化合物。患者可以考虑一些健康的碳水化合物，如全谷物面包、燕麦粥、水果和酸奶。

◎ 远离腌制类食物。腌制类食物中的硝酸盐、亚硝酸盐和味精可引起头痛。

◎ 应禁烟、禁酒、禁喝浓茶，因为这些食物可导致心率加快、小动脉痉挛，从而导致头痛加重。

◎ 禁食火腿、干奶酪、保存过久的野味等食物，少吃牛奶、巧克力、乳酪等食物。

头痛的中医饮食调养方

中医认为头痛是指由于外感或内伤，致使脉络拘急或失养，清窍不利所引起的，患者自觉头部疼痛。当头痛发作时，我们不仅可以通过注意饮食原则来减轻头痛，还可以通过下面的两道食疗方来缓解头痛。

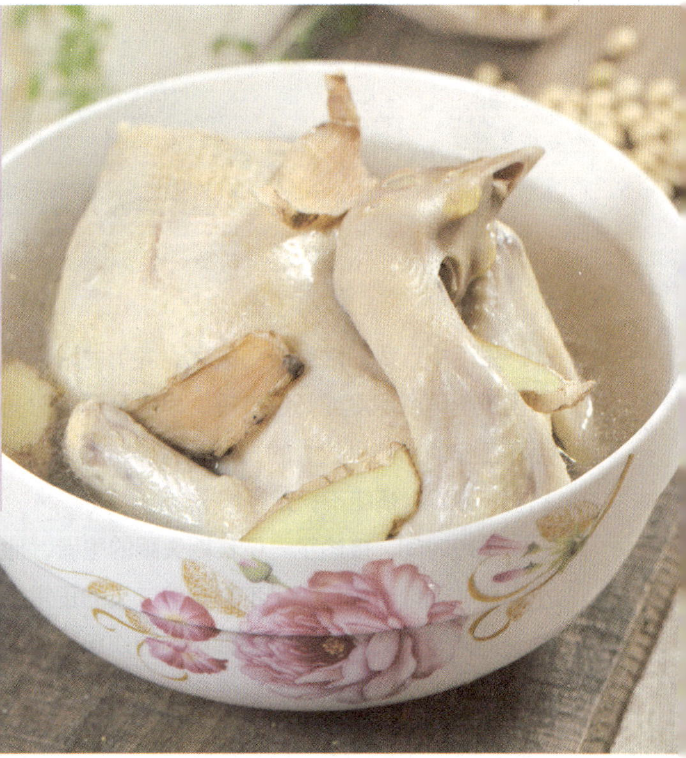

●天麻炖鸡汤

桑菊豆豉饮

原料：桑叶15克，菊花15克，淡豆豉20克。

做法：桑叶、菊花分别洗净，备用；将桑叶、淡豆豉一同放入纱布包中，与菊花一起放入锅中，加入适量清水，大火煮开后转小火继续煮20分钟即可。

功效：桑叶、菊花能疏风清热、平肝止痛，淡豆豉能解表除烦，三者搭配，常饮可缓解头痛症状。

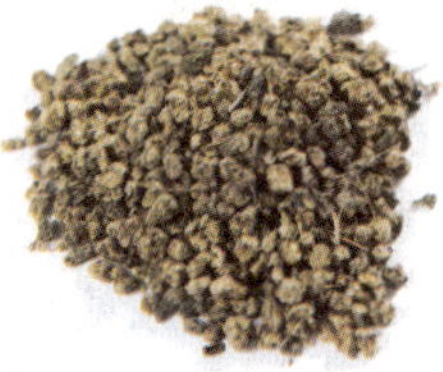

天麻炖鸡汤

原料：老母鸡1只，天麻10克，姜片、盐各适量。

做法：天麻洗净，切片；母鸡收拾干净。将母鸡、姜片一同放入炖锅，加入适量清水和盐，用大火煮沸后，再改用文火炖至鸡肉熟烂，最后把天麻片放入鸡腹中，再炖10分钟即可。每周炖一次，可以分成几次吃完，喝汤吃鸡肉，十分美味。连着吃几周，头痛的症状就会大大缓解。

功效：补虚养血，平肝潜阳，祛风止痛。适用于肝阳上亢引起的头痛。

失眠

生活调养小提示

◎ 在床头柜上放上剥开的柑橘，可帮助入睡。

◎ 睡前洗温水澡或泡脚、按摩等有助于入睡。

◎ 睡前适当开窗通风，保证室内供氧充足。

生活中，我们常常听到失眠。简单地说，就是睡不着或者睡不好，表现为入睡困难、睡眠深度或频度过短、早醒及睡眠时间不足或质量差等。失眠对日常生活和工作的影响是很大的，尤其是长期失眠的患者，更是饱受其折磨，容易出现易怒、暴躁、情绪不稳定等情况。

前段时间，接诊了一位长期失眠的患者，他谈到最初患有失眠时，认为只是小问题，无须治疗，为了不影响第二天的正常工作，他自行服用了少量的安眠药物辅助入睡。久而久之，安眠药物的作用不太明显了，这才引起他的重视。我们知道安眠药物给人带来的副作用是有目共睹的。在我们失眠时，应该积极地去寻找失眠的原因。造成失眠的原因非常多，如忧患过度、劳心伤脾、气血不足而不能养心，或者饮食内伤、心虚胆怯及纵欲伤肾等。由此，我们不难发现，因失眠在就医的同时，我们可以通过调整日常的饮食习惯来有效地改善睡眠。

失眠患者的饮食原则

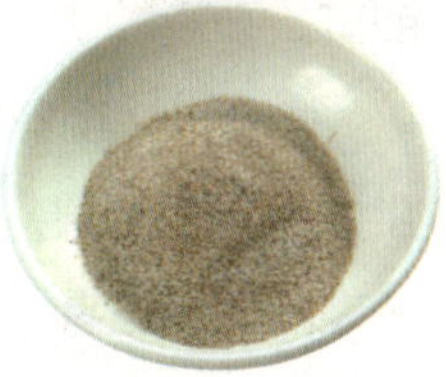

◎ 三餐分配要合理。早餐吃得丰盛充足，午餐适中，晚餐则清淡少量，规律饮食能帮助睡眠。

◎ 补充能舒肝减压的食物。如柠檬、猕猴桃、梅子等酸味水果及绿色蔬菜。

◎ 平时多吃一些具有养心安神、促进睡眠作用的食物，如核桃、百合、桂圆、莲子等。

◎ 少吃油腻、煎炸、熏烤食品，还要避免吃辛辣有刺激性的温燥食品。

◎ 睡前喝杯牛奶。牛奶中含有色氨酸，有催眠的作用。

◎ 睡前避免饮用刺激性饮品及食物。睡前不要饮用妨碍睡眠的咖啡、浓茶、可乐以及巧克力等，以免因精神兴奋或尿频而影响睡眠。

失眠的中医饮食调养方

中医学将失眠称为“不寐”，与心、脾、肝、肾等脏腑都有密切的关系，所以，大家在调治时，要先辨证，如果是因疾病引起的失眠症状，要及时求医；外因导致的失眠可以通过饮食的调整加以改善。下面为大家具体介绍几种饮食调养方。

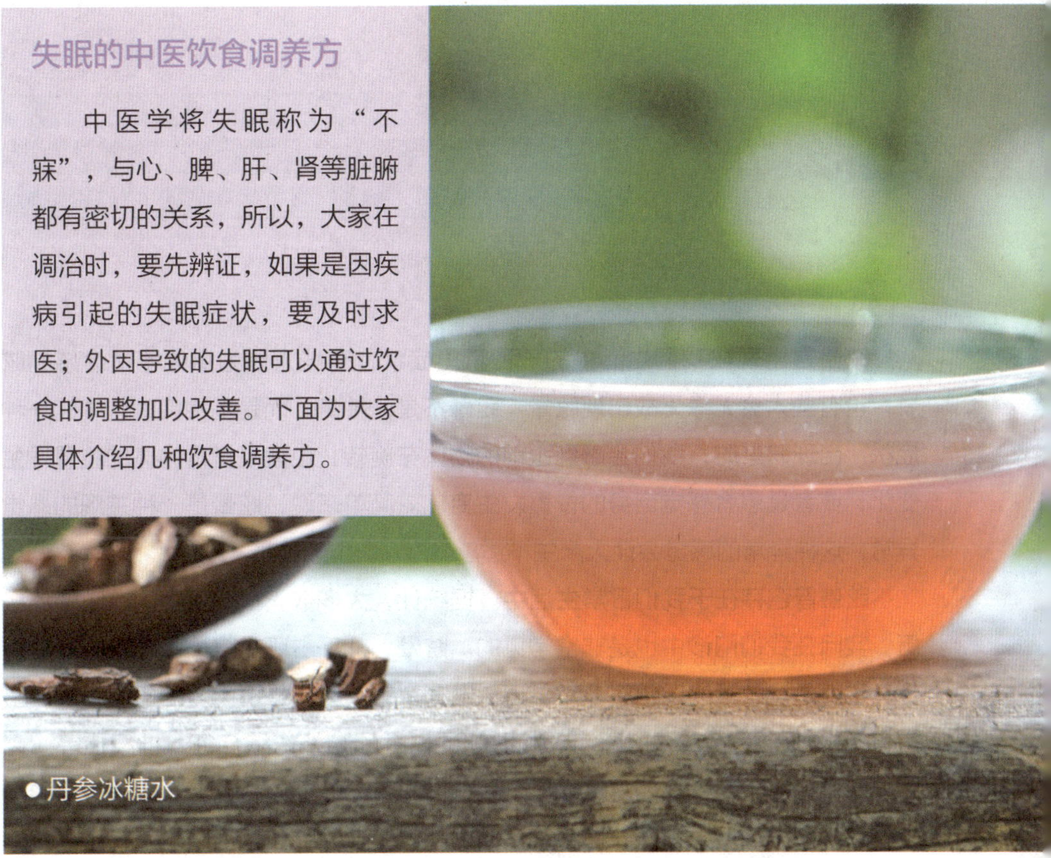

●丹参冰糖水

桂圆肉蒸蛋

原料：鸡蛋200克，桂圆肉15克，白砂糖20克。

做法：将桂圆肉洗净，放入锅中，加入半杯水煮滚，取出放凉切碎；鸡蛋磕入碗中，打散后加清水100毫升，再加入糖及碎桂圆肉后搅匀；将混合液倒入一个深碟内，放入蒸锅，用大火蒸约10分钟即可。

功效：养心安神、促进睡眠。

丹参冰糖水

原料：丹参30克，冰糖适量。

做法：丹参加水，煎煮20分钟，去渣取汁，加冰糖煮至溶化即可。

功效：分2次服用，可活血安神，对长期失眠者有安神作用。

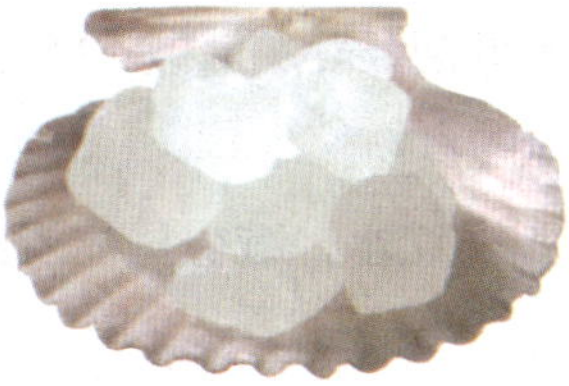

眩晕

生活调养小提示

◎ 眩晕发作期，宜卧床休息，防止起立跌倒受伤。

◎ 毛巾热敷后脑勺每次数分钟，可改善眩晕症状。

◎ 用手指梳头可促进头部血液循环，改善眩晕症状。

眩晕是出现在我们生活中的一种常见症状，有些人因为身体不适会感到眩晕，也有些人会无缘无故出现眩晕。眩晕不是一种病，而是多种疾病当中的一种症状。出现眩晕时，我们会感到眼前的物体在旋转，也就是觉得物体的位置发生变化，或者是患者感觉自身的位置发生变化。简单来说，眩晕是一种主观的感觉异常，这种异常的感觉会让人产生不适感。

眩晕普遍存在于我们日常生活中。据统计，大多数人在一生中均有眩晕的经历。实际在我们门诊中也是非常常见的。眩晕，几乎占所有就诊患者中的三分之一，也就是说眩晕的发生率非常普遍，发病率较高。眩晕可由多种原因引起，最常见于发热性疾病、高血压病、脑动脉硬化、颅脑外伤综合征、神经症等。因此，眩晕分布于各科，如耳鼻喉科、骨科、内科、神经内科等。一般来说，眩晕不会有特别大的后果，除非血管疾病会出现一些合并症。但当眩晕对于工作、学习、生活都造成极大的影响时，应该及时治疗。我们平时在饮食上注意调整，是可以对眩晕的治疗起到辅助作用的。

眩晕患者的饮食原则

◎ 饮食要有节制，不宜过饱。肥胖患者应适当控制饮食。

◎ 宜多吃清淡利湿、低脂低盐的食物。如冬瓜、玉米、豆类及豆制品等。

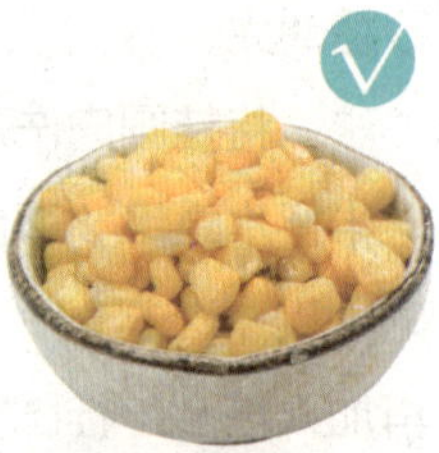

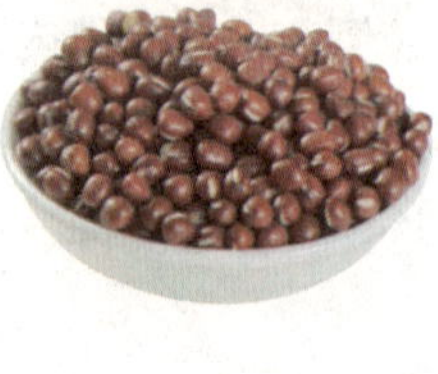

◎ 忌吃生冷瓜果、甜食和油腻味重的食物，以免生痰助湿，加重病情。

◎ 还应忌吃葱、姜、辣椒、桂皮、茶叶、白酒等辛辣香燥、破气耗气的食物。

◎ 不要过多饮水，减少异体蛋白的摄入，如鱼、虾、蛋、蟹、乳等。

眩晕的中医饮食调养方

《黄帝内经·素问》中说：“诸风掉眩，皆属于肝。”其意是说，各种肢体动摇不定和头目眩晕等具有风类特点的疾病，都属于肝脏之病。因此，无论是风邪入犯，肝失疏泄，气机逆乱，上扰清阳；还是肝阳上亢，化风动火，风火相煽，扰乱清空，均可导致眩晕的发生。下面为眩晕患者推荐几种食疗方，对眩晕症状的缓解很有帮助。

雪梨山楂百合汤

原料：雪梨1个，山楂、百合各30克，白糖适量。

做法：雪梨洗净、去核、切片，山楂洗净、切片，百合洗净、撕成小片；将处理好的材料放入锅中煮15分钟，加白糖即可。

功效：清热除烦，养阴泻火，生津止渴。适用于体质偏热引起的头晕目眩症。

白芍钩藤茶

原料：白芍5克，钩藤、绿茶各3克。

做法：将白芍、钩藤、绿茶一起放入保温杯中，用沸水冲泡，加盖焖5分钟即可。

用法：每日1剂，代茶饮。

功效：柔肝清热，平肝熄风。适用于肝阳偏亢所致的眩晕、目赤、高血压等症。

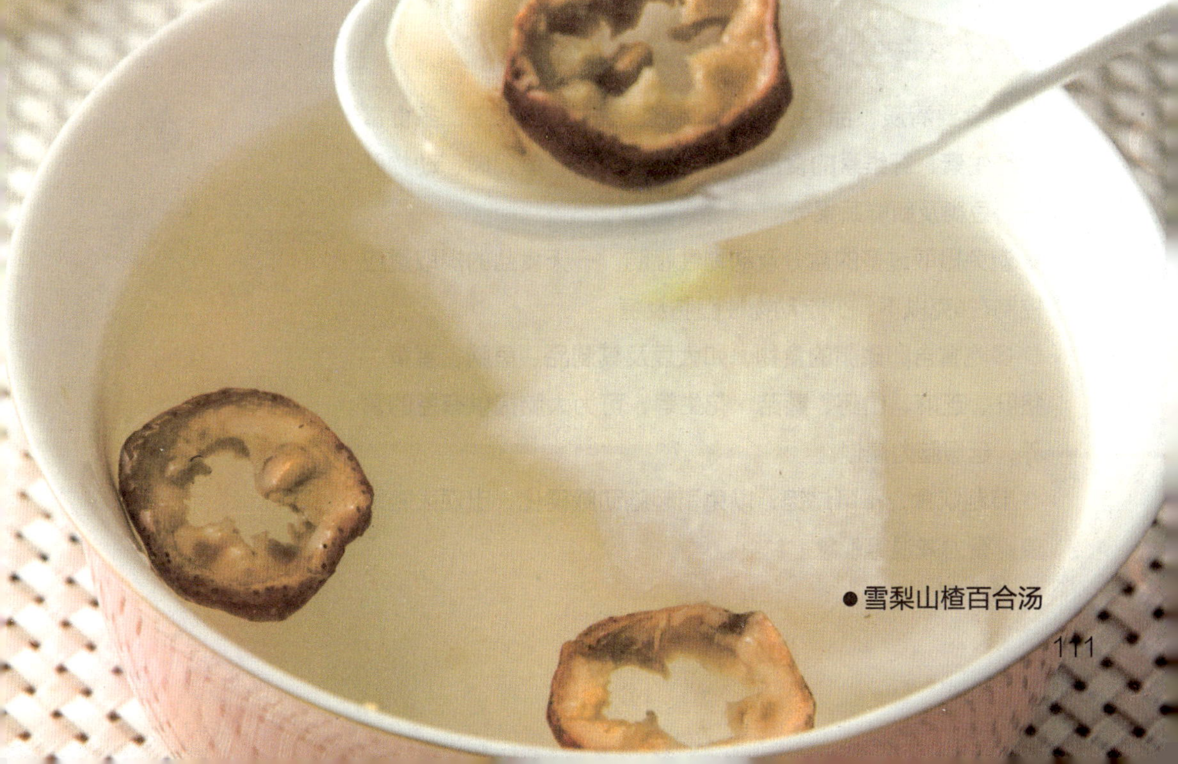

●雪梨山楂百合汤

老年痴呆

生活调养小提示

◎不用铝制炊具，否则会加重病情。

◎坚持用脑，可减慢大脑老化。

◎多听音乐，可活跃脑功能。

随着年龄增长，老年人的痴呆发病率将逐步增高，据统计，目前我国老年痴呆症患者已有600万人。老年痴呆症被称为危害老年人健康的“杀手”，由此可见其高发性和严重性。老年痴呆症是一种起病隐匿、进行性发展的神经系统退行性疾病。一般来说，老年痴呆症主要表现为记忆障碍、言事迟钝或啰唆、敏感多疑、情绪不稳、行为反常、饮食不规律等症状。关于老年痴呆症的发病原因尚不明确，至今尚无统一说法，根据现代医学研究发现这种疾病可能与家族遗传性痴呆、先天愚钝、头部外伤、病毒感染、免疫系统的进行性衰退、解毒功能减弱等有关。也可能是一些疾病诱发所致，例如癫痫、偏头痛、精神分裂症、抑郁症、动脉硬化、脑血管障碍或梗塞引起的脑组织萎缩。

老年性痴呆症的病因复杂，在治疗方面还没有有效的药物，关键在于预防。医学研究认为，饮食调理对预防老年性痴呆，尤其是早期痴呆症状有一定的效果。

老年痴呆症患者的饮食原则

◎饮食要清淡，品种多样化。保证蛋白质的供应，多食富含维生素、纤维素的食品，如牛奶、鸡蛋、鱼、肉、动物肝脏、豆类及新鲜蔬果等。

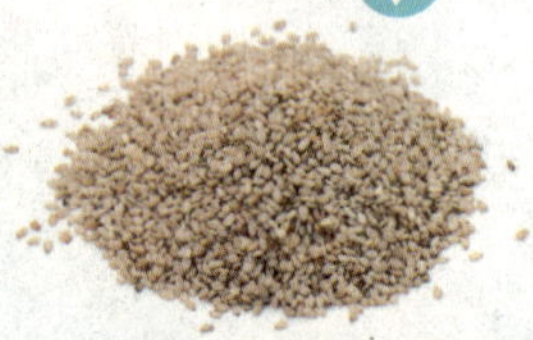

◎避免摄取过多的盐分及动物性脂肪。一天食盐的摄取量应控制在6克以下，少吃动物性脂肪及糖。

◎多吃富含卵磷脂的食物，如大豆及其制品、鱼脑、蛋黄、猪肝、芝麻、山药、蘑菇、花生等，可为大脑提供有益的营养，延缓脑力衰退。

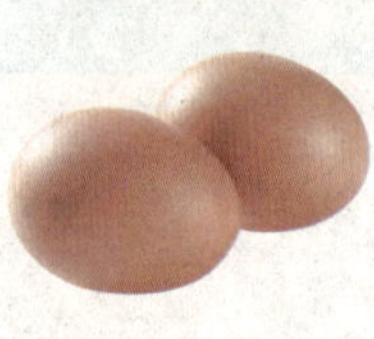

◎节制饮食，不可过饱，以免引起脑动脉硬化，出现大脑早衰、智力减退等现象。

◎戒烟酒。

老年痴呆的中医饮食调养方

我们知道老年痴呆是危害老年人健康的严重疾病，而这种疾病迄今为止尚无特效治疗方法，因此，预防就显得尤为重要。下面为大家介绍几种预防老年痴呆的饮食调养方，供大家了解参考。

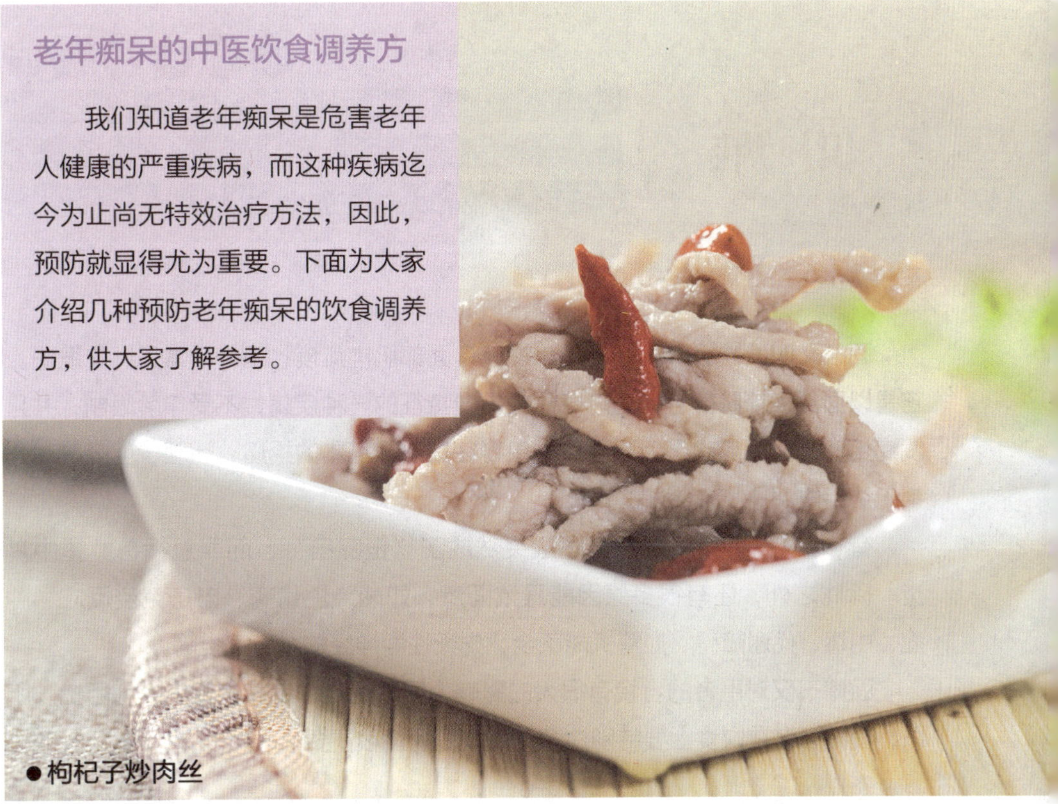

●枸杞子炒肉丝

枸杞子炒肉丝

原料：枸杞子20克，猪瘦肉50克，黄酒、盐、味精各适量。

做法：枸杞子洗净备用；猪瘦肉洗净，切成丝；锅置火上，烧热后倒入植物油，油温六成热时，放入枸杞子、肉丝，翻炒至肉丝变色，加入黄酒，继续炒熟，最后加盐、味精调味即可。

功效：枸杞子是补肾良药，猪瘦肉能滋阴补虚，二者同食可滋阴益肾。适用于肾精亏虚型的老年痴呆患者。

核桃芝麻莲子粥

原料：核桃仁10克，黑芝麻10克，莲子各10克，大米50克。

做法：将核桃仁、黑芝麻分别打碎，备用；莲子洗净；大米淘洗干净，然后与莲子一起放入锅中，加入适量清水煮粥，煮至八成熟时放入核桃黑芝麻碎，继续煮熟即可。

功效：核桃仁中所含维生素E，可使细胞免受自由基的氧化损害，是医学界公认的抗衰老物质，所以核桃有“万岁子”“长寿果”之称。

面瘫

生活调养小提示

◎发病期减少户外活动，保持眼部清洁。

◎热敷患处，促进局部血液循环。

◎注意口腔护理，以免发生口腔溃疡。

面瘫又叫面神经麻痹，简单来说就是面部肌肉瘫痪，是一种常见、多发病。它是以面部表情肌群运动功能障碍为主要特征的一种疾病，不受年龄限制，并且发病迅速。一般症状是口眼歪斜，患者往往连最基本的抬眉、闭眼、努嘴等动作都无法完成。

有一名4岁小女孩，一觉睡醒突然成了“歪嘴巴”，而罪魁祸首竟是中耳炎。除此之外，还有很多原因能导致面瘫，如感染性病变、自身免疫反应、肿瘤、中毒、代谢障碍、血管机能不全、先天性面神经核发育不全等。

面瘫不仅对患者的容貌有很大的影响，同时也让患者在饮食上大为困扰。所以，面瘫患者在饮食上要特别注意，对恢复病情很重要。

面瘫患者的饮食原则

◎要适量补钙，对骨骼和智力有益，深绿色蔬菜、蛋黄、海带、芝麻、胡萝卜、奶制品等都是富含钙质的食物。

◎增加B族维生素的摄入量，在谷物、干果、菌类、瘦肉、动物肝脏等食物中含量较高。

◎忌食生冷、油腻、刺激性食物，如冷饮、烟酒、羊肉、狗肉、动物肉、带鱼、辣椒等。

◎发病期应指导患者将食物放在健侧舌后方，细嚼慢咽，少量多餐，以满足机体需要。

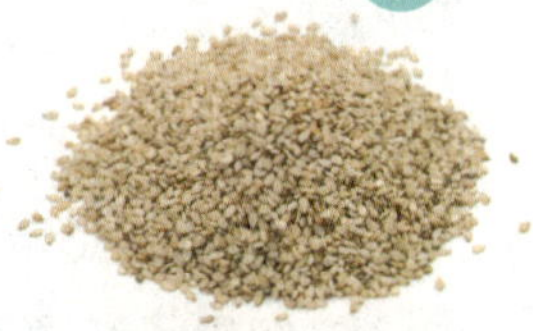

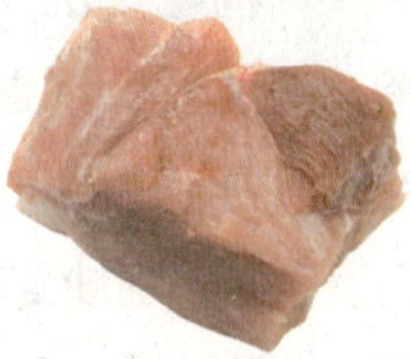

秦医生告诉您 面肌康复训练法

面肌开始恢复时，需做面肌的肌力训练，以训练表情肌为主，做睁眼、皱额、吸吮、翘嘴唇、开口笑、提嘴角、吹口哨、噘嘴唇、拉下颌等动作，每次约20分钟，每日1次，直至最终康复。

第八章

内分泌代谢疾病的饮食调养法

人体的内分泌系统包括下丘脑、垂体、甲状腺、甲状旁腺、肾上腺、胰岛、睾丸、卵巢等，当这些腺体或组织出现功能和（或）结构异常时就会发生相应的内分泌代谢疾病，如糖尿病、肥胖症、痛风、甲状腺机能亢进症等。由于饮食营养与内分泌关系密切，因此，不管是哪种内分泌疾病，营养疗法都是最基本、最重要的治疗措施之一。合理的饮食与营养可有效控制病情的发展，促进疾病的康复。

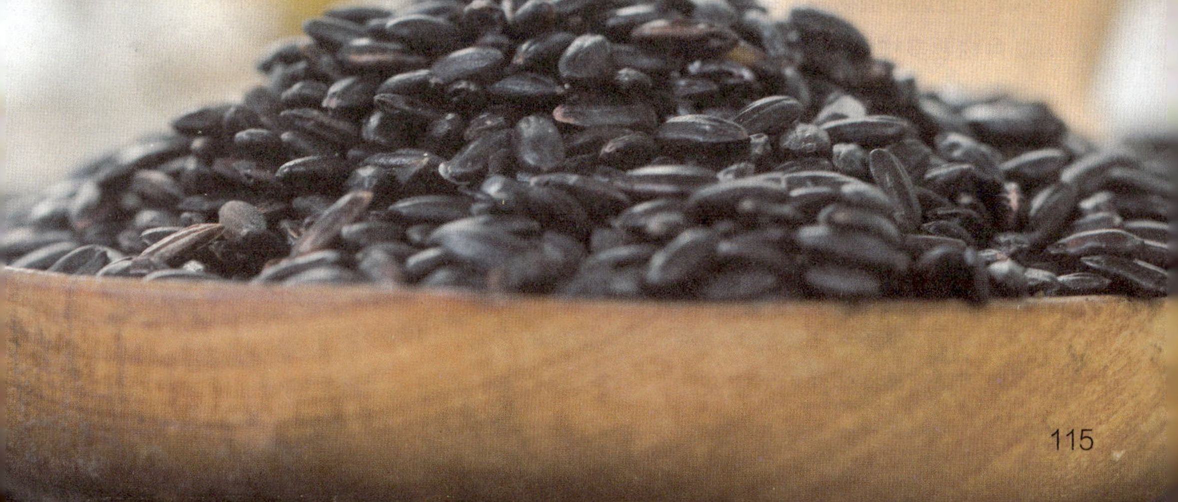

糖尿病

生活调养小提示

◎发生低血糖昏迷时，应立即补充葡萄糖。

◎坚持锻炼增大消耗，减轻胰腺负担。

◎定期监测血糖，并做相应并发症的检查。

糖尿病是一组以高血糖为特征的内分泌代谢性疾病，主要是由于胰岛素相对或绝对不足导致的。一般空腹血糖大于或等于7.0毫摩尔/升，和/或餐后两小时血糖大于或等于11.1毫摩尔/升即可确诊为糖尿病。除遗传因素外，肥胖、膳食结构不合理（高脂肪、高蛋白、低碳水化合物）、运动少等都是其重要的诱因。其典型症状就是“三高一少”，即多尿、多饮、多食，而体重减少。

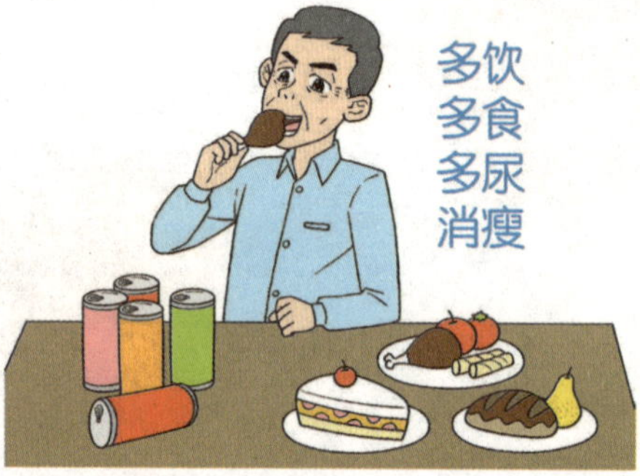

● “三多一少”是糖尿病的典型症状。

长期高血糖会导致多种并发症，所以，当确诊糖尿病后，一定要遵医嘱服药，还要注意饮食调养。因为饮食治疗是各种类型糖尿病治疗的基础，一部分轻型糖尿病患者单用饮食治疗就可控制病情。

糖尿病患者的饮食原则

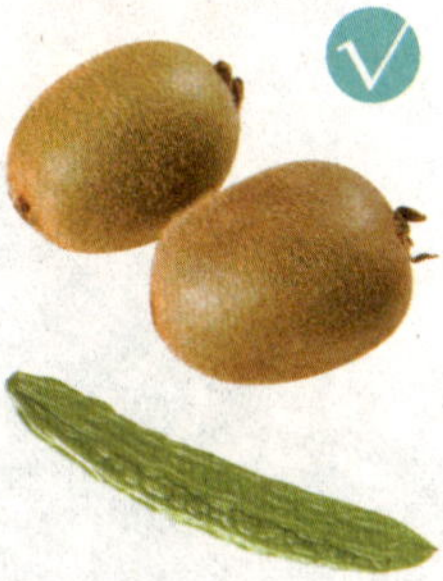

◎饮食要清淡，少盐、限油。盐每天的摄入量要控制在5克以下；宜选用植物油，每天摄入量不宜超过25克。

◎食物要多样化，谷薯类、禽蛋类、蔬菜类、水果类、鱼肉类(含豆制品)、乳类和油脂类等都要灵活选用，合理搭配，以保证各种营养素的摄入。

◎忌吃各种高糖食物，如糖、蜜饯、饮料、糕点等。

◎忌吃高脂肪、高胆固醇的食物，如动物油、肥肉、动物内脏、蛋黄、黄油等，这些食物易使血脂升高，易发生动脉粥样硬化。

◎烹调方法上多采用蒸、煮、烧、烤、凉拌的方法，以减少用油量。

◎戒酒。酒精能使血糖发生波动，空腹大量饮酒时，可发生严重的低血糖。

糖尿病的中医饮食调养方

糖尿病在中医里属于“消渴”范畴。中医认为，脾虚失健是糖尿病发病的根本。《黄帝内经》中说“脾主升清”，如果脾气阴虚，升举无力，气血津液不能上输到心肺，就会导致心肺燥热而口渴；脾失健运，水谷精微无以化生，肝肾得不到滋养必致阴虚而多尿。反过来，阴虚燥热又可伤及脾阴而不能化生津液，于是形成糖尿病。那么，从饮食上要如何调理糖尿病呢？下面就给大家推荐两个食疗方。

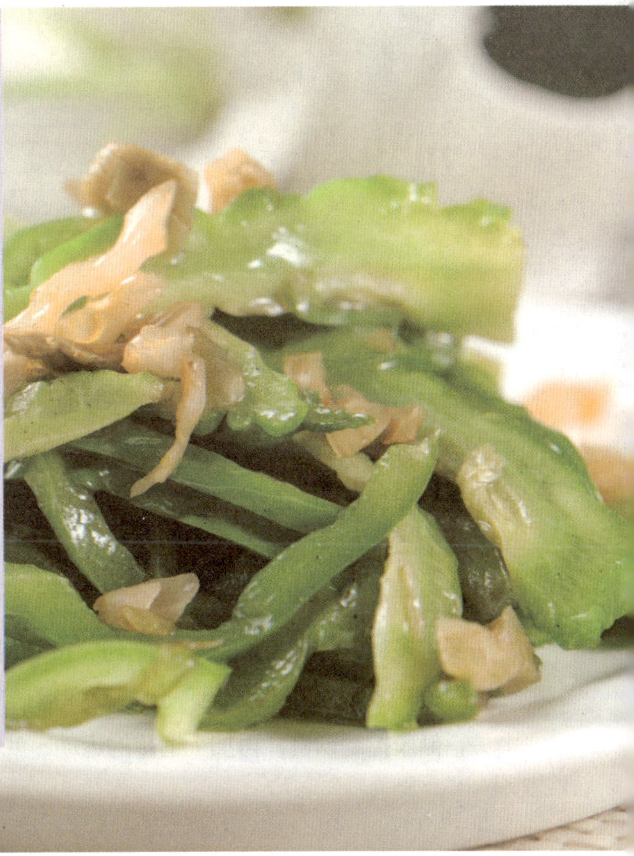

●清香苦瓜

清香苦瓜

原料：苦瓜300克，青辣椒1个，榨菜20克，盐、味精各少许。

做法：将苦瓜洗净，切开去子，切片，放入清水中浸泡30分钟，捞出沥干；青辣椒去子，切丝；榨菜洗净，切末；油锅烧热，放入苦瓜，翻炒至变色后，放入青辣椒丝、榨菜末翻炒片刻，加调料炒匀即可出锅。

功效：具有良好的降血糖作用，是糖尿病患者的理想食品。

玉竹鸽子汤

原料：怀山药50克，玉竹50克，净鸽子1只，盐适量。

做法：山药洗净，切片；玉竹洗净，备用；鸽子洗净，切小块；将处理好的材料一起放入锅中，大火煮开后转小火炖煮至鸽肉熟烂，最后加入盐调味即可。

功效：滋补肝肾，养阴固精。用于肝肾亏虚型糖尿病。患者经常食用，可有效稳定血糖，改善症状。

肥胖症

生活调养小提示

◎正常减肥速度一般是每月减重2-3千克。

◎经常参加慢跑、爬山、打拳等户外活动，能预防肥胖症的发生。

肥胖症是一种社会性慢性疾病。机体内热量的摄入量高于消耗，造成体内脂肪堆积过多，导致体重超标、体态臃肿，实际测量体重超过标准体重20%以上，并且脂肪百分比（F%）超过30%者称为肥胖。通俗讲肥胖就是体内脂肪堆积过多。据世界卫生组织估计它是人类目前面临的最容易被忽视，但发病率却在急剧上升的一种疾病。

俗话说“腰围长一寸，寿命短一截”，可见肥胖的危害之大。现在减肥的方法多种多样，比如减肥茶、减肥药、按摩减肥、针灸减肥等，这些方法虽然能在短时间内瘦下去，但一旦停止，反弹得很严重。其实，减肥消脂只要把好入口关，健康控制饮食，再加上适量的运动，就能达到很好的减肥效果。

肥胖症患者的饮食原则

◎增加饮食中纤维素含量，例如多选用糙米、胚芽米、麸皮面包及纤维素多的蔬菜、水果。

◎忌喝果汁，尽量采用新鲜水果、蔬菜，因其富含纤维素，既可增加饱腹感，又可防止便秘。口味不可太咸，以免体内水分滞留过多。

◎烹调方法，以蒸、煮、烤、炖等少油法为宜。炒菜用的油，必须按计划中规定的量，因此不宜吃油炸食物及喝肉汤。

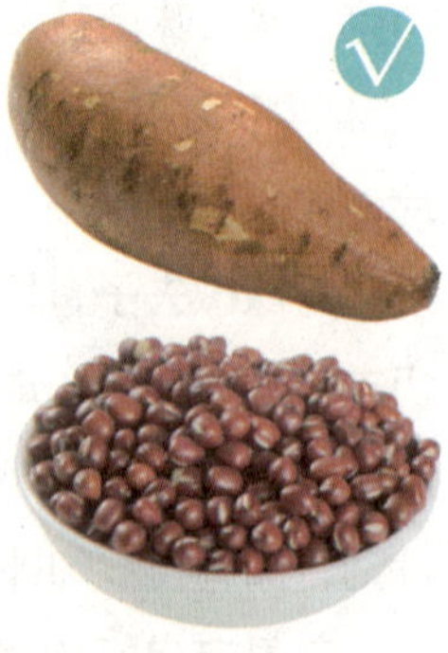

◎用餐采用分食方法较好，以便正确控制分量。

◎多吃蔬菜、水果和薯类。富含蔬菜水果的膳食，对于增强免疫力、预防疾病、预防肥胖都是有益的。

◎常吃豆类及其制品，豆类及其制品中含有丰富的蛋白质和维生素，含钙量较高，利用率高。

◎常吃适量的鱼、禽、蛋、瘦肉，少吃肥肉和荤油。

肥胖症的中医饮食调养方

《局方发挥》中说“肥人多湿”“肥人多痰”，可见，肥胖与痰湿有很密切的关系。而产生痰湿的原因就是脾胃功能失调。脾主运化水湿，而一旦脾气虚弱，运化失司，那么摄入的水谷精微就不能转化成身体需要的能量，反而变成痰湿淤积在体内，由此就形成了肥胖。

从临床医学角度看，肥胖对生命的短期影响当然不像心脏病、肿瘤那样严重，但是肥胖带来的长期后果却是不容忽视的。因此，对于肥胖要引起足够的重视，下面就给大家推荐两个食疗方，减少肥胖对人体的损害。

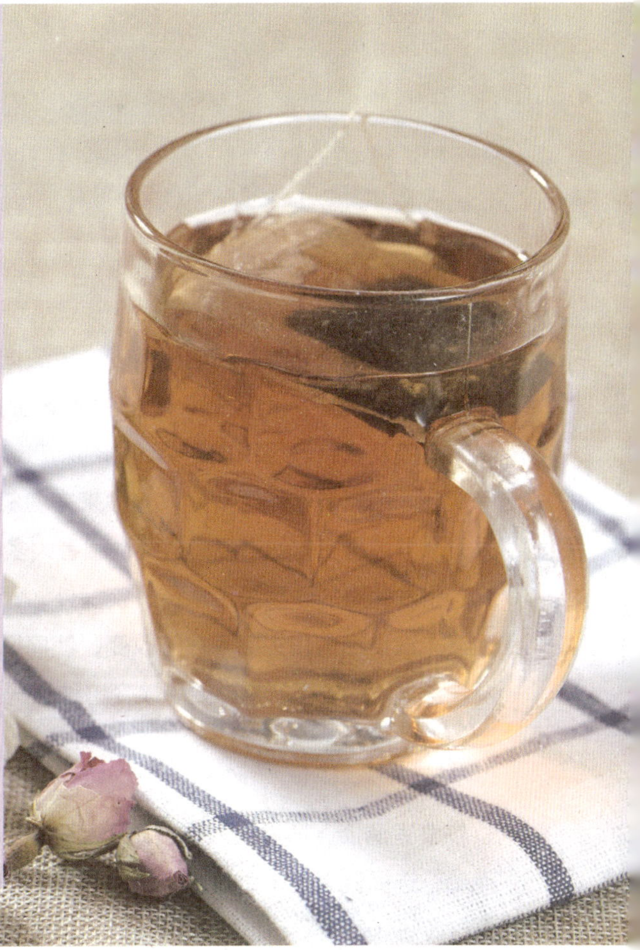

●三花减肥茶

薏米红豆汤

原料：薏米、红豆各30～50克，白糖适量。

做法：将薏米、红豆分别洗净，一起放入锅中，加入适量清水浸泡2小时，然后用大火煮沸，转小火煮至熟烂，最后加糖调味即可。

功效：健脾利湿，减肥瘦身。适用于脾虚的肥胖症患者。

三花减肥茶

原料：玫瑰花、代代花、茉莉花、川芎、荷叶各等份。

做法：将上药切碎，共研粗末，用滤泡纸袋分装，每袋3～5克；每次取1小袋，放入茶杯中，用沸水冲泡，焖10分钟即可。

功效：代茶饮，每日1剂，可宽胸理气，利湿化痰，降脂减肥。

痛风

生活调养小提示

◎日常多多活动各个关节，适量运动。

◎保持理想体重，肥胖者应减轻体重。

◎养成按时体检的习惯，做好预防工作。

痛风，是长期嘌呤代谢障碍、血尿酸增高引致组织损伤的一种疾病。由于尿酸在人体血液中浓度过高，过多的尿酸盐就会形成针状结晶，沉积于关节、软骨、滑膜及肾脏等组织内，引起局部刺激，最终引发关节炎、肾损伤、尿路结石等疾病。因其发作和缓解如风一般来去匆匆，故名“痛风”。痛风多见于中老年人，以男性居多，约占95%，女性患者大多出现在绝经期以后。

引发痛风的原因除了遗传、疾病外，营养过剩、过多饮酒等也是重要的诱发因素。饮食结构和生活习惯的改变，使痛风的发病率逐渐增高，且病程长，易复发，对机体的危害严重。要想改变这种状况，必须从改变患者的饮食开始。

痛风患者的饮食原则

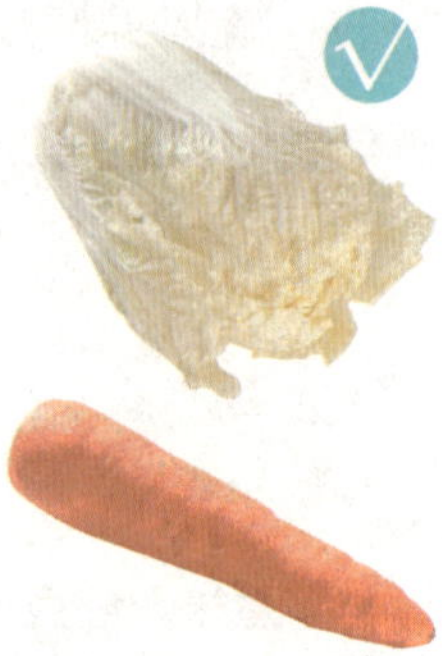

◎饮食宜清淡，适量摄入蛋白质（每日摄入量不超过1克/千克），选择低脂肪（每日脂肪摄入总量控制在50克左右）、低盐（每人每天不超过3克）饮食。

◎饮食有度，最好定时定量，绝不暴饮暴食，以免一次大量摄入嘌呤导致痛风急性发作。

◎多吃低嘌呤食物，如精米、精面、蛋类、鲜奶及奶制品、胡萝卜、西红柿、白菜、土豆、南瓜、青瓜、芹菜及各种水果等。

◎适当多饮水，以白开水和淡茶为好，每天不少于2500毫升，以增加尿酸的排泄。

◎限制脂肪的摄入量。忌食一切高脂肪、高胆固醇食物；烹调时以植物油为主，并采用蒸、煮、炖、氽等用油少的烹调方法，忌煎炸、油爆、熘等用油多的烹调方法。

◎戒酒及一切刺激性食物，如咖啡、浓茶、辣椒、芥末、胡椒、生姜等，这些食物都能诱使痛风急性发作。

痛风的中医饮食调养方

痛风应归属于中医学中“历节”“痹症”等范畴，是由外邪浸淫所致，因其走注关节，疼势较剧。对于痛风这种疾病，防重于治，关键在于科学的饮食调理和合理的生活方式。下面就给大家推荐两个饮食调理方。

醋熘白菜

原料：白菜200克，蒜末、盐、糖、生抽、醋、淀粉、植物油各适量。

做法：将白菜洗净，用手撕成小块；盐、生抽、醋、淀粉加少许水调匀，备用；油锅烧热，放入蒜末爆香，放入白菜翻炒至软，倒入调料汁，翻炒均匀即可。

功效：白菜中所含蛋白质接近人体所需要的蛋白质，而脂肪、嘌呤含量极低，矿物质和维生素含量丰富，是痛风患者的理想菜肴。

芹菜炒百合

原料：芹菜200克，鲜百合3个，红彩椒1个，盐少许。

做法：把芹菜择洗干净，斜刀切段，备用；百合洗净，掰成小瓣；红彩椒洗净，切片；锅置火上，烧热后倒入植物油，油温六成热时，放入芹菜段翻炒至断生，再放入红彩椒、百合，翻炒至熟，加盐调味即可。

功效：芹菜、百合都是低嘌呤食物，经常食用，对缓解痛风症状有辅助作用。

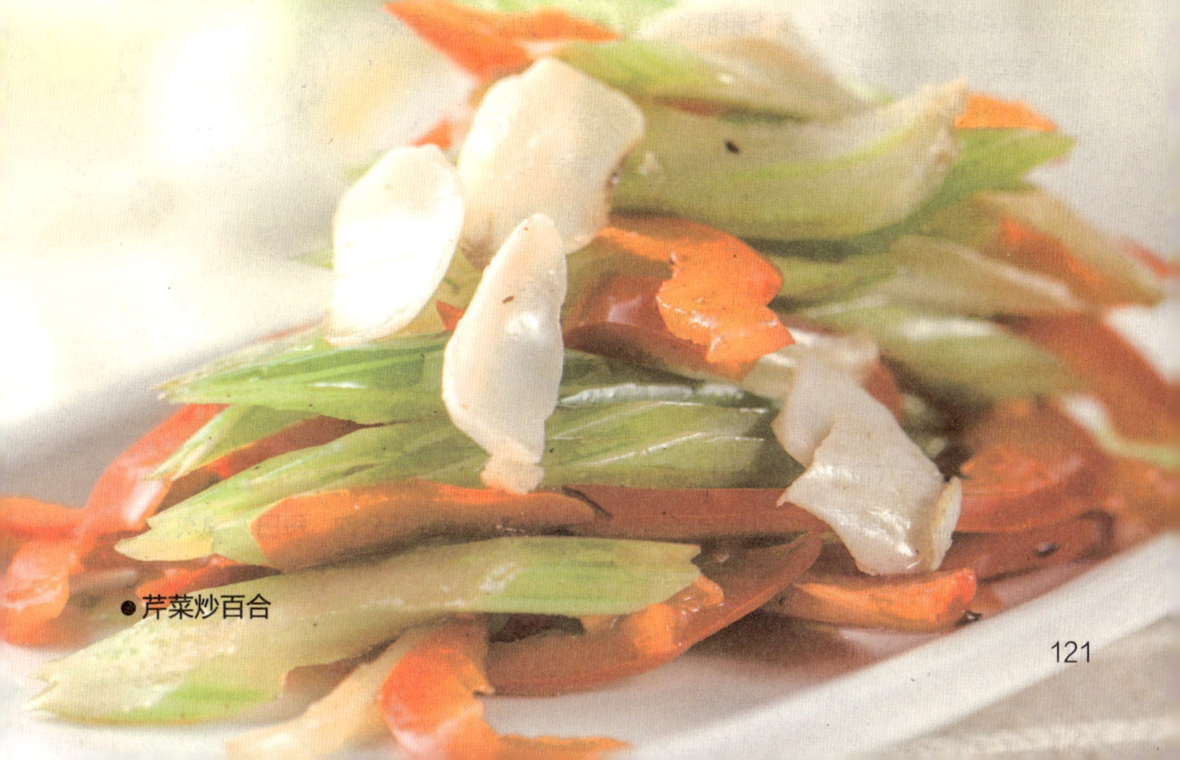

●芹菜炒百合

甲状腺机能亢进症

生活调养小提示

◎保持平和的心态，避免生气、少激动。

◎不宜经常熬夜、饮食无度。

◎预防感染。

甲状腺机能亢进症简称甲亢，是因为甲状腺激素分泌过多所致的一种常见内分泌病。临床以甲状腺肿大、食欲亢进、体重减轻、心动过速、情绪易于激动、怕热多汗、手抖、突眼等症状为主。以女性多见，其发病率甚高。一般认为甲亢是一种自身免疫性疾病。精神刺激、感染等应激状态是本病的常见诱因，而家族遗传也有一定关系。

人们一旦患有甲亢就会对工作生活产生很大的影响，同时对于患者的身心健康也有着一定程度的伤害。因此，甲亢患者要保持良好的心态，积极进行治疗。在治疗甲亢的同时，饮食方面也很重要。

甲亢患者的饮食原则

◎养成良好的饮食习惯，一日三餐，定时定量，多喝水。

◎保证维生素供给，多吃粗粮和新鲜蔬果，如燕麦、玉米、菠菜、胡萝卜等。

◎宜食高热量食物，如豆油、蛋黄、大米、巧克力等。

◎宜食高蛋白的食物，如花生、鸡蛋、黄豆等。

◎控制、禁食含碘和刺激性食物，如海鱼、海带、生葱、生蒜、辣椒、酒等。

◎忌喝咖啡、浓茶等兴奋性饮料。

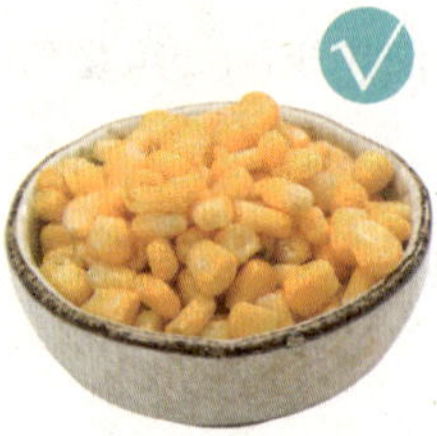

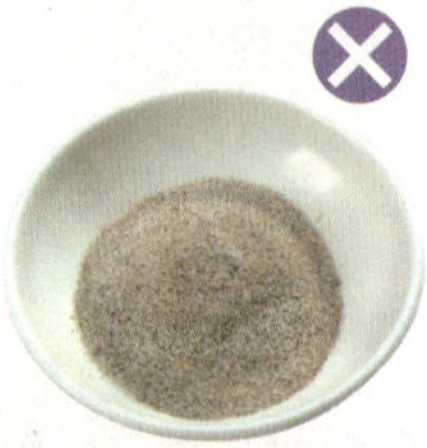

秦医生告诉您 按摩内关穴治甲亢

内关穴位于前臂正中，腕横纹上2寸。用左手拇指指腹点按右侧内关穴，力度由轻到重，以稍有胀痛感为宜，每穴按10～15分钟，每日2～3次，以10～14天为1疗程，可顺畅三焦之气。

第九章

泌尿生殖系统疾病的饮食调养法

泌尿生殖系统的各个器官都有可能发生疾病，并波及整个系统，比如常见的慢性肾炎、慢性肾衰竭、前列腺炎、性功能障碍等慢性疾病，都有一些共同的症状表现，如排尿改变、尿的改变、肿块、疼痛等。而尿液来自于饮食，所以，此类疾病的发病与治疗都与饮食密切相关。在配合医生治疗的同时，进行相应的饮食调养，可以达到缓解和控制病情的目的。

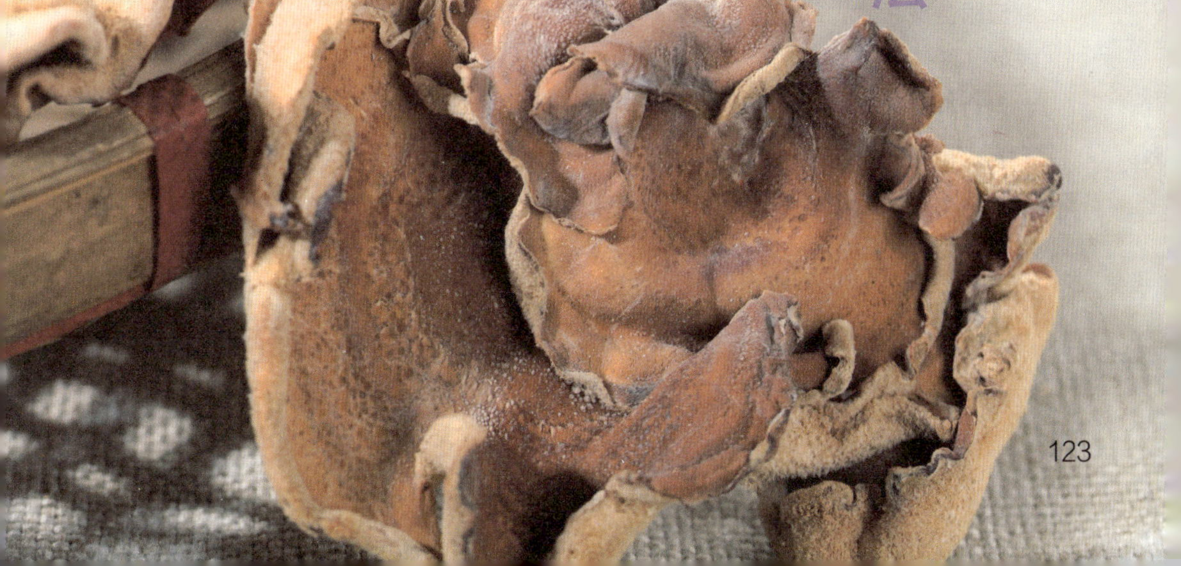

慢性肾炎

生活调养小提示

◎避免服用含非那西丁一类的解热镇痛药。

◎忌服有损肾功能的药物如庆大霉素等。

◎注意个人卫生，防止皮肤感染。

慢性肾炎指的是肾小球受损并经过一定时间后发生肾功能减退的一种肾脏疾病。病变进展缓慢，对肾脏的损伤是持续性的，可引起不同程度的肾功能减退，最终导致慢性肾功能衰竭。临床典型症状为水肿、蛋白尿、血尿及高血压，但也可以无症状。有的患者以严重水肿为主，有的以大量蛋白尿突出，有的以血尿、低蛋白为主。患者大多数有倦怠乏力，面色无华，腰膝无力，胃纳差等症状。

慢性肾炎可发生于任何年龄，但以青中年为主，男性多见。多数起病缓慢、隐袭。多数慢性肾炎患者肾功能呈慢性渐进性损害，病理类型为决定肾功能进展快慢的重要因素（如系膜毛细血管性肾小球肾炎进展较快，膜性肾病进展常较慢），但也与是否合理治疗相关。除了接受正规的治疗，也可通过饮食加以改善。

慢性肾炎患者的饮食原则

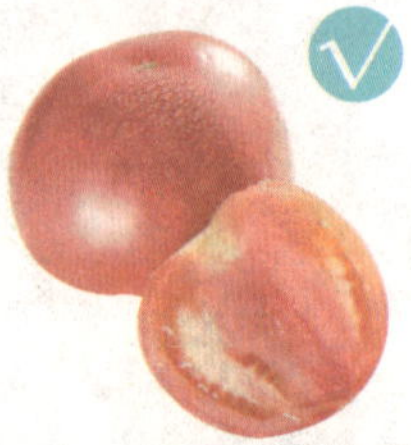

◎宜食低钠食物，如牛奶、鸡肉、猪肉、西瓜、西红柿等。

◎饮食宜清淡，低蛋白、低脂，易消化而营养丰富，忌辛辣刺激、生冷油腻及烟酒。

◎忌食草酸钙高的蔬菜，如竹笋、韭菜、茭白等。

◎应限盐或忌盐，每日摄入氯化钠量应少于2克，需要忌食咸菜、酱、豉、腌制食品。

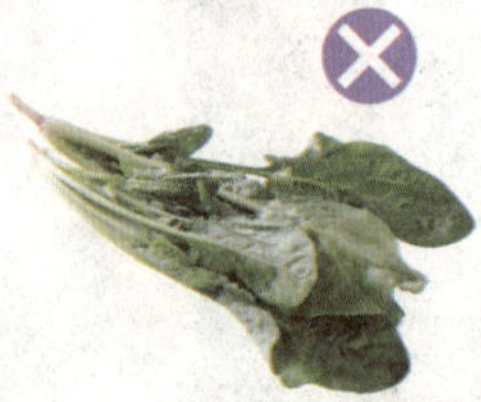

◎忌食高嘌呤食物，如：猪头肉、沙丁鱼、鸡汤、牛肉汤、芹菜、菠菜、羊肉、狗肉、雀肉、兔肉等。

◎忌植物蛋白质，如黄豆、绿豆、蚕豆、豆浆、豆腐、豆芽等，以免摄入过多嘌呤碱，加重肾脏负担。

◎禁食高磷食物，如：蛋黄、鱼卵、脑等。

◎对“尿少”“无尿”及血钾高者，应少食土豆、橘子、菠菜、菜花等含钾丰富的食物；宜食鸡蛋、皮蛋、南瓜、西瓜、葡萄、苹果等含钾低的食物。

慢性肾炎的中医饮食调养方

在中医学中，慢性肾炎属水肿、虚劳、腰痛、血尿等范围。临床多分为肾变型和高血压型，水肿尤以肾变型肾炎最为显著，呈持续性全身水肿，尤以双下肢为重，伴有畏寒肢冷、尿少、腰酸等症。高血压型则血压明显升高，伴头痛、眩晕、视物模糊等症。因此，根据辨证分型，制订切实可行的食疗方案，对缓解病情有帮助。

冬瓜大蒜赤豆饮

原料：大冬瓜1个，大蒜120克，赤小豆60克。

做法：大蒜捣烂去皮，冬瓜一头切开，与赤小豆一同放入锅中，入锅蒸熟，取汁饮服。

功效：适用于湿热水肿患者。

桑白皮茶

原料：桑白皮30克。

做法：先把桑白皮的一层表皮轻轻刮去，冲洗干净，切成短节；砂锅加水煮沸，加入桑白皮，煮3～5分后关火，稍焖几分钟即可。

功效：每日1剂，不拘时频饮。行水消肿，适用于肺肾两虚型患者。

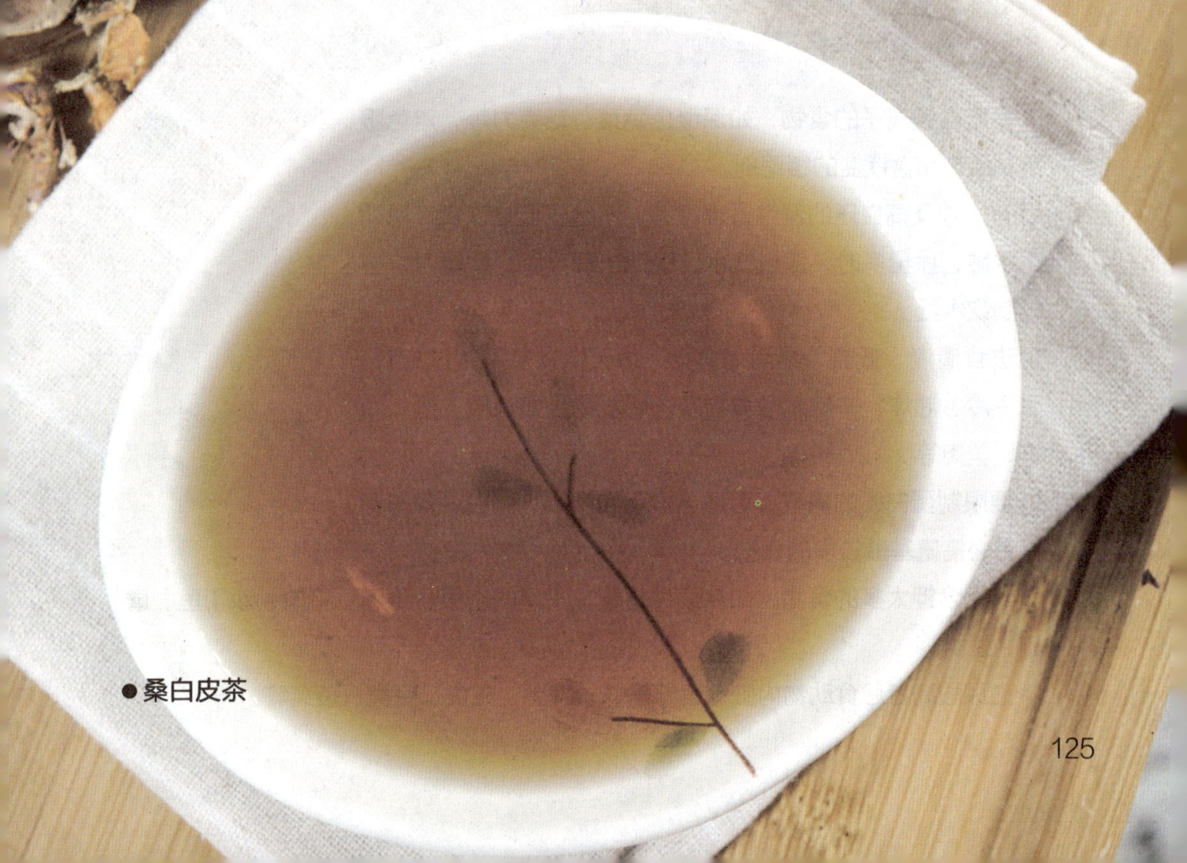

● 桑白皮茶

慢性肾衰竭

生活调养小提示

◎避免受凉感冒、劳累、腹泻、创伤等。
◎禁私自乱服用消炎镇痛药。
◎注意适当休息，禁烟忌酒，节制性生活。

慢性肾衰竭，又称慢性肾功能不全、尿毒症，是发生在各种慢性肾脏疾病后期的一种临床综合征，它以代谢产物潴留、水和电解质紊乱及酸碱平衡失调、肾功能严重损害为主要表现。按肾功能损害程度不同，可以分为肾功能代偿期、肾功能不全期、氮质血症期(又叫肾功能衰竭早期、尿毒症早期)及肾功能衰竭终末期(又叫尿毒症晚期)四期。

慢性肾衰竭发展缓慢，从原发病起病到肾衰竭，间隔时间可为数年到十余年。在肾功能减退的同时，机体产生了适应性，但这种适应性是有限的，当肾功能受损超过50%时，则可出现全身一系列的中毒症状和生化指标的变化。在进行其他治疗的同时，慢性肾衰竭患者须进行合理的饮食调理。

慢性肾衰竭患者的饮食原则

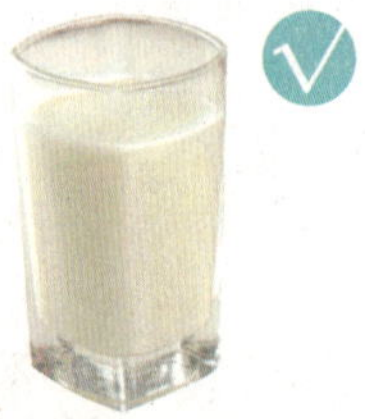

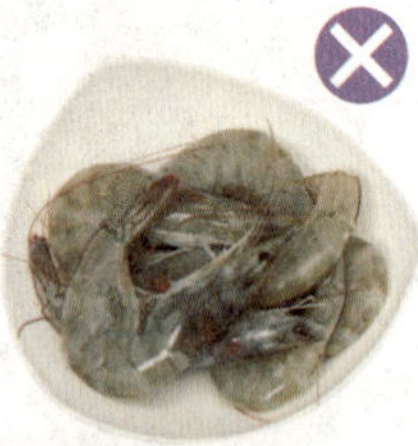

◎多吃含镁离子的食物，如深绿色蔬菜、巧克力等，避免服用制酸剂和含镁盐的缓泻剂。

◎有水肿及高血压的慢性肾衰患者，应给予低盐饮食。早期无水肿，尿量多时，应多饮水；晚期出现浮肿，尿少时，应限制饮水量。

◎进食清淡、低盐、易消化食物，每天摄入盐不超过5克，忌生冷、油炸、辛辣刺激食物及一切发物，如辣椒、酒、海鲜、羊肉等。

◎要限制蛋白质的摄取，可适当食用如牛奶、蛋白、瘦肉等含有必需氨基酸较多的食物。

◎避免含钾太多的食物，如芹菜、香蕉、干燥的水果、牛肉、猪肉、沙丁鱼、蘑菇、豆类等。

◎血尿酸高者忌食动物内脏、鱼虾蟹蚌、啤酒、菇类、豆类、菠菜等。

慢性肾衰竭的中医饮食调养方

慢性肾衰竭中医文献没有专门论述，但从文字描述的症状、表现特征及发生过程来看，可归类似现代医学的水肿、癃闭、关格、溺毒、虚劳、呃逆的范畴。肾功能衰竭是一个较难并且较复杂的临床症状，与饮食关系紧密，合适的饮食治疗方案，可以缓解病情，延缓肾单位的破坏速度。

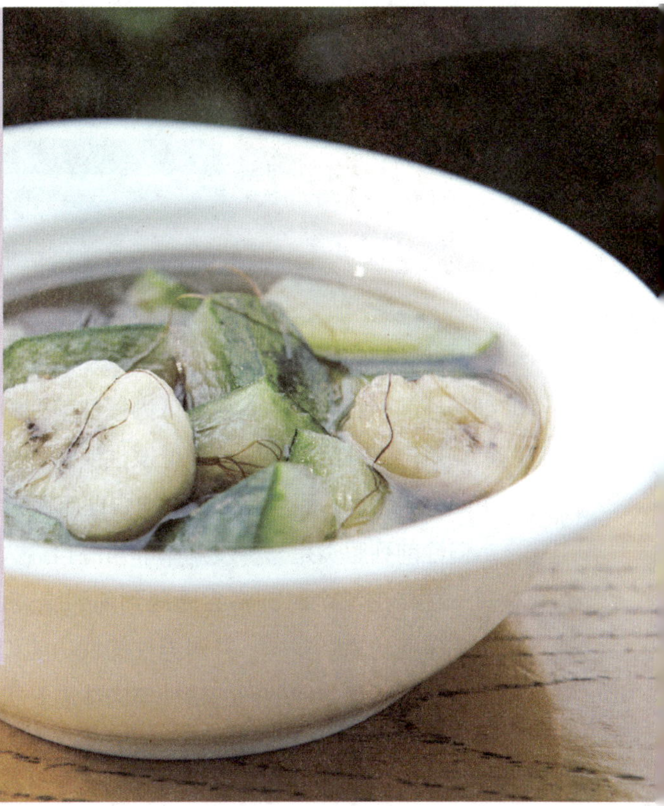

●玉米须西瓜香蕉汤

黑木耳大枣汤

原料：黑木耳30克，大枣30枚，红糖适量。

做法：将黑木耳用温水浸泡30分钟，择洗干净，撕成小块；大枣洗净，与黑木耳一起放入锅中，加入适量清水，大火煮沸后，用文火炖熟，最后加入红糖，拌匀后即可。

功效：每日1次。补益气血，适用于慢性肾功能衰竭合并中度贫血患者。

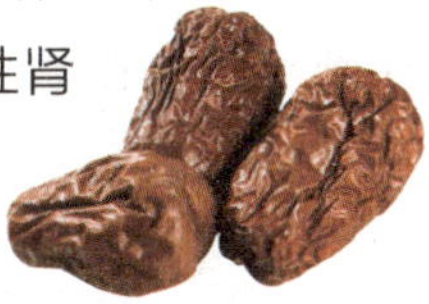

玉米须西瓜香蕉汤

原料：玉米须60克，西瓜皮200克(干品50克)，香蕉3个，冰糖适量。

做法：将玉米须、西瓜皮洗净，西瓜皮切块，香蕉剥去皮；将材料一起放入砂锅内，加水4碗，用小火煲至1碗，加冰糖调味即可。

功效：分2次服用。滋阴祛湿，利尿消肿。适用于慢性肾功能衰竭的肝肾阴虚夹湿，症见除肝肾阴虚外，尚有尿频尿痛、尿流不畅、舌苔根部黄腻等症状。

慢性前列腺炎

生活调养小提示

◎ 避免纵欲过度，防止尿路感染。

◎ 不宜久坐，不宜长途骑车、骑马。

◎ 避免憋尿，保持会阴部清洁卫生。

慢性前列腺炎是一种常见的泌尿生殖疾病，主要包括慢性细菌性前列腺炎和非细菌性前列腺炎两种。目前认为慢性前列腺炎可能是由于前列腺及其周围组织器官、肌肉和神经的原发性或继发性疾病，导致以尿道刺激症状和慢性盆腔疼痛为主要临床表现，而且常合并精神心理症状的疾病，临床表现多样。

慢性前列腺炎是一种发病率非常高且让人十分困惑的疾病，接近50%的男子在其一生中的某个时刻将会遭遇到前列腺炎症状的影响。由于其病因、病理改变、临床症状复杂多样，并对男性的性功能和生育功能有一定影响，严重影响了患者的生活质量，使他们的精神与肉体遭受极大的折磨。因此，当发现有尿频、尿急、尿痛、尿道口有分泌物、尿浑浊、下腹部有不适感或有性功能障碍等这些症状时，要考虑慢性前列腺炎，及时到医院就诊。在药物治疗的同时，可通过日常饮食，也可以缓解慢性前列腺炎的症状。

慢性前列腺炎患者的饮食原则

◎饮食宜清淡，有规律。

◎多饮水，水是最好的解毒剂，饮水一多尿也会多，不仅稀释了尿液，减少对前列腺的刺激，还可以减少体内的毒素。

◎多吃含锌较多的食物，如牡蛎、苹果、鱼、猪肝、虾、贝类、紫菜、芝麻、花生、黄豆、南瓜子等。

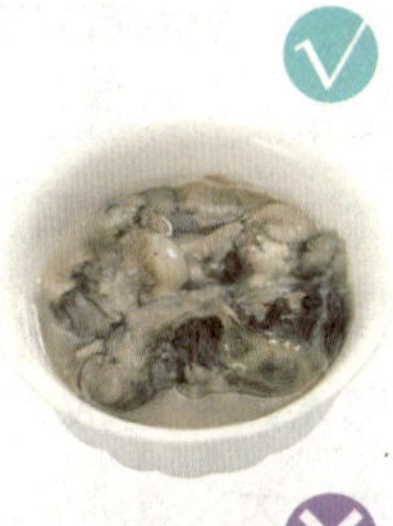

◎多吃新鲜的蔬菜水果，以补充维生素和矿物质。

◎忌食煎炒油炸、辛辣燥热之物，如羊肉、狗肉、辣椒、葱、姜、蒜、酒等，以免刺激前列腺和尿道，加重病情。

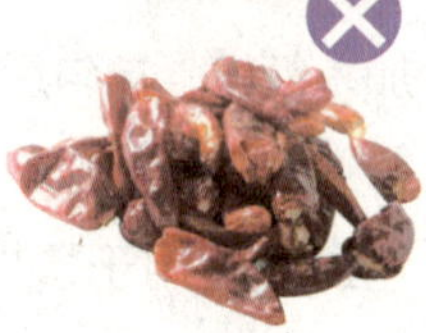

◎少饮或最好不饮浓茶、咖啡，因为这两者中都含有一定量的咖啡因，会刺激前列腺，加重病情。

◎戒烟酒。

慢性前列腺炎的中医饮食调养方

慢性前列腺炎的病机演变多认为湿热下注多出现在病变早期，中期多为湿热瘀阻，而后期多伴脾肾亏虚。湿、热、瘀、滞、虚贯穿在慢性前列腺炎不同阶段。中医治疗前列腺炎多以行气活血为主，利湿通淋为辅。在治疗的同时，可从饮食上进行调理。

山药菟丝粥

原料：怀山药20克，菟丝子10克，糯米50克，冰糖适量。

做法：糯米洗净，泡2小时；怀山药去皮，洗净切片；菟丝子煎药汁；怀山药、糯米煮成粥；加菟丝子药汁，同煮片刻；最后放入冰糖，把冰糖搅化即可。

功效：山药可以改善前列腺炎症状，此粥适用于小便赤涩、淋漓不尽、神疲腰痛者的辅助食疗。

鲜拌莴苣

原料：鲜莴苣250克，盐、黄酒、鸡精各少许。

做法：将莴苣去皮，洗净，切丝，装盘，放入少量盐，搅拌均匀后放置5分钟，然后滤出汁液，加入黄酒、鸡精，拌匀即可。

功效：清热利尿消肿，适用于慢性前列腺炎有湿热的患者。

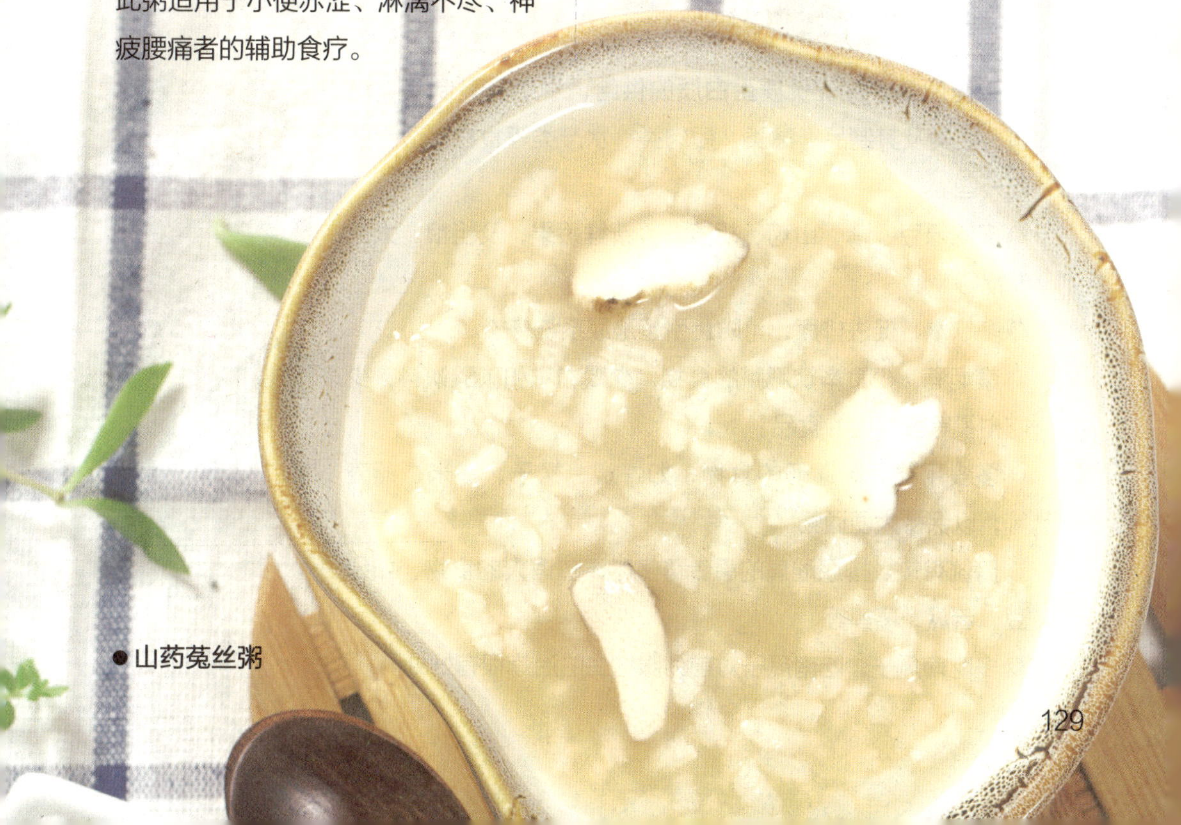

● 山药菟丝粥

前列腺增生

生活调养小提示

◎避免久坐，以免会阴充血，引起排尿困难。

◎及时排尿，不要忍尿或者憋尿。

◎调整好性生活频率，避免过多或禁欲。

前列腺增生症是老年男子常见疾病之一，主要是组成前列腺的细胞数量增多了，为前列腺的一种良性病变。其发病原因与人体内雄激素与雌激素的平衡失调有关。病变起源于后尿道黏膜下的中叶或侧叶的腺组织、结缔组织及平滑肌组织，形成混合性圆球状结节。以两侧叶和中叶增生为明显，突入膀胱或尿道内，压迫膀胱颈部或尿道，引起下尿路梗阻。

随着全球人口老年化日渐增多，前列腺增生的发病率随年龄递增，但有增生病变时不一定有临床症状。城镇发病率高于乡村，而且种族差异也影响增生程度。前列腺增生可以通过改变一些生活方式来进行预防，如饮食保持清淡、切忌长时间憋尿、保持心情舒畅等。

前列腺增生患者的饮食原则

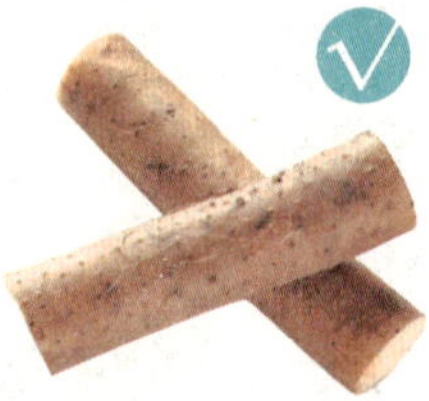

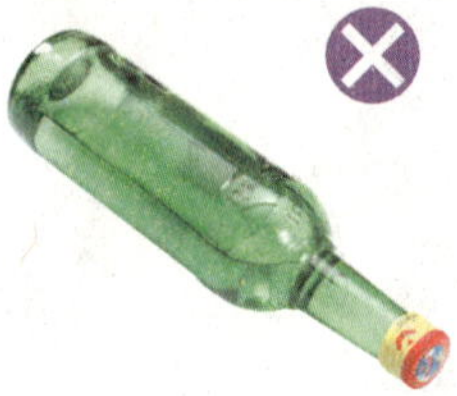

◎平衡膳食，保证优质蛋白质的供给，牛奶及其制品、鸡蛋、豆类及其制品、禽类、瘦肉类、水产类等食物可适当多吃一些。

◎多吃绿豆、藕、山药、胡萝卜等新鲜蔬果，及粗粮、大豆制品等。

◎多饮水，促进排尿，可防止引起泌尿系统感染。

◎禁烟酒，少食辛辣肥腻的食物，少喝咖啡和碳酸饮料，少吃柑橘等酸性强的食品。

◎多食用能润肠通便的食物，如蜂蜜、松子、糙米、燕麦等，以保持大便通畅。

◎膀胱有热、排尿涩痛的患者可多吃清热泻火的食物，如绿豆、苦瓜、莴笋等。

◎多吃南瓜子，吃南瓜子对前列腺增生的治疗很有好处。

前列腺增生的中医饮食调养方

前列腺增生症属于中医“癃闭”“淋浊”的范围。发病原因主要是肾阳不足，由于年老体衰，肾阳虚弱，命火衰微，气不化火，无阳则阴无以化，而致尿不能出；或湿热下注，由于过食辛辣厚味，酿湿生热，下移膀胱，膀胱气化不利，发为癃闭。此外，阴虚火旺，脾气虚弱，痰瘀交阻也是前列腺增生症的病因。因此，注重饮食调养对缓解病情很有效果。

参芪冬瓜汤

原料：党参15克，黄芪20克，冬瓜50克，味精、香油、盐适量。

做法：将党参、黄芪放入砂锅内，加水煎15分钟，去渣滤清，趁热加入冬瓜片，继续煮至冬瓜能食，加调料即成，可佐餐用。

功效：健脾益气，升阳利尿。

桂浆粥

原料：肉桂5克，车前草30克，大米50克，红糖适量。

做法：将肉桂、车前草放入砂锅内，加水煎煮15分钟，去渣取汁，再加入大米煮成粥，熟后加入红糖调匀即可。

功效：空腹服，可温阳利水。

杏梨石苇饮

原料：苦杏仁10克，石苇12克，车前草15克，大鸭梨1个，冰糖少许。

做法：将杏仁去皮尖打碎，鸭梨切成块去核，与石苇、车前草加适量水同煮，待熟入冰糖。

功效：代茶饮，可泻肺火，利水道，缓解前列腺增生症状。

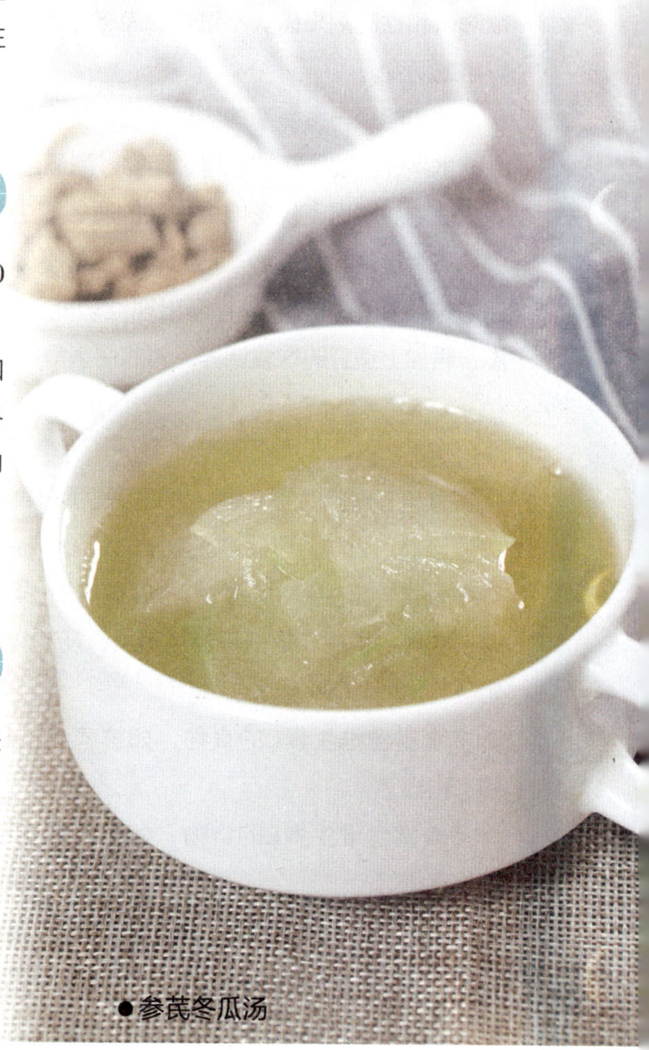

●参芪冬瓜汤

性功能障碍

生活调养小提示

◎ 树立信心，学会自我调整情绪。

◎ 生活有规律，积极参加体育锻炼。

◎ 有想服用“伟哥”的患者，需先征求医生意见。

性功能障碍是指不能进行正常的性行为，或在正常的性行为中不能获得满足。男性主要表现为性欲障碍、阴茎勃起障碍和射精障碍等，女性则多表现为性欲障碍和性高潮障碍。不过，患者多数都没有器质性病变，也就是说性器官没有异常或病变。

性功能是一个复杂的生理过程，受多种因素的影响，比如遗传、健康状况、激素水平、年龄、精神心理、药物、酗酒或吸毒等，都可能会引起性功能障碍。

性功能障碍不仅影响性生活的质量和生育能力，影响夫妻感情，更重要的是会给患者造成极大的心理压力，自信心下降，这样一来，会使病情更加严重，由此形成恶性循环。所以，当出现性功能障碍时，一定要及时就医，并调节好心态，再加上适宜的饮食调养，对病情康复很有帮助。

性功能障碍患者的饮食原则

◎ 多食鱼、瘦肉、蛋、奶、大豆等高蛋白食物。

◎ 适当摄入脂肪，可促进性激素的分泌，提高性欲。

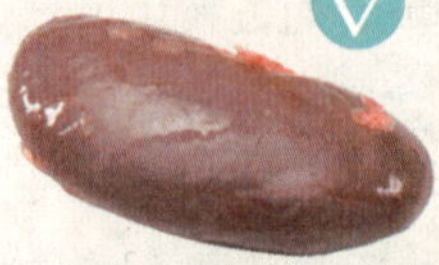

◎ 多食富含维生素A的食物，如西蓝花、胡萝卜、菠菜、油菜、杧果、柑橘、枇杷等深色蔬果，及动物的肝脏、蛋黄、奶类等。

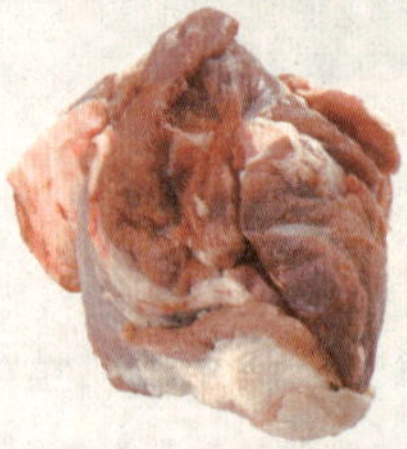

◎ 多食富含维生素C的食物，如鲜枣、山楂、青椒、西红柿、柑橘等。

◎ 多食富含维生素E的食物，如植物油、核桃、松子、榛子、玉米等。

◎ 多食富含锌元素的食物，如牡蛎、海鱼、红色肉类、动物内脏、粗粮、干果等。

◎ 阳虚患者可多食具有补肾助阳作用的食物，如韭菜、羊肉、狗肉、海虾、动物肾脏等。

性功能障碍的中医饮食调养方

中医药学没有性功能减退的病名，但有“阳痿”“早泄”“阴冷”“不能入道”等症名。中医药学把性功能和肾功能紧密联系，阴阳两者之间，阳对性功能起直接的驱动和维持作用，而阴是阳的依托。所以肾和神是性功能的动力，精和血是性功能的基础。中医指出，性功能障碍可通过饮食进行调理，下面就介绍几个饮食调理方。

虾肉炒韭菜

原料：韭菜250克，虾肉50克，植物油、盐各适量。

做法：韭菜择洗干净，切段；虾肉用水泡软，洗净；油锅烧热，放入韭菜和虾肉同炒，炒熟后加盐调味即可。

功效：补肾助阳，适用于肾虚阳痿。

冬虫夏草鸭

原料：雄鸭1只，冬虫夏草10克，食盐、姜、葱少许。

做法：雄鸭去毛，掏去内脏，洗净放砂锅中，加冬虫夏草及上述调料，水适量，用小火煨熟烂。佐餐食用。

功效：补虚助阳，用于治疗肾阳虚寒所致阳痿、早泄、遗精等症。

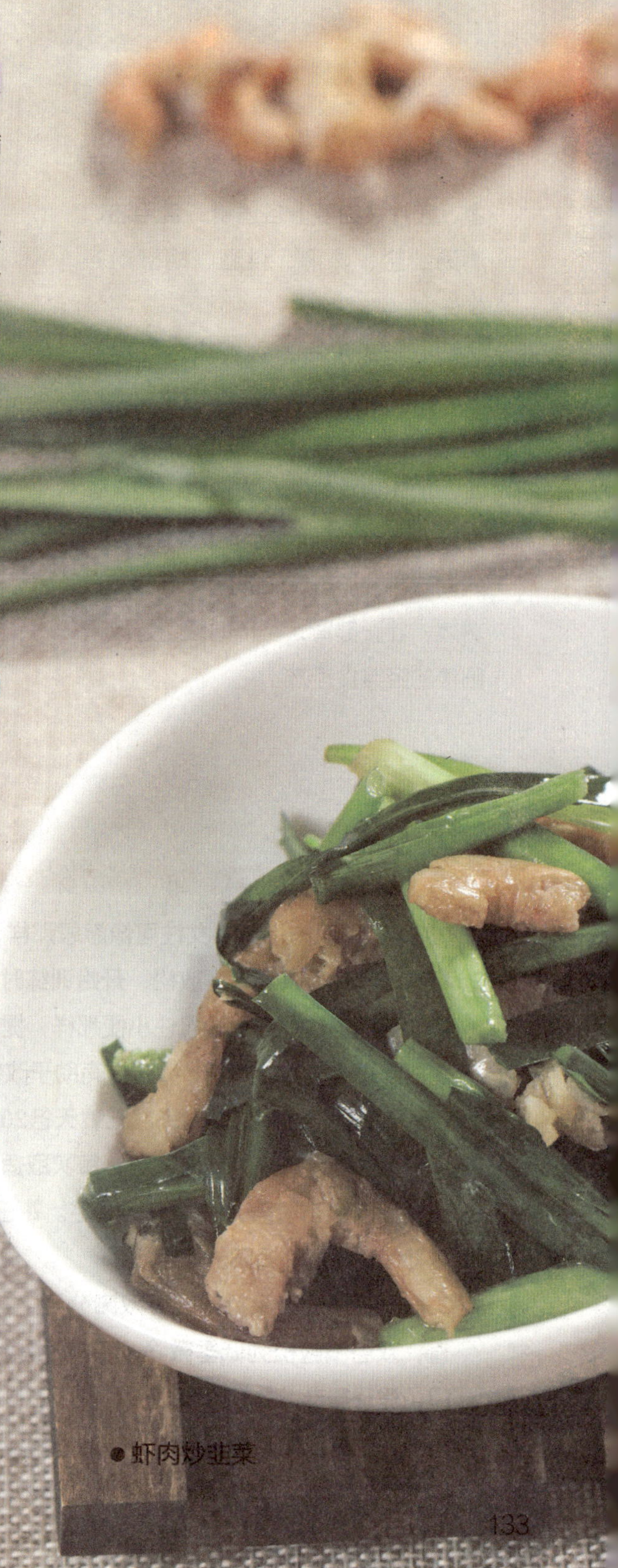

● 虾肉炒韭菜

枸杞子炖羊肉

原料：枸杞子50克，羊肉250克，红枣、姜片、白萝卜各适量，食用油、清汤、盐、味精、料酒、胡椒粉各少许。

做法：羊肉洗净，剁成块，红枣泡透，白萝卜去皮、洗净、切成块，油锅烧热，放入姜片、羊肉块，爆炒至香，加入清水煮沸，在炖盅内加入处理好的调料，倒入清汤和水烧开，调入调味料，加盖炖熟即可。

功效：壮腰健肾，益精助阳，是改善阳痿的经典食疗方。

苁蓉枸杞子猪肾汤

原料：猪肾1个，肉苁蓉、枸杞子各15克，葱白、生姜、盐各适量。

做法：猪肾去筋膜，洗净；肉苁蓉洗净，切片；枸杞子洗净，葱白切段，生姜切片；将处理好的材料一起放入锅中，加入适量清水，大火煮沸后转小火煲煮至猪肾熟烂，最后加盐调味即可。

功效：补肾气，益精髓。适用于肾虚阳痿、早泄遗精等症。

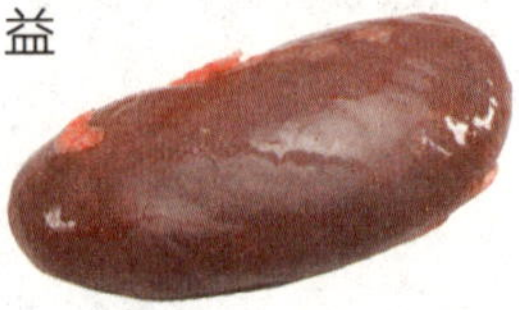

秦医生告诉您 改善性功能障碍的保健法

1.加强盆底肌肉训练：女性可像忍尿那样，把阴道和周围的肌肉用力向上提和向内收紧，收缩后再放松，开始训练时，连续做10次，以后逐渐增加到连续50次。男性同样是像忍住小便那样，提肛、提睾，每遍做20次，以后逐渐增加到每遍50次，每日1～2遍，有助于改善性功能。

2.贴脐疗法：杜仲、制附子、巴戟天各20克，枸杞子、山茱萸、五味子各15克。上药混合研末，装瓶密封，每次取适量药末，以温开水调匀，贴敷于脐部，外用纱布覆盖，并用胶布固定。每日换药1次，也可用热水袋熨敷，有滋补肾精、温补肾阳的作用。

3.气功调治法：保持站姿，双脚分开，与肩同宽，双臂自然下垂，头正颈直，双目眼睑松弛低垂微睁，舌抵上颚，当吸气将满的时候，男性收缩肛门，提升睾丸，女性收缩阴道和肛门。呼气时，男性放松肛门，让睾丸自然下降，女性放松阴道和肛门。每遍练习以呼吸20次为宜。

第十章

血液系统疾病的饮食调养法

血液由四种成分组成：血浆、红细胞、白细胞、血小板，其中血浆约占血液的55%，是水、糖、脂肪、蛋白质、钾盐和钙盐的混合物；血细胞和血小板组成血液的另外45%。而任何一处出现问题，就会引发血液系统疾病，比如贫血、血小板减少性紫癜、白细胞减少症等。这些疾病都与饮食密切相关，针对不同的致病因选择合理科学的饮食调理措施和食疗方法，对血液系统疾病的治疗至为重要。

缺铁性贫血

生活调养小提示

◎轻度者可进行散步，时间以1小时内为宜。
◎中度者以休息为主，可做些简单家务。
◎严重者以卧床静养为主。

贫血是指血液中血红蛋白的数量减少，血红素不足。正常人的红细胞数，男性为400万～500万/立方毫米，女性为350万～450万/立方毫米；血红蛋白男性为13.52～15.74克%，女性为11.3～13.78克%，低于此数者即为贫血。根据发病原因，贫血分为造血不良性、溶血性和失血性三大类，每一类中又包括多种具体原因。缺铁性贫血就属于造血不良性贫血的一种，是由于铁摄入不足、铁吸收障碍或慢性失血引起的，比如婴幼儿、青少年、妊娠和哺乳期妇女，对铁的需要量增加，如果铁摄入不足，就容易造成缺铁性贫血。

轻度的贫血没有明显症状，但有的人会出现皮肤黏膜苍白、容易疲劳、头晕、眼花、心慌、失眠、健忘、食欲减退等症状，严重的还会出现水肿、毛发干枯、闭经等症状。所以，一旦发现贫血，要及时查明原因，对症治疗，同时及时调整饮食，对改善贫血症状也非常重要。

缺铁性贫血患者的饮食原则

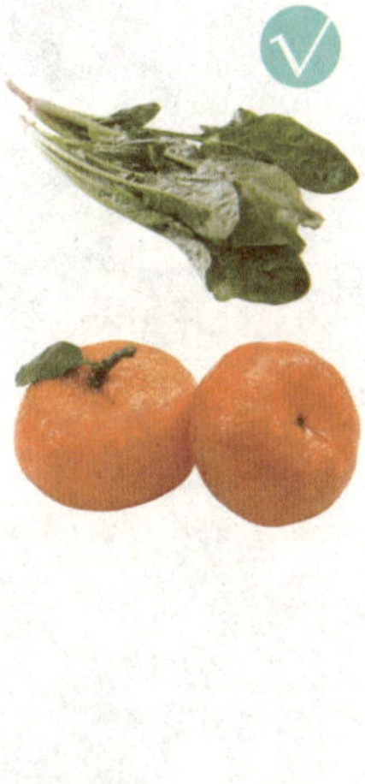

◎多吃富含优质蛋白质的食物，如瘦肉、鸡蛋、牛奶、豆腐、鱼虾贝类等。

◎多吃富含铁质的食物，如动物肝脏、动物全血、红色瘦肉、鱼类，及菠菜、雪里蕻、油菜等绿叶蔬菜，孕妇、哺乳期妇女可适当补充铁剂。

◎多吃富含维生素C的各种新鲜蔬果，如柑橘、猕猴桃、西红柿、圆白菜、青椒等，可以促进铁的吸收。

◎多食富含B族维生素的食物，如未精制的谷类、麦芽与麸子、瘦肉、动物肾脏与心脏、绿叶蔬菜、坚果类等，可以促进红细胞的发育。

◎忌饮茶，茶中含有鞣酸，会阻碍铁的吸收。

缺铁性贫血的中医饮食调养方

在中医理论中，并没有贫血这个词，它属于“血虚”的范畴。中医认为，血资生于脾，根源于肾，脾胃虚弱、肾精不足都会引起贫血。所以，患者在调养的时候，可多食用具有健脾养胃、养阴补血作用的食药材，如鸡蛋、阿胶、乌鸡、桑葚、大枣、当归、熟地、枸杞子等。

阿胶牛奶饮

原料：阿胶10克，鸡蛋1个，牛奶250毫升，红糖适量。

做法：鸡蛋打散；将阿胶打碎，放入锅中加水用中小火熬煮，阿胶化开后加入红糖，再搅入鸡蛋液，搅匀后倒入牛奶，煮至微开即可。

功效：益气养血，滋补强身。

黄芪鸡汁粥

原料：老母鸡1只，黄芪15克，大米100克。

做法：母鸡收拾干净，放入锅中加水煮至鸡汁变浓，滤取鸡汁；黄芪加水煎20分钟，去渣取汁；大米淘洗干净后放入鸡汁和黄芪汁中煮成粥即可。

功效：健脾补肾、益气生血、补气升阳。适用于气血双亏、营养不良的贫血患者。

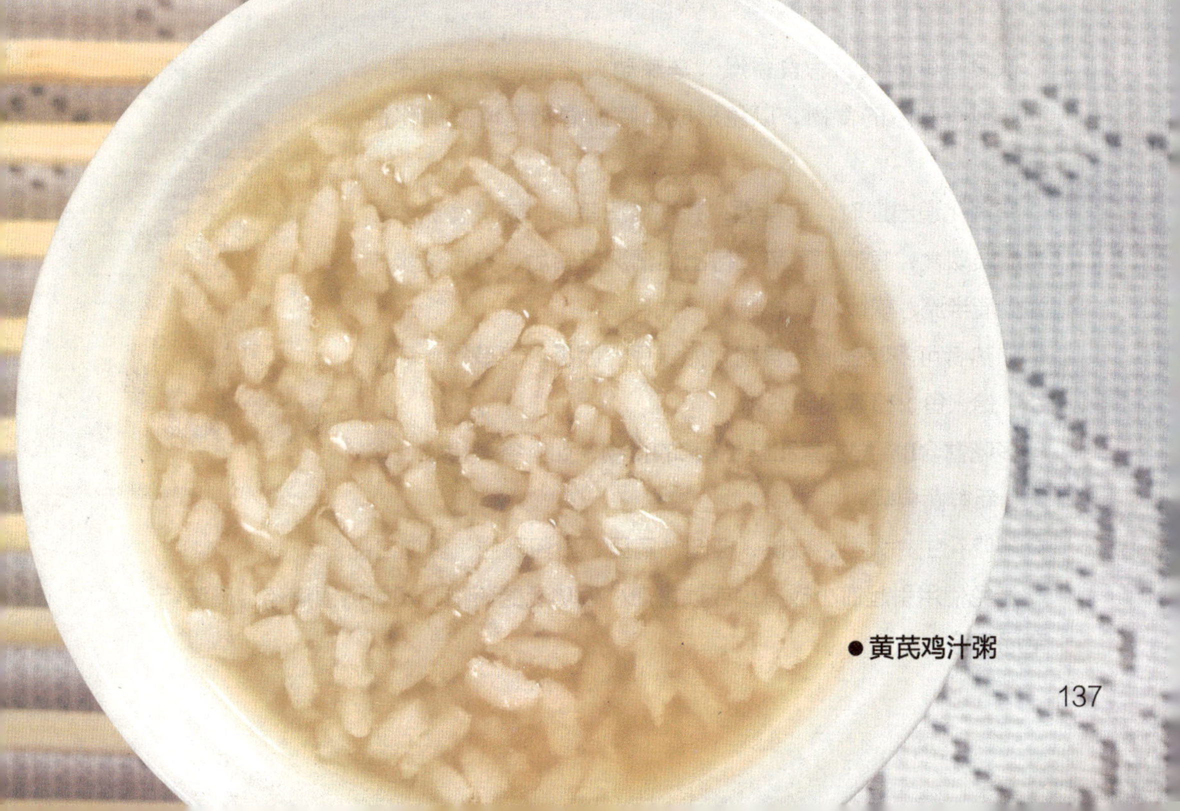

●黄芪鸡汁粥

血小板减少性紫癜

生活调养小提示

◎有出血倾向、血小板低下者防止各种创伤。

◎尽量避免拔牙、扁桃体摘除等手术。

◎预防病毒感染，积极防治感冒，消除病灶。

血小板主要与身体的止血功能有关，当下降到一定程度时就会引起出血，这种疾病就叫血小板减少性紫癜，多发生于儿童及青年，尤以女青年多见。此病的特点就是血小板显著减少，伴有皮肤黏膜出血，也就是颈部、手臂、下肢甚至全身出现瘀斑瘀点，严重者还会出现鼻出血、牙龈渗血、妇女月经量过多或严重吐血、咯血、便血、尿血等症状。这个病最主要的危险是颅内出血引起死亡。但是，颅内出血是有先兆的，如口腔颊黏膜或舌头出现血疱，眼底出血引起视物模糊等。

所以，当我们发现身体有以上这些出血症状时，要及时到医院检查，在药物治疗的同时辅助食疗，临床效果会更好。

血小板减少性紫癜患者的饮食原则

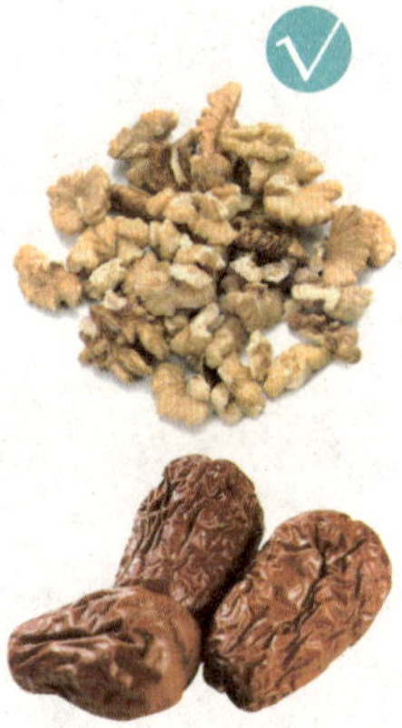

◎饮食宜软而细，忌食香燥、辛辣动火之品，避免粗硬、油炸或有刺激的食物，以免形成口腔血疱乃至诱发消化道出血。

◎有消化道出血时，应禁酒，并视情况禁食，或进食流质或半流质饮食，宜凉不宜热，待出血情况好转后，方可逐步改为少渣半流、软饭、普食等。

◎血热者可多吃些清热食物，如绿豆、西瓜、莴笋等，忌食虾、蛤、鱼、蟹等海腥发物。

◎多吃富含B族维生素和维生素C的食物，如全谷类食物、坚果、新鲜蔬果等。

◎多吃花生、大枣、核桃、桂圆、扁豆、山药等益气养血之品。

◎避免使用引起血小板减少或损害血小板功能的药物，如解热镇痛药、磺胺药、奎尼丁等。

血小板减少性紫癜的中医饮食调养方

血小板减少性紫癜属于中医学“血症”“发斑”等范畴，主要病机有热、瘀、虚三种，也就是说，血热伤络、阴虚火旺、气不摄血及瘀血等都可能引发此病。如果病情长久不愈，就会导致脾肾阳虚或肝肾阴虚。所以，中医食疗时，通常以清热凉血止血、补气阴、活血化瘀为主，同时补益肝肾、健脾益气，以达到标本兼治的目的。

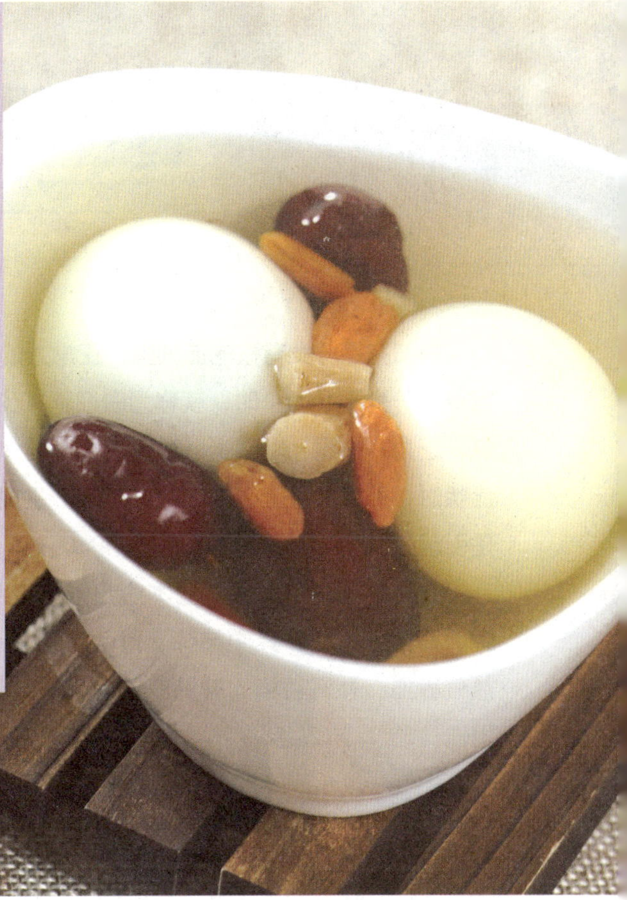

● 枸杞子参枣鸡蛋汤

鲜藕大枣饮

原料：鲜藕250克，红枣20克。

做法：鲜藕洗净、去皮、切块；红枣放入清水中泡开，洗净后去核，然后与藕块一起放入锅中，加适量清水，大火煮沸后，转小火煎煮20分钟，滤渣取汁，代茶饮。

功效：健脾开胃，凉血止血，增强免疫力，适用于血热的血小板减少性紫癜患者。

枸杞子参枣鸡蛋汤

原料：枸杞子、党参各10克，大枣10枚，鸡蛋2个。

做法：把所有原料分别洗净，然后一起放入锅中，加入适量清水煮汤，鸡蛋熟后去壳取蛋，再煮片刻，吃蛋饮汤。分2次食用，每日或隔日1次，连服6～7剂。

功效：补益肝、脾、肾。适用于肝肾不足的血小板减少症患者。

白细胞减少症

生活调养小提示

◎ 慢性患者若血象稳定可不必服药。

◎ 白细胞数较低且有症状者可选用1～2种药物。

◎ 尽量避免去公共场所，以防止呼吸道感染。

白细胞是一类有核的血细胞，正常人的血细胞数目是4000-10000/UL(微升)，当每微升少于4000个时，就称为白细胞减少。如果白细胞数量持续下降，出现头晕、乏力、失眠、咽喉炎、黏膜溃疡、肢体酸软、食欲减退、精神萎靡、低热等症状时，那就是患上了白细胞减少症。生成障碍、病毒感染、药物、放射线等都是引起白细胞减少的常见原因。

而在中医学里，通常把本病归于“虚劳”的范畴，认为其发生与心、肝、脾、肾四脏有关，其中与脾、肾两脏的关系尤为密切。因此在治疗时，常采用益气养血、补肾益精、健脾养胃等方法，如果配以适宜的食疗药膳，治疗效果更佳。

白细胞减少症患者的饮食原则

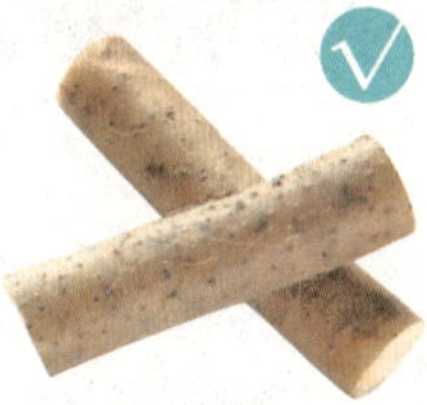

◎ 饮食宜清淡、有营养，保持膳食均衡。

◎ 忌烟酒，避免生冷及不洁饮食，以免消化系统感染。

◎ 多食用健脾益气、养血益精之品，如山药、大枣、党参、龙眼、黄芪、紫河车等。

◎ 忌食生萝卜、萝卜缨、地骷髅、苦瓜、金橘等耗气伤正的食物。

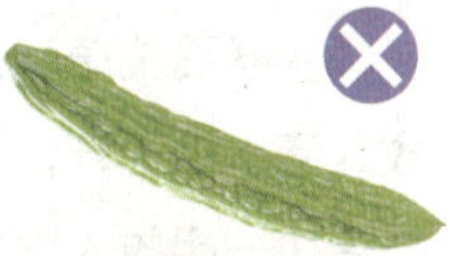

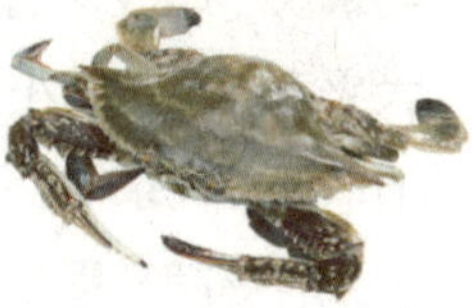

◎ 忌食西瓜、苦瓜、茼蒿、香蕉、螃蟹、蚌肉、田螺等寒凉损阳、生冷伤脾之品。

◎ 避免服用造成骨髓损害或白细胞减少的药物，如某些抗生素、抗肿瘤药物、解热镇痛药等。

◎ 忌食肥甘厚腻之物，如肥肉、各种甜品等。

◎ 忌食胡椒、辣椒、桂皮、草豆蔻等辛辣温燥伤阴的刺激性食物。

第十一章

骨关节疾病的饮食调养法

我们的身体比世上任何机器都要精密，而且要求各方面都要平衡，才能保持正常健康的运转状态，这包括肌肉、骨骼、筋脉、经脉等各方面的平衡。合理的饮食营养是维持骨骼、肌肉等正常功能的物质基础，因此，当我们患上骨质疏松、关节炎、肩周炎、颈椎病、腰椎病等骨关节疾病时，采取适宜的饮食调养措施和食疗方法，对缓解病情、改善症状会有显著的功效。

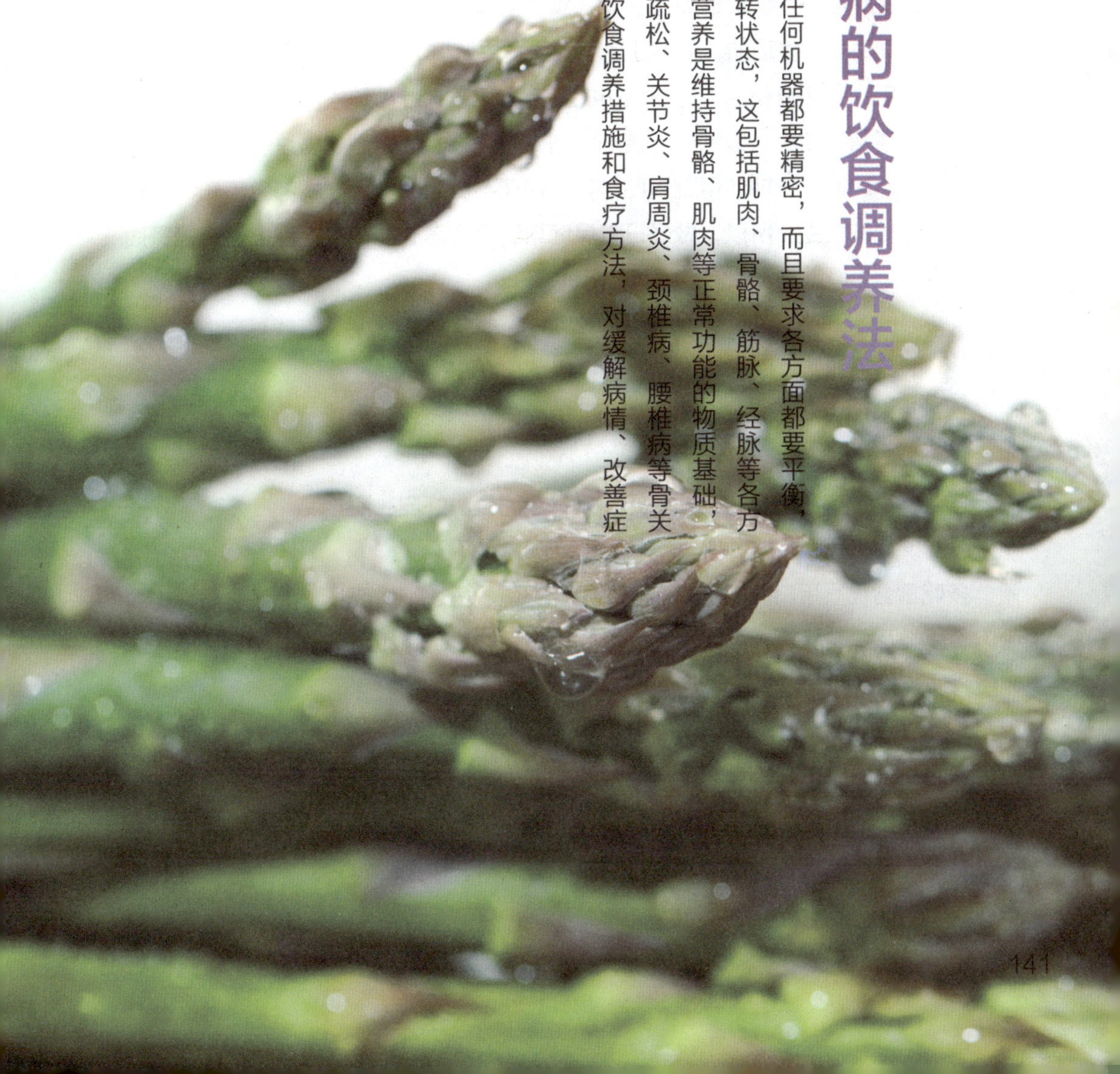

骨质疏松症

生活调养小提示

◎ 慎用影响骨质代谢的药物，如四环素等。

◎ 多晒太阳促进人体对钙的吸收。

◎ 防止各种容易造成骨折的意外伤害。

骨质疏松症是一种常见的代谢性骨病，随着年龄的增长，人体内性激素水平下降，导致钙质流失加速，容易患骨质疏松症。这个病早期在很长的一段时间内都没有任何症状，骨量在无声无息中缓慢流失，所以又有“无声疾病”之称。但当骨量流失达到一定程度时，腰、膝、踝等全身重要关节处平时会自觉有僵硬或刺痛感，同时骨脆性增加，稍不注意就容易发生骨折。

绝经后的女性及长期生活在城市的老年人，患有骨质疏松的人越来越多，因为这些人通常活动少、锻炼少、接触太阳少，加之吸烟饮酒、喝过多咖啡、吃肉多、营养不均衡、长期使用激素药物等，这些不健康的生活方式都会不知不觉促进骨质疏松的发生。所以，做好日常保健与饮食调养，能在很大程度上减轻骨质疏松症，防止严重并发症的出现。

骨质疏松患者的饮食原则

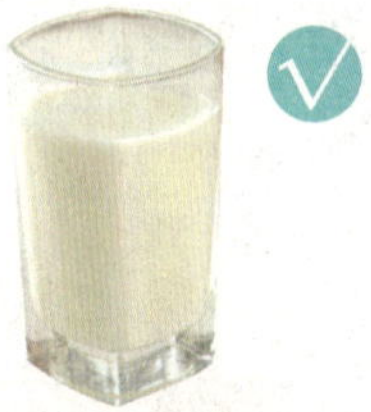

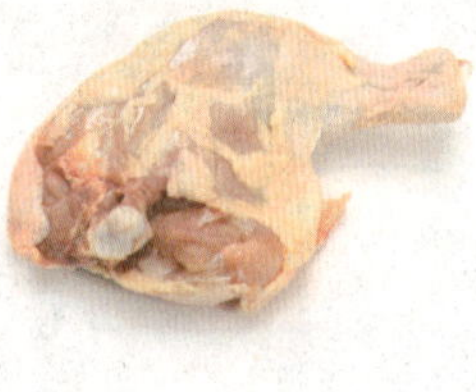

◎ 饮食宜清淡少盐，吃盐过多会加速钙的流失，诱发或加重骨质疏松。

◎ 常吃含钙量丰富的食物，如牛奶、排骨、脆骨、虾皮、海带、发菜、木耳、核桃仁等。

◎ 多吃富含优质蛋白质的食物，如牛奶、鸡蛋、鱼、鸡、瘦肉、豆类及豆制品等，可增加钙的吸收和储存，对防止和延缓骨质疏松有利。

◎ 注意补充维生素D，青鱼、牛奶、鸡蛋、沙丁鱼、鳜鱼、鱼肝油、牛肉、猪肝等食物中含量都很丰富，可促进钙质的吸收。

◎ 戒烟酒，少吃糖，少喝咖啡、浓茶及碳酸饮料，以免影响钙质的吸收。

骨质疏松的中医饮食调养方

中医认为，原发性骨质疏松症发生的根本原因是肝肾不足、脾胃亏虚，加之有些患者过食肥甘厚味，或经常感受风寒湿邪，使正气亏虚，痰瘀互结，痹阻经络，损伤筋骨所致。因此，骨质疏松虽然症状表现在肢体、筋骨，但其病变部位却在肝肾脾胃。患者在调养时，可选一些滋补脏腑的食疗药膳。

牛奶黑枣粥

原料：大米100克，牛奶200克，黑枣4个。

做法：大米淘洗干净，黑枣洗净，与大米一起放入锅中煮粥，煮至米粒涨开时倒入牛奶，继续用小火熬煮15分钟即可。

功效：补钙、养胃、补血，适宜骨质疏松患者调养食用。

黄豆排骨汤

原料：黄豆100克，猪小排500克，姜片、盐、鸡精各适量。

做法：黄豆洗净后浸泡1小时；猪小排洗净，焯水，然后与黄豆、姜片一起煲汤，煲2～3个小时，最后加盐、鸡精调味即可。

功效：此汤富含蛋白质、钙、骨胶原、骨黏蛋白等，可强筋健骨，增强骨密度，预防骨质疏松。

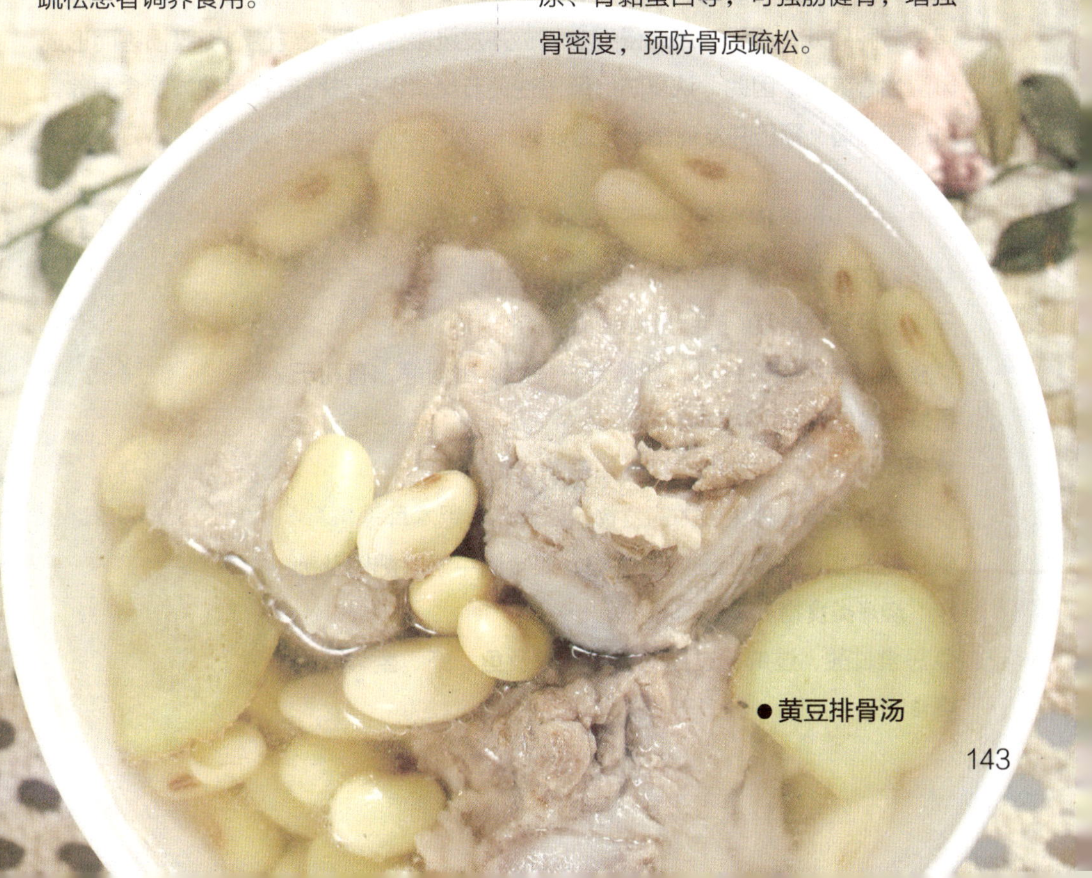

●黄豆排骨汤

风湿性关节炎

生活调养小提示

◎关节处要注意防寒保暖，避免久居潮湿之处。

◎注意气候变化，谨防呼吸道感染。

◎可用热水袋热敷或将关节靠近取暖器。

生活中，有一种能预测天气的人，他们往往能够在天气变化之前（如变凉、阴雨）就可以感觉出来，比天气预报还准。为什么他们能预报天气呢？因为他们患有风湿性关节炎，当天气变化，变凉、阴雨时，患者就会感到全身不适，关节疼痛或疼痛加剧。而天气转暖或晴好时，疼痛便会减轻，日久天长，就积累了这种“天气预报”的经验。

那是什么原因导致的风湿性关节炎呢？其发病与细菌（溶血性链球菌）及病毒感染有关，居住潮湿也是重要因素，临床以关节和肌肉游走性酸楚、重著、疼痛为特征，受累关节以大关节为主，如膝、踝、肩、肘、腕等。简单地说，就是肌肉、关节、筋骨的痛、麻、热、肿，活动受限。如果风湿活动反复发作，除引起关节肿痛外，严重的还会侵犯心脏，并发风湿性心肌炎或使心瓣膜损害而形成风湿性心脏病。因此，认真防治风湿性关节炎，积极进行自我保健与饮食调养，对稳定病情、预防并发症是十分重要的。

风湿性关节炎患者的饮食原则

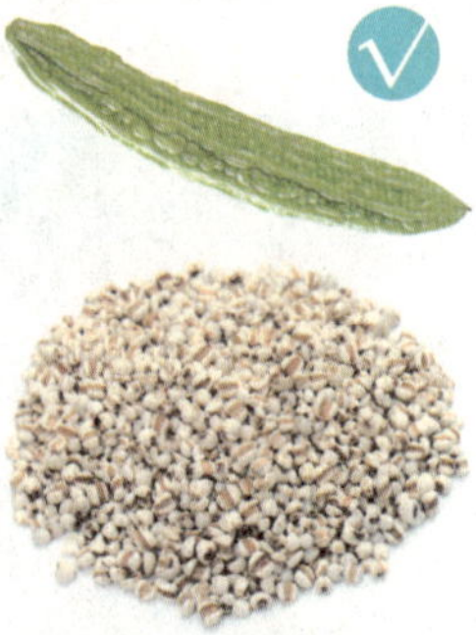

◎多吃具有清热解毒作用的食物，如丝瓜、苦瓜、苦菊、马齿苋等新鲜果蔬，有缓解红肿热痛的作用。

◎多吃健脾利湿的食物，如薏米、扁豆、山药等，有利于缓解患者的肿胀症状。

◎多吃通络祛风止痛的食物，如蛇类、虫类等。

◎多吃能提高人体免疫力的食物，如香菇、黑木耳等。

◎少吃高脂肪、高胆固醇的食物，如全脂牛奶、肥肉及煎炸、烧烤类食物。

◎忌食过酸、过咸、过甜的食物，以及鱼、虾、蟹等海鲜类食物。

风湿性关节炎的中医饮食调养方

中医将风湿性关节炎归入“痹症”，认为是由于人体正气不足，又感受风、寒、湿、热等外邪，阻滞经络，痹阻气血，使气血运行不畅所导致的。因此，中医治疗此病通常以祛风散寒、解痉通络、活血化瘀为主，同时温肾助阳、扶正固本。患者在调养的时候需要先辨清病因，再对症选择食疗药膳。

归芪乌蛇汤

原料：当归15克，黄芪25克，薏米50克，红枣（去核）6枚，乌蛇肉200克，生姜、盐各适量。

做法：将当归、黄芪、薏米、红枣分别洗净；蛇肉洗净，切成小块；把全部用料放入砂锅内，加入适量清水，大火煮沸后，改用文火煲2小时，调味即可。

功效：饮汤吃蛇肉，每天1剂。可补气益血、祛湿除痹。适用于慢性风湿性关节炎所致的关节疼痛、活动不便者。

马奶炖木瓜

原料：木瓜200克，马奶250克。

做法：将木瓜洗净，去皮、去子瓤，与马奶一起放入锅中，煮熟即可。

功效：舒筋活血，抗菌消炎。适宜风湿性关节炎患者食用。

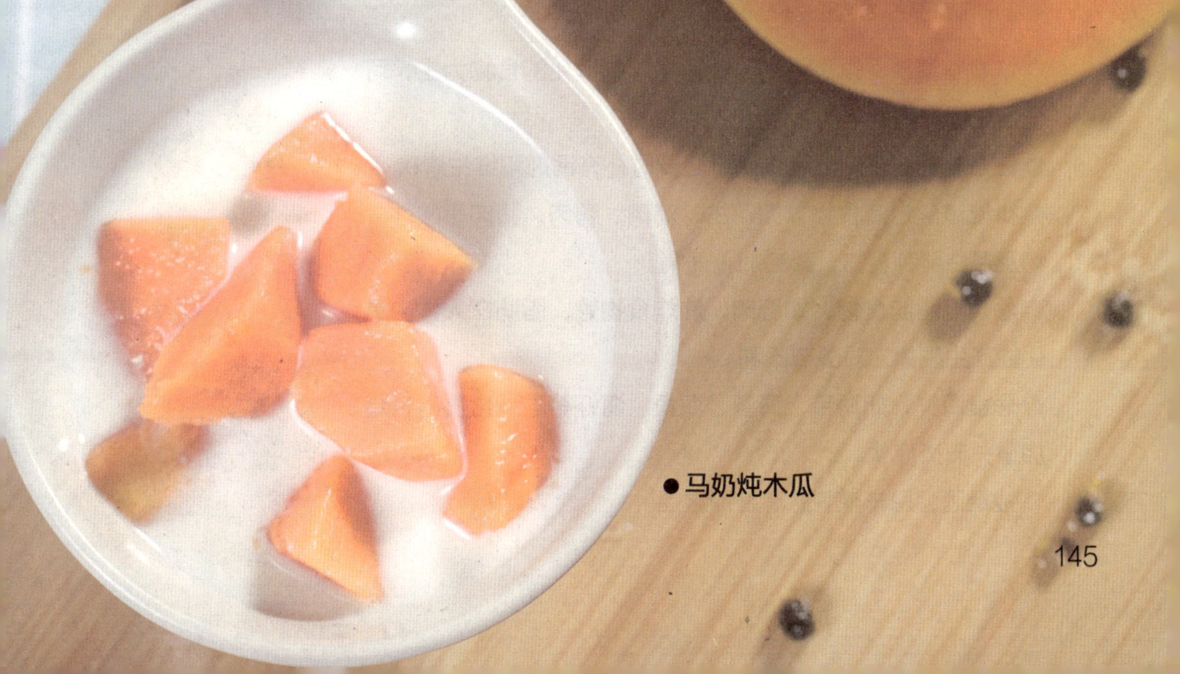

●马奶炖木瓜

类风湿关节炎

生活调养小提示

◎ 有发热及关节明显肿痛时，应卧床休息。

◎ 注意避免风寒湿气的侵袭。

◎ 艾灸患处可促进血液循环，缓解疼痛症状。

类风湿关节炎又称类风关，在广义上，它也属于风湿性关节炎的一种，但在致病因和临床的症状表现上又有所不同。我在前面讲了，风湿性关节炎是链球菌感染造成的，主要累及大关节，不会造成关节的畸形。而类风湿关节炎则是多种原因引起的关节滑膜的慢性炎症，往往侵犯的是小关节，尤其是掌指关节、近端指间关节、腕关节，也会侵及其他大小关节。晨僵是类风关的重要特征，就是晨起时关节不灵活，僵硬疼痛，起床活动后晨僵减轻或消失。晚期常会造成关节畸形，还可能出现类风湿结节和心、肺、肾、周围神经及眼的内脏病变。

所以，相比风湿性关节炎来说，类风关给患者造成的痛苦更大，而且缠绵难愈，因此，一般在疼痛肿胀得到缓解的情况下，仍然需要用药以控制病情。在缓解期，对于使用抗风湿类药物以及糖皮质激素的病人，需要在专科医生的指导下，逐步减量，切不可贸然停药，以免引起病情反复。另外，饮食调养得当也可缓解关节炎症状，改善关节功能，提高生存质量。

类风湿关节炎患者的饮食原则

◎ 饮食宜清淡，以高蛋白、高热量、易消化的食物为主，可适当增加狗肉、羊肉等温热之品。

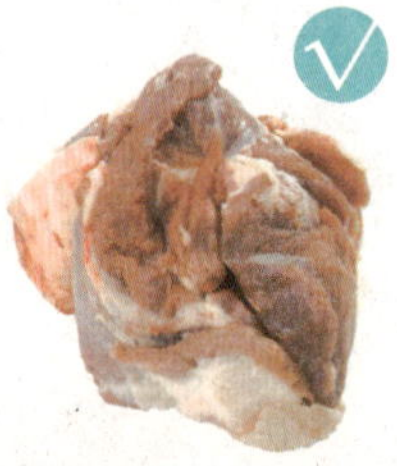

◎ 注意补钙，多喝低脂牛奶，必要时补充钙剂和维生素D。

◎ 少吃过酸过咸食物，如花生、鸡肉、鸭肉、猪肉等酸性食物及各种腌制食物，都会加重病情。

◎ 忌食高脂肪食物，如肥肉、油炸食物等，脂肪在人体内氧化能产生酮体，对关节不利。

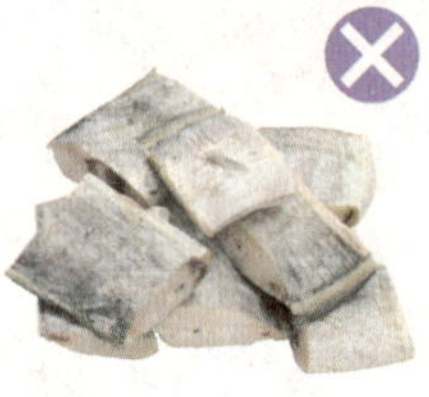

◎ 忌食海鲜，如海带、海参、海鱼、海虾等嘌呤含量高，会加重关节炎症状。

◎ 戒烟酒，忌辛辣刺激、寒凉之品。

类风湿关节炎的中医饮食调养方

类风关也属于中医的痹症范畴，由于身体正气不足，感受风、寒、湿、热之邪，使肌肉、关节、经络痹阻所致。临床上，根据病因和患者体质的不同，又分为热痹、寒痹和着痹三种类型。同时，也可选用一些益气温阳、理气化痰的食药材来补充人体正气，如薏米、陈皮、黄芪、白术等。

防风薏米饮

原料：薏米30克，防风10克，生姜3~5片。

做法：将薏米、防风、生姜共煎汁，饮用时弃渣留汁饮用。每日1剂，连服4~6日为1疗程。

功效：健脾祛湿，祛风止痛，用于关节不利、伸屈不直、风寒湿邪等症。

白花蛇酒

原料：白花蛇1条，白酒500毫升。

做法：将白花蛇浸入白酒内，浸泡1个月即可。每次服1小杯约10毫升，每日2次。

功效：祛风胜湿，通络止痛。适用于关节肌肉疼痛酸麻、肿胀，遇阴雨寒冷则疼痛加剧，得温痛减的风湿寒痹阻证。

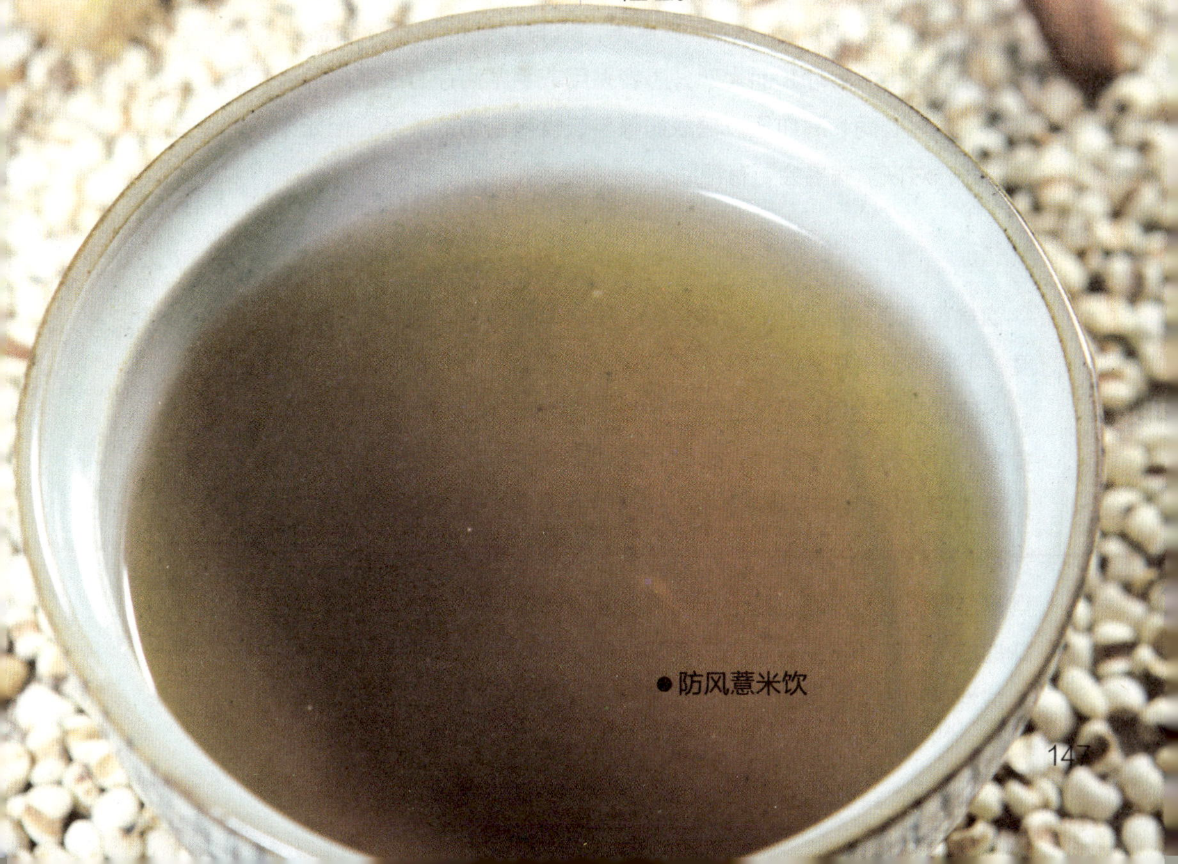

●防风薏米饮

颈椎病

生活调养小提示

◎注意颈部保暖，避免受凉。
◎端正坐姿，避免长时间处于低头状态。
◎用热水袋局部热敷，可缓解肌肉痉挛。

现在，患颈椎病的人群正在大幅度增加，而且越来越趋向年轻化，长时间低头看书、长期在电脑前工作的人最容易得颈椎病。而且随着年龄增长，颈椎间盘发生退行性改变，颈椎病几乎是不可避免的，很多中老年人的颈椎病都是这个原因引起的。此病最典型的症状就是脖子后面的肌肉发硬、发僵，颈肩疼痛，而且头晕恶心、手指麻木、腿软无力。如果不及时治疗，还会引起多种并发症，如吞咽障碍、视力障碍、颈心综合征、颈性高血压，甚至是下肢瘫痪、猝倒等。

所以，大家平时一定要注意保护好颈椎，防止过度劳损。有些人觉得自己的脖子可以扳响，所以没事的时候就喜欢来回扳几下，听着响声好像很舒服似的。其实这是不对的，经常这样做会造成颈椎关节松弛，颈椎边上的韧带也会变松弛。

如果患上了颈椎病，也不要紧张，只有那些严重有神经根或脊髓压迫的患者，才需要手术治疗，而大部分患者采用非手术治疗方法就能解除病痛。虽然颈椎病不像冠心病、高血压、糖尿病等与饮食有密切的关系，但如果搭配适宜的饮食调养，对恢复病情会更有帮助。

颈椎病患者的饮食原则

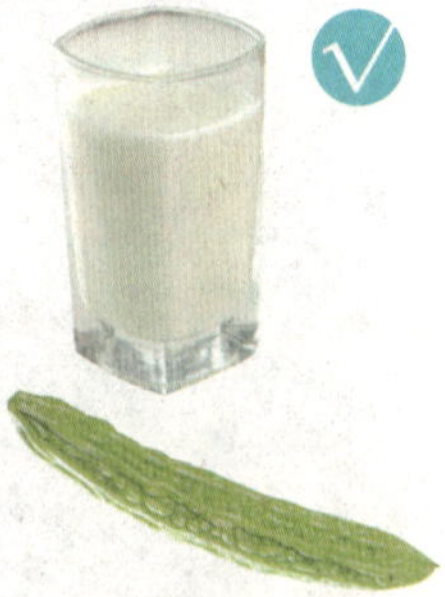

◎饮食宜清淡、易消化，合理搭配，不可单一偏食，进食有度，不要饥饱失常。

◎多吃富含蛋白质、钙、B族维生素、维生素C和维生素E的食物，如牛奶、鱼、黄豆、黑豆、坚果及新鲜蔬果。

◎湿热阻滞经络的颈椎病患者，应多吃些葛根、苦瓜、丝瓜等清热解肌通络的食物。

◎寒湿阻络者可多吃狗肉、羊肉等温经散寒的食物。

◎血虚气滞的颈椎病患者，应多吃鲤鱼、黑豆、鸡肉等补血理气的食物。

◎戒烟，少饮酒，少喝浓茶、咖啡，忌食生冷、辛辣、油腻厚味之品。

颈椎病的中医饮食调养方

在中医学里，颈椎病也属于痹症的范畴，人体在正气不足、免疫力低下的情况下，风寒湿邪通过腠理肌肤乘虚而入，侵蚀颈椎滑膜就形成了颈椎病。另外，中医认为，肝主筋，肾主骨，所以，中医在调治颈椎病时，通常以舒筋通络、活血化瘀为主，兼以祛风散寒化湿和补益肝肾。但注意只能以平补、清补为主，不宜过食膏粱厚味峻补之品。

葛根红豆粥

原料：葛根、红豆各20克，大米30克。

做法：将葛根放入锅中，加水煎煮20分钟，去渣取汁；红豆洗净，泡软；大米淘洗干净后，与泡好的红豆一起放入葛根汁中煮成粥即可。

功效：祛风除湿止痛，适用于颈项僵硬者。

木瓜陈皮汤

原料：木瓜、陈皮、丝瓜络、川贝母各10克，大米50克，冰糖适量。

做法：原料分别洗净，木瓜、陈皮、丝瓜络煎取汁液；将川贝母（切碎）、冰糖放入药汁中，煮15分钟即可。

功效：化痰除湿通络。用于痰湿阻络型颈椎病。

山丹桃仁粥

原料：山楂30克，丹参15克，桃仁（去皮）6克，大米50克。

做法：将所有原料洗净，丹参先煎，去渣取汁，再将山楂、桃仁、大米放入药汁中，加入适量水，大火煮沸后转小火熬成粥即可。

功效：活血化瘀，通络止痛。适宜气滞血瘀型颈椎病患者调养食用。

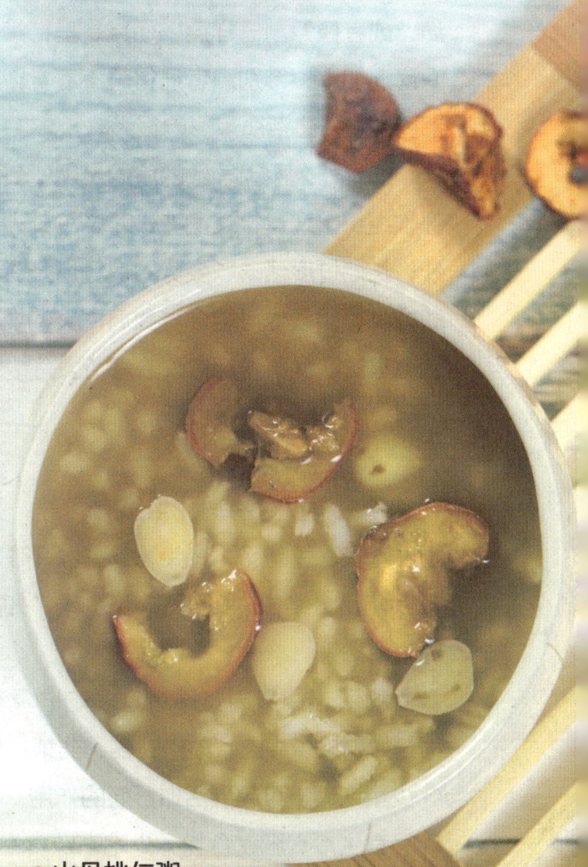

●山丹桃仁粥

肩周炎

生活调养小提示

◎劳动量要适度，减轻肩部压力。

◎锻炼肩周，如伸手摸高，可促进关节恢复。

◎避免肩部受凉。

有些从事体力劳动的中老年人经常会觉得肩膀疼，稍微干点重活或着凉了，疼痛还会加重，严重的时候胳膊都抬不起来，这其实就是患上了肩周炎。肩关节是活动最多的关节，韧带较薄，稳定性很小，所以稳定肩关节的周围软组织很容易受损伤而发炎。肩周炎的主要症状就是肩关节疼痛和活动受限，因好发于50岁左右，而又称为“五十肩”。起初肩部是呈阵发性疼痛，以后疼痛逐渐加剧或钝痛，或者像刀割一样痛，而且是呈持续性的，并会向颈项及上肢扩散，尤其是夜间疼痛加重，个别患者痛得睡不着觉或半夜痛醒，严重时连端碗吃饭、穿衣伸袖都困难，对生活质量影响很大。

那是什么原因导致的肩周炎呢？其中一个重要原因就是随着年龄的增长，肩部软组织出现退行性病变，对各种外力的承受能力减弱，就容易引发肩周炎。另外，长期过度活动、姿势不良等所产生的慢性损伤，急性外伤、受凉、感染及活动减少等因素也可能会导致肩周炎的发生。肩周炎的治疗需要较长时间，如果配合适宜的饮食调养，对改善病情大有帮助。

肩周炎患者的饮食原则

◎饮食应清淡、易消化且富有营养，补充钙质，可多吃牛奶、鸡蛋、豆制品、骨头汤、黑木耳等。

◎多吃富含维生素C的蔬菜和水果，如西红柿、苹果、猕猴桃、柑橘等。

◎受寒引起的肩周炎患者宜多吃些具有温经散寒作用的食物，如狗肉、牛肉、羊肉、姜、韭菜、核桃仁等。

◎少量饮酒，可起到活血舒筋的作用。

◎忌食生冷、肥腻食物，少吃辛辣食物，减少食用油、盐等调味品的摄入。

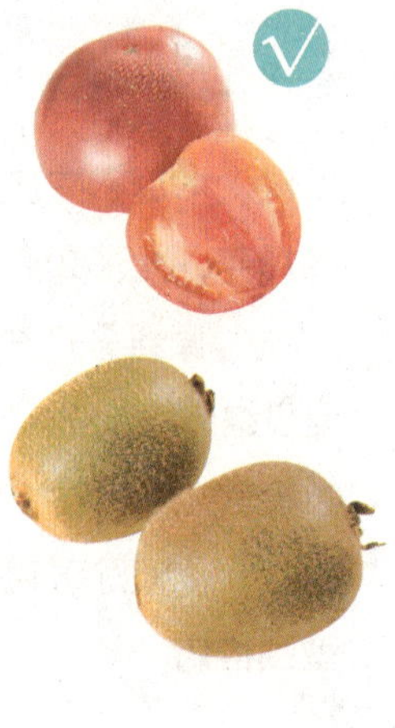

肩周炎的中医饮食调养方

在中医学里，肩周炎同样属于痹症范畴，是由于年老体衰、骨骼变弱、气血不足以及感受风寒湿气等，导致局部经脉不通、气血凝滞、筋肉挛缩所致。因此在进行饮食调养时，应以活血行气、通络止痛为主，益气补血、滋补肝肾为辅，辨证食疗才能促进疾病的康复。

桑枝鸡汤

原料：老桑枝60克，老母鸡1只，盐少许。

做法：将桑枝切成小段，鸡收拾干净，二者一起放入锅中，加入适量清水，大火煮沸后，转小火煮至鸡肉烂熟、汤浓，最后加盐调味即可。

功效：饮汤吃肉，有祛风湿、通经络、补气血的作用。适用于肩周炎慢性期而体虚风湿阻络者。

桑寄生当归蛋茶

原料：桑寄生30克，当归5～6克，鸡蛋1个，红糖适量。

做法：鸡蛋煮熟、去壳，然后与桑寄生、当归一起放入锅中共煮，最后加红糖调味即可。

功效：喝汤吃鸡蛋，可补肝肾、养气血、强筋骨、祛风湿，适用于属气血瘀滞型、肝肾亏损型的老年肩周炎患者。

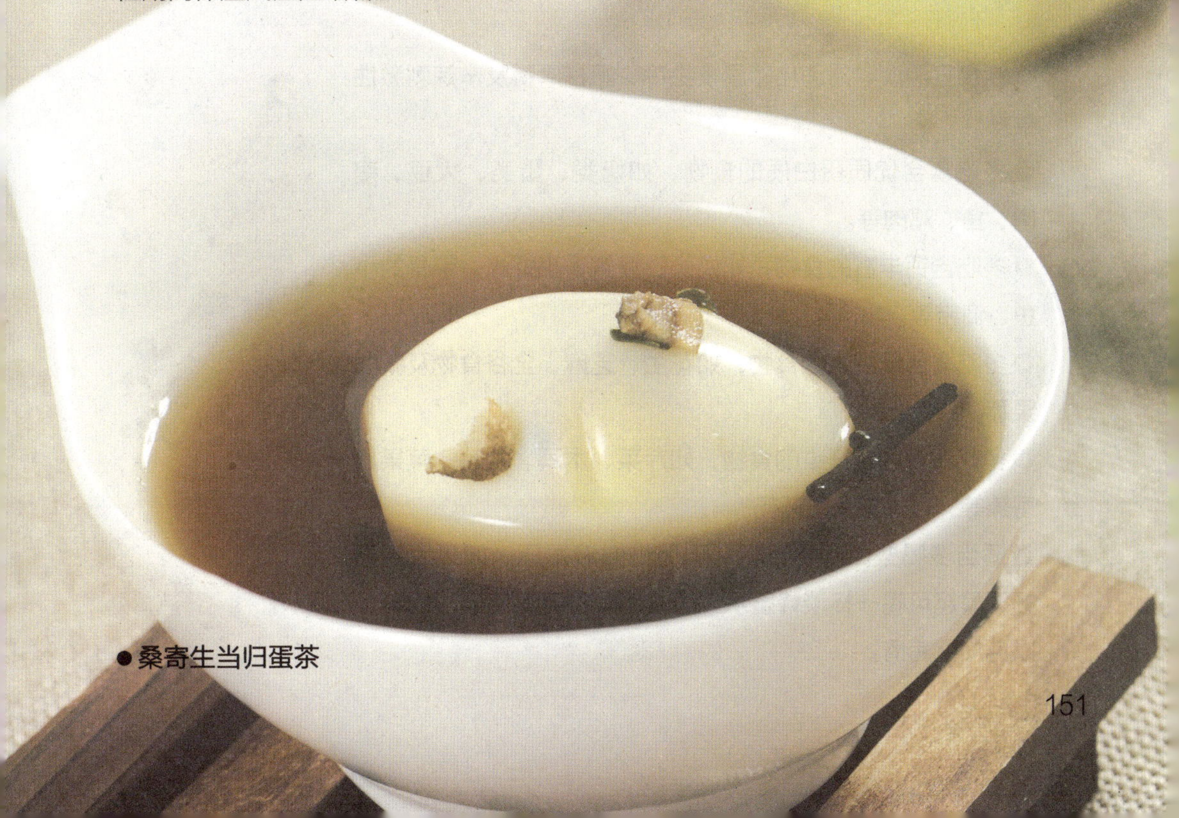

●桑寄生当归蛋茶

腰椎间盘突出症

生活调养小提示

◎ 保持良好坐姿。

◎ 睡眠时的床不宜太软。

◎ 伏案工作者需注意桌、椅高度，定期改变姿势。

腰椎间盘突出症是腰部常见的症状，随着年龄的增加，腰椎间盘的结构老化，其弹性和抗负荷能力也随之减退，一旦过度劳累或活动不慎即容易使椎间盘的纤维环破裂，形成椎间盘突出症。患者会感觉腰背部疼痛，下肢放射性疼痛、麻木，活动受限，不管是站着、坐着还是躺着，腰痛都不能缓解，让人非常痛苦，生活也非常不方便。

在中医学里，腰椎间盘突出属于“痹痛”“腰痛”“肾亏”的范畴，主要是由于肾气亏损，又外感风寒或外伤劳损，使筋脉不通、经络瘀阻所致。因此，在治疗时通常采用活血化瘀、舒筋活络、消炎止痛、滋补肝肾等方法，再结合适宜的饮食调养，对稳定病情、缓解腰痛症状有很好的效果。

腰椎间盘突出症患者的饮食原则

◎ 饮食宜清淡、易消化，忌食生冷、肥甘厚腻及辛辣刺激性食物。

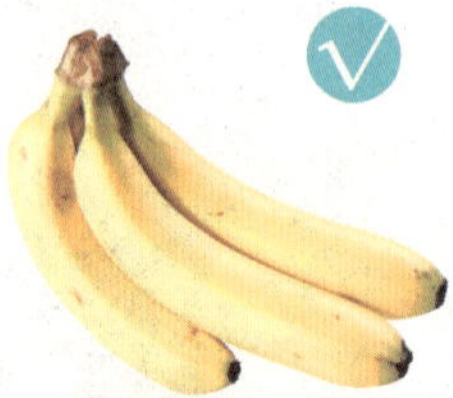

◎ 多吃富含优质蛋白质的食物，如奶类、蛋类、大豆、瘦肉、鱼、鸡肉等。

◎ 多吃含钙丰富的食物，如奶类、豆类、小虾米、带骨的小鱼、海带等。

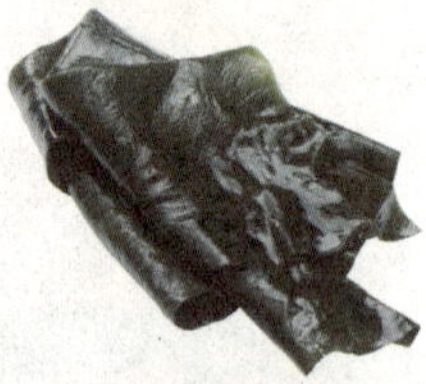

◎ 多吃富含维生素的食物，如花生、芝麻、全谷食物及新鲜果蔬。

◎ 多吃富含膳食纤维的食物，如芹菜、木耳、竹笋、苹果、香蕉等，以保持大便通畅。

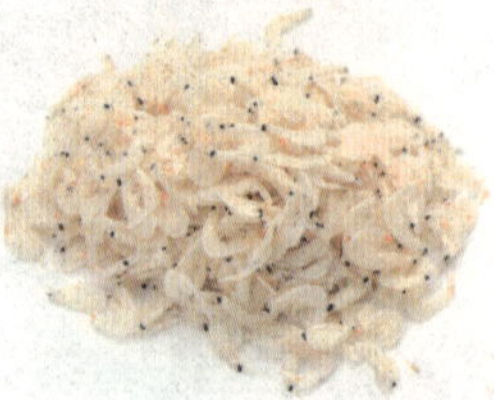

◎ 适当多喝些白开水，有利于促进血液循环。如果大便不畅，晨起可喝一杯淡蜂蜜水或淡盐水。但不宜喝碳酸饮料，以免加重病情。

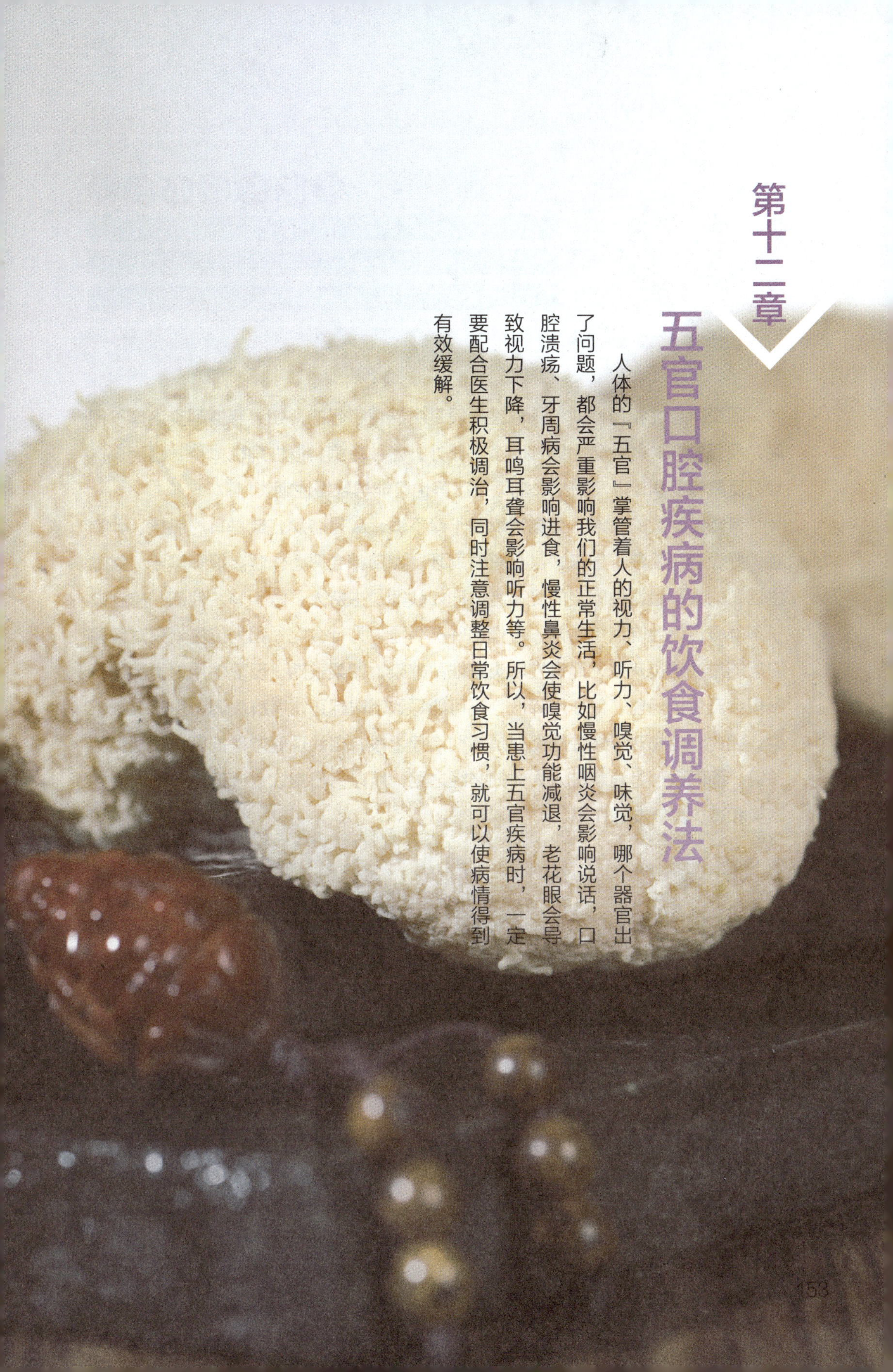

第十二章

五官口腔疾病的饮食调养法

人体的『五官』掌管着人的视力、听力、嗅觉、味觉，哪个器官出了问题，都会严重影响我们的正常生活，比如慢性咽炎会影响说话，口腔溃疡、牙周病会影响进食，慢性鼻炎会使嗅觉功能减退，老花眼会导致视力下降，耳鸣耳聋会影响听力等。所以，当患上五官疾病时，一定要配合医生积极调治，同时注意调整日常饮食习惯，就可以使病情得到有效缓解。

慢性咽炎

生活调养小提示

◎掌握正确的发音方法，减少清嗓动作。

◎起居有规律，保持充足的睡眠，切忌熬夜。

◎注意口腔卫生，坚持早晚刷牙、食后漱口。

咽炎有急性和慢性两种。急性一般是由感冒引起的，如果急性咽炎治疗不彻底，反复发作，就会转为慢性咽炎。此外，各种鼻病、慢性扁桃体炎、龋齿、胃食管反流等疾病，以及粉尘、烟酒过度等也可能导致慢性咽炎。

有慢性咽炎的人通常会觉得嗓子干痒不适，或是微痛，或是有灼热感、异物感，好像有痰又咳不出来，甚至有时刷牙、漱口都会恶心作呕。很多需要“靠嘴生活”的人都是慢性咽炎的受害者，比如教师、主持人、歌手等。他们一感到嗓子不舒服，就会吃点抗生素，可作用并不明显，为什么呢？因为抗生素只对细菌引起的急性咽炎有效，而慢性咽炎非细菌感染，如果长期、反复使用这类药物，不仅会产生抗药性，使作用降低，还可能导致咽喉部正常菌群失调，引起二重感染。因此，药物对于慢性咽炎只是辅助治疗手段，自我保健才是抵御慢性咽炎的关键。而咽喉部是食物进入人体的必经之路，所以，日常饮食调理也有防治慢性咽炎和减少其复发的作用。

慢性咽炎患者的饮食原则

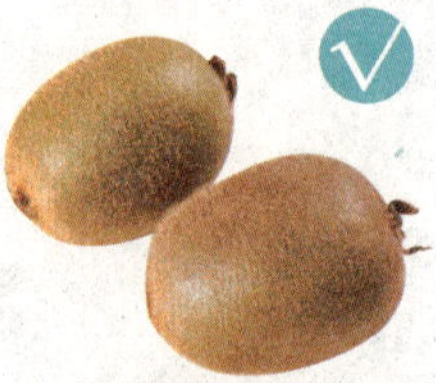

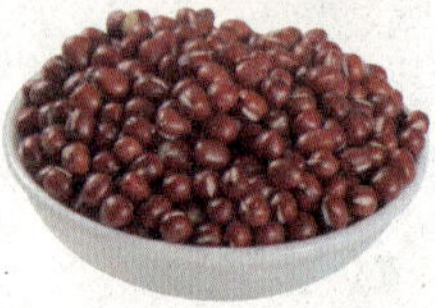

◎饮食以清淡、易消化为主，多喝水。

◎吃富含胶原蛋白和弹性蛋白的食物，如猪蹄、猪皮、鱼类、豆类、海产品等，有利于慢性咽炎损伤部位的修复。

◎多摄入富含B族维生素的食物，如动物肝脏、瘦肉、鱼类、新鲜水果、绿色蔬菜、奶类、豆类等，可促进损伤咽部的修复，并消除呼吸道黏膜的炎症。

◎多吃具有酸甘滋阴作用的食物，如猕猴桃、甘蔗、苹果、西红柿、橘子、柠檬、蜂蜜等。

◎戒烟酒，忌食煎炸、腌制及辛辣刺激性食物。

◎当有咽干、咽痛时，可含些草珊瑚含片、西瓜霜含片等，以缓解症状。

慢性咽炎的中医饮食调养方

中医认为，“咽喉诸病皆属于火”，慢性咽炎是因脏腑的阴阳气血津液失调，咽喉失去濡养，气血痰浊瘀滞所致，治疗多以养阴清热为主，患者可以用菊花、胖大海、枸杞子、麦冬、金银花、甘草等药材泡水喝，也可以做些药膳，对缓解咽炎症状都很有效。

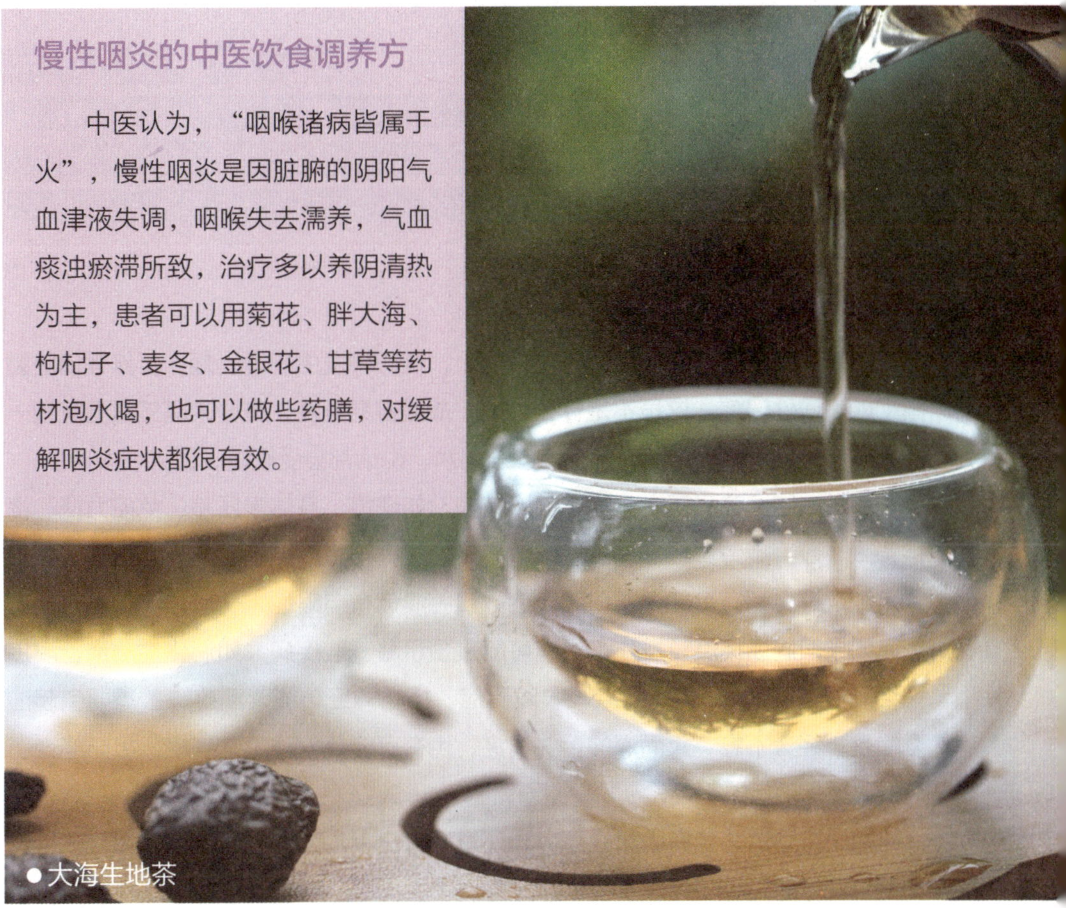

●大海生地茶

番茄西瓜汁

原料：番茄300克，西瓜瓤1000克。

做法：番茄洗净、去皮、切小块；西瓜瓤去子，切小块，与番茄块一起放入榨汁机中，榨汁即可。

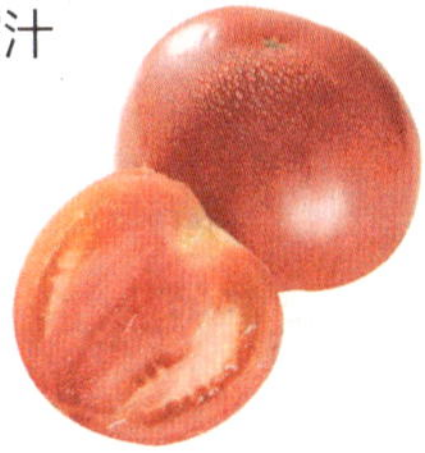

功效：清热，消炎，可改善咽炎症状。

大海生地茶

原料：胖大海5枚，生地12克，冰糖30克，茶适量。

做法：上药共置热水瓶中，沸水冲泡半瓶，盖闷15分钟左右，不拘次数，频频代茶饮。

功效：每日2～3剂，可清肺利咽，滋阴生津。适用于慢性咽喉炎属肺阴亏虚者，症状表现为声音嘶哑、喉中燥痒或干咳等。

复发性口腔溃疡

生活调养小提示

◎生活有规律，不要着急上火。

◎注意口腔卫生，进食后及时漱口。

◎保证睡眠充足，不要熬夜。

口腔溃疡，就是我们常说的“口疮”，是一种发生在唇、颊、舌缘等口腔黏膜上的表浅性溃疡。这虽不是什么大病，却很容易复发，有些人隔三岔五就闹一回，发作时疼痛剧烈，别说是吃饭，连喝水、说话都会受影响，让人很痛苦。

引发口腔溃疡反复发作的原因比较多，如遗传、身体素质差、免疫力低、精神紧张、过度疲劳、烟酒过度、睡眠不足、过食肥甘厚腻的食物、维生素或微量元素缺乏等，都有可能诱发口腔溃疡。口腔溃疡有自限性，一般10天左右就能自愈。如果口腔溃疡反复发作，也有可能是预示着一些疾病，如消化性溃疡、溃疡性结肠炎、肝炎、维生素B族吸收障碍症、植物神经功能紊乱症等。需要引起注意的是，经久不愈、大而深的舌头溃疡，也有可能是一种癌前病损，极易癌变，必要时要做活检以明确诊断。

如果排除这些疾病因素，那只要注意调整日常生活方式和饮食习惯，就可以使反复发作的口腔溃疡有效缓解。

复发性口腔溃疡患者的饮食原则

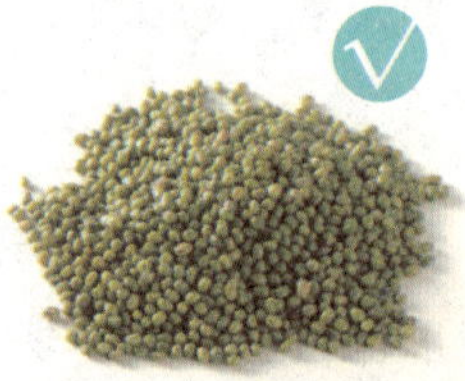

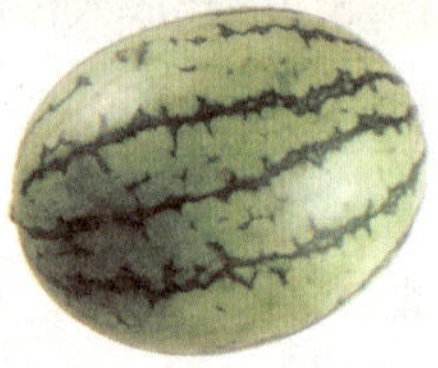

◎多喝水，饮食以清淡、稀软为主，并注意温凉适宜，少吃粗糙坚硬的食物。

◎多吃富含优质蛋白质的食物，如蛋类、奶类、瘦肉等，对修复溃疡面有帮助。

◎多吃新鲜蔬菜、水果，可促进溃疡愈合。

◎多吃清火的食物，如苦瓜、苦菊、绿豆、芹菜、芥蓝、莴笋、茄子、西瓜、杨桃、荸荠等。

◎忌食煎炸、熏烤、腌制、辛辣刺激性食物，以及各种热性食物，如羊肉、狗肉、韭菜、荔枝、榴莲等。

◎戒烟酒和各种含酒精饮料。

复发性口腔溃疡的中医饮食调养方

从中医角度来讲，口腔溃疡虽然发生在口腔，但与脾、胃、肾、心、大肠等内脏都有密切的关系。脏腑积热，循经上炎，就会引发口疮。简单地说，口腔溃疡实际上就是上火了，而上火又大多是吃出来的，比如过度进补、吃太多温热的食物和肉类等。所以，可吃些能清火的药膳，对防治口疮反复发作有效果。

凉拌香橙苦瓜

原料：苦瓜1根，新鲜橙子1个，蜂蜜适量。

做法：苦瓜洗净，切段，用勺子挖去瓤；橙子去皮，切成和苦瓜挖去瓤的内孔一样大小的长条，再塞入苦瓜内，将苦瓜切成薄厚一致的片，码入盘中，把蜂蜜和橙汁挤到盘中即可。

功效：消炎去火，可有效改善口腔溃疡症状。

蒲公英绿豆粥

原料：干蒲公英60克，绿豆20克，白糖适量。

做法：蒲公英用清水泡软，洗净，切碎后放入锅中，煎煮10～15分钟，去渣取汁；绿豆洗净，泡软；大米洗净，与绿豆一起放入蒲公英汁中煮至熟烂，最后加白糖调味即可。

功效：分2次服下，连服3～5天，可降火解毒，促进溃疡愈合。

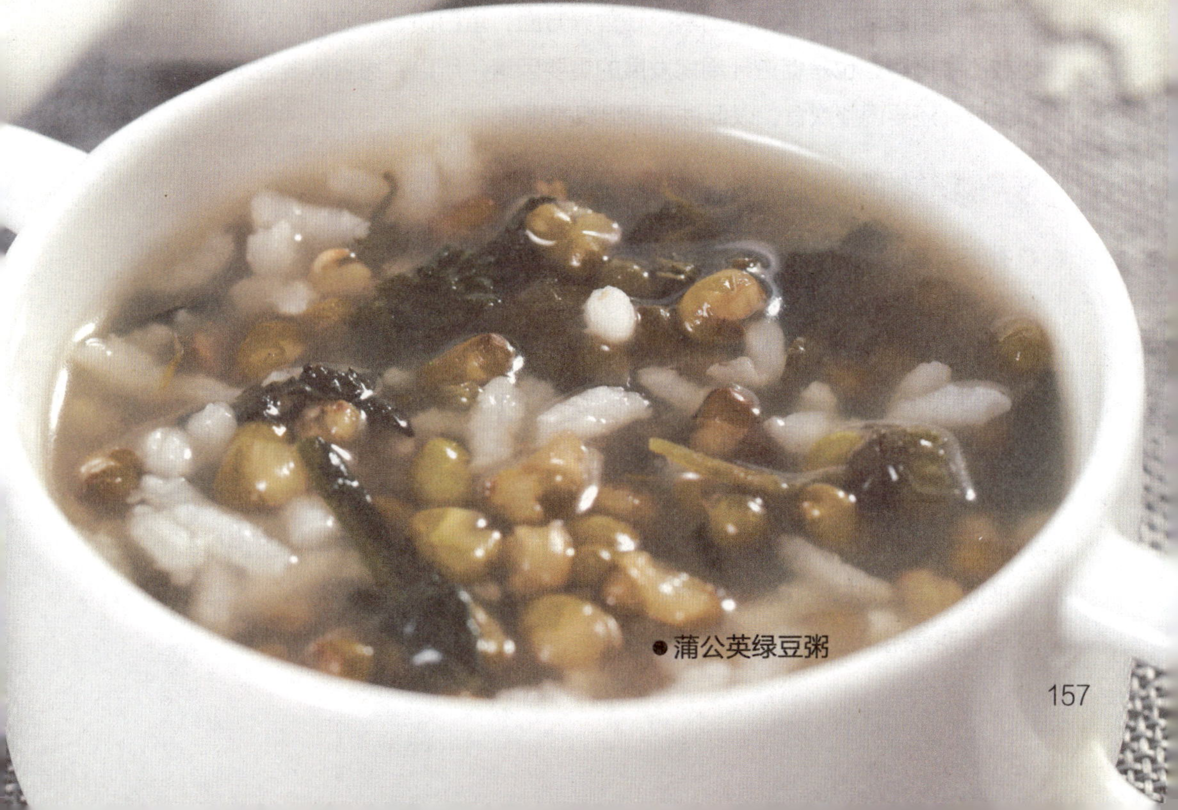

●蒲公英绿豆粥

牙周病

生活调养小提示

◎每年定期检查牙齿、洗牙、科学刷牙。

◎选用软毛或中硬毛的牙刷及药物牙膏。

◎常叩齿，每日早晚各1次，每次300下。

牙周病是口腔中最常见的疾病之一，成年人中患病率高达90%，换句话说，每10人中，就有9人患有牙周病。那什么是牙周病呢？所谓牙周病就是指发生在牙周组织的疾患，通常分为两类：一是局限在牙龈边缘的牙龈炎症，二是累及到牙齿周围其他组织（如牙槽骨、牙周膜、牙骨质等）的牙周炎。

牙周病是一种慢性的细菌感染，初期往往没有明显的症状，可能就是吃不了硬东西，或者刷牙的时候牙床有点出血，偶尔牙疼，患者也就没引起重视，等到感觉牙齿松动、酸软，咀嚼无力，甚至牙齿脱落时，牙周病已经很严重了。如果不及时治疗，最后可能整口牙都掉光，还会诱发风湿、抑郁症、心脏病、血液病等多种疾病，给人造成极大的痛苦。

牙周疾病是不可逆的，而且很容易复发。菌斑、牙石、创伤性咬合、经常塞牙等都是引起牙周病的常见因素。在营养方面，蛋白质、维生素，及钙、磷的缺乏或不平衡等，也是促进牙周病发展的重要因素。所以，患者既要注意牙齿的日常保健，还要调整饮食，以促进牙周组织的康复。

牙周病患者的饮食原则

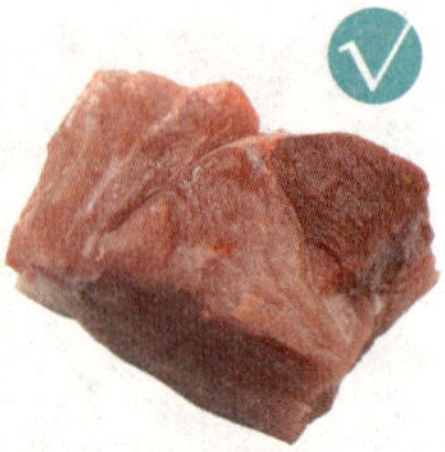

◎补充丰富的高蛋白饮食，豆类及豆制品、鸡蛋、牛奶、瘦肉、鱼虾等。

◎多食用维生素含量高的食物，尤其是胡萝卜、菠菜、香菜、杧果、杏、禽蛋等富含维生素A的食物，动物肝、鱼油、禽蛋等富含维生素D的食物，以及富含维生素C的新鲜蔬果。

◎多吃富含钙、磷、锌的食物，其中钙和磷在奶类、豆类及大豆制品、硬果类、海带、可连骨吃的小鱼小虾中含量丰富；锌在牡蛎、鱼类、粗粮中含量较多。

◎戒酒，忌食肥甘厚味、辛辣刺激性食物。

◎忌长期食用粗糙食物或过于精细的食物，否则不利于牙周组织的恢复。

牙周病的中医饮食调养方

在中医理论中，牙周病属“牙宣”“齿衄”等范畴，认为牙龈发炎、出血、红肿、疼痛及口臭，多由胃火上蒸、肾阴不足、火热邪毒外侵所致。所以，凡是由火气引起的牙周病，要多吃能清火的食物，如绿豆、苦瓜、西瓜、百合、苦丁茶、芦根等。如果是由肾虚而引起的牙周病，就应以补肾为主，多吃些具有补肾益精作用的食物和药膳，如乌鸡、山药、黑芝麻、桑葚、枸杞子等。

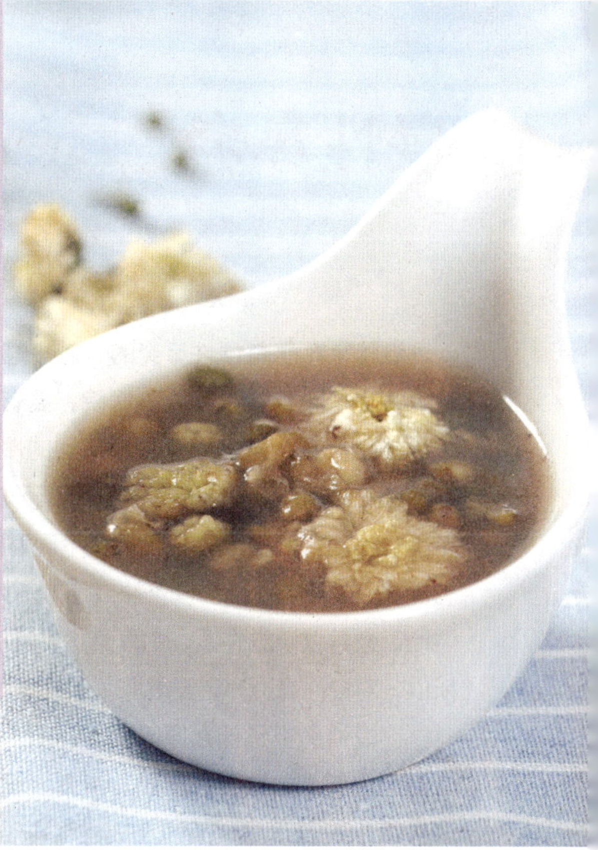

●绿豆菊花饮

绿豆菊花饮

原料：绿豆60克，白菊花10克。

做法：绿豆、白菊花分别洗净，一起放入锅中，加入适量清水，浸泡30分钟后用大火煮沸，转小火煮至绿豆熟烂即可。

功效：绿豆、白菊花都是寒凉之品，二者搭配食用，能起到很好的清热解毒的作用。如果患者的牙周病是由上火引起的，坚持食用一段时间，就能有效缓解症状。

菠菜枸杞子乌鸡骨汤

原料：乌鸡骨1副，枸杞子30克，山药30克，玉竹20克，菠菜100克，盐适量。

做法：菠菜择洗干净，焯水后切段；其他原料分别洗净，放入锅中加水煮汤，大火煮沸后，转小火煲煮1小时，放入菠菜，稍煮片刻，加盐调味即可。

功效：饮汤吃菜，每日2次。用于肾阴亏损所致的牙周病。

慢性鼻炎

生活调养小提示

◎冷水洗脸，预防感冒。

◎避免接触过敏物质，如油漆、花粉等。

◎尽量避免去人多的地方，并注意戴口罩。

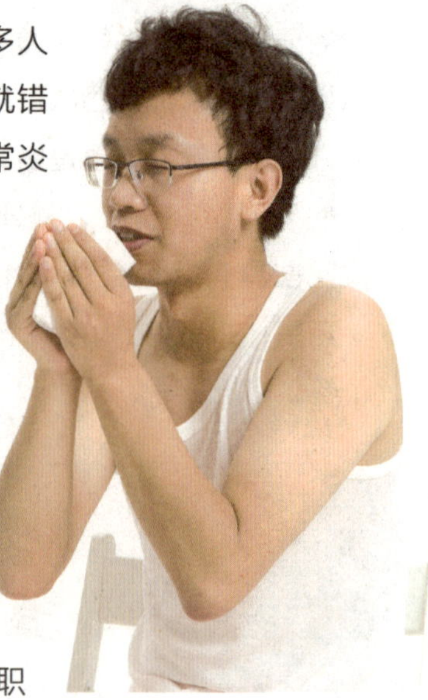

近年来，患有慢性鼻炎的人越来越多了，可许多人认为鼻炎是小病，没必要去医院，要有这种想法可就错了。慢性鼻炎是鼻黏膜及黏膜下层的慢性炎症，通常炎症持续三个月以上或反复发作，迁延不愈，即使在间歇期也不能恢复正常。患者会有不同程度的鼻塞，有黏液性的鼻涕，鼻黏膜肿胀或增厚。如果不及时调治，会导致嗅觉失灵、中耳炎、鼻咽癌等重病。所以，对慢性鼻炎一定要重视。

那慢性鼻炎是什么原因引起的呢？其中一个主要原因就是急性鼻炎反复发作或治疗不彻底，鼻黏膜未恢复正常，而演变成慢性鼻炎。另外，邻近器官的感染病灶、鼻腔用药不当或用药过久、职业或环境因素，如有害气体或粉尘刺激等，以及营养不良、内分泌失调、嗜好烟酒、免疫力低等都有可能导致慢性鼻炎。因此，患者在治疗时，既要配合医生用药，还要积极调整生活方式和饮食，对病情恢复有益。

慢性鼻炎患者的饮食原则

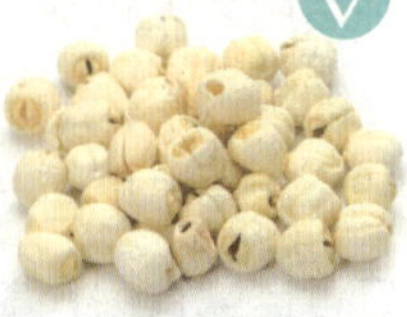

◎戒烟酒，忌食油炸、肥腻、生冷及辛辣刺激性食物。

◎多吃富含维生素的各种新鲜蔬果，以补充人体的需求。

◎多吃具有芳香开窍、利水渗湿作用的食物，如香菜、韭菜、荠菜、薏米、芡实、扁豆、红豆、莲子等。

◎肺热者，应多吃具有清热作用的食物，如苦瓜、绿豆芽、丝瓜、梨等。

◎肺气虚者，应多吃补益脾肺的食物，如大枣、山药等。

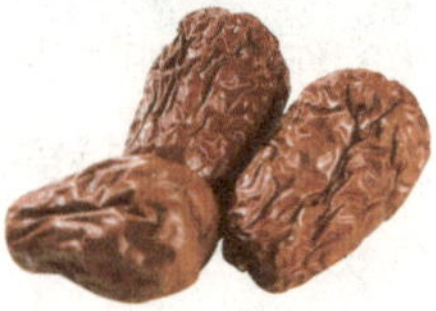

慢性鼻炎的中医饮食调养方

中医认为，慢性鼻炎虽然病在鼻，但与肺、脾、肾等脏腑虚弱，经脉失畅，气血不和有关，临床上分为脾肺气虚、肺经郁热、湿热互结、脾肾阳虚等多种证型。所以，食疗时应辨证选择食材和药材，才能收到事半功倍的效果。

黄芪冬瓜汤

原料：冬瓜300克，生黄芪30克，盐、鸡精、冰糖各适量。

做法：冬瓜洗净，去皮子，切成小方块备用；黄芪洗净，放入砂锅中，加水煎煮30分钟，滤渣取汁；将冬瓜放入黄芪汁中煮熟，最后放入调料调味即可。

功效：健脾益气，清热消炎，适宜慢性鼻炎患者食用。

苏白粥

原料：白术30克，苏叶10克，猪肚、大米各100克，生姜2片，盐适量。

做法：先将白术、苏叶放入砂锅中，加水煎煮20分钟，滤渣取汁；猪肚洗净，切片；大米洗净后与猪肚、姜片一起放入药汁中煮成粥，最后加盐调味即可。

功效：健脾祛湿，可有效缓解慢性鼻炎症状。

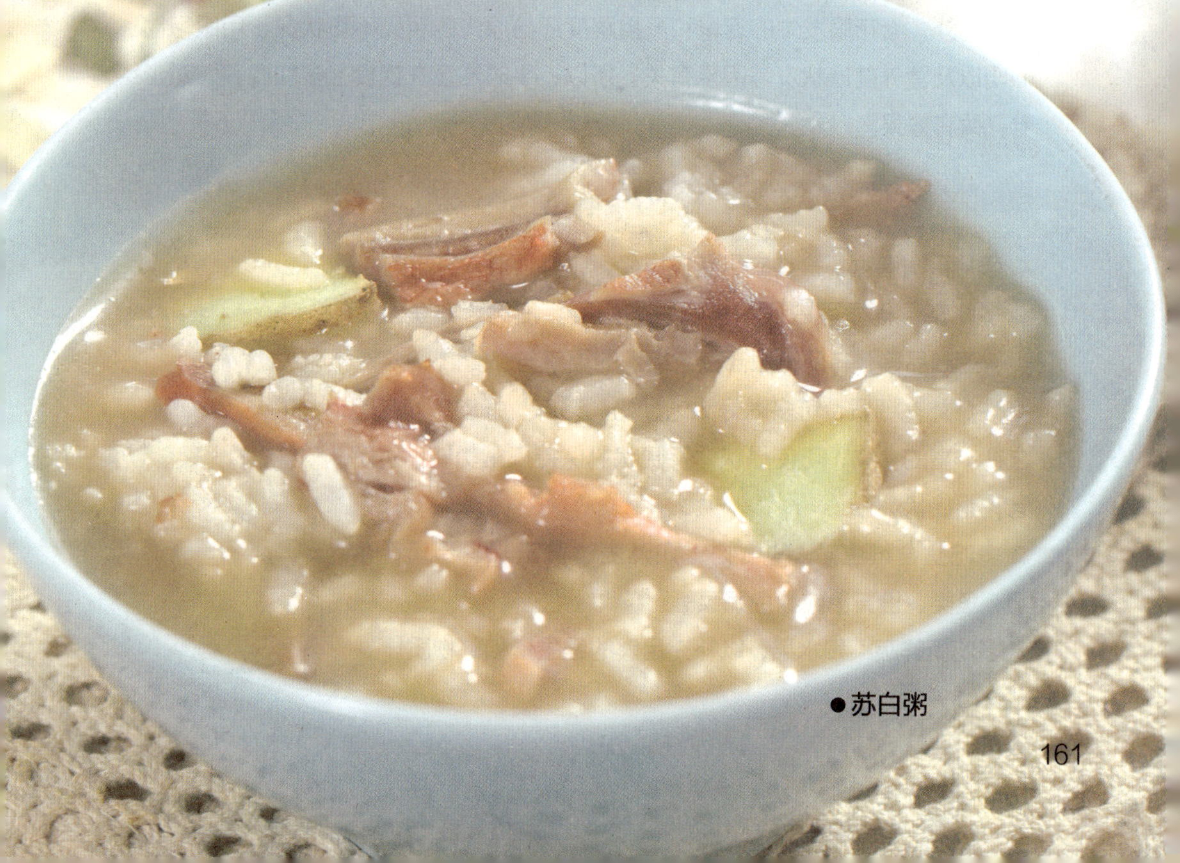

●苏白粥

老花眼

生活调养小提示

◎ 验光配镜是纠正老花眼可靠、有效的方法。

◎ 定时远眺，每天早、中、晚各远视10分钟。

◎ 经常眨眼，每次15下左右。

眼睛是人体最先衰老的器官，大多数人在40～45岁会悄悄出现“老花”现象，就是看远处还能看清，但看近处的东西比较困难，看得时间长了，还会有疲劳、酸涨、多泪、畏光、干涩、头痛等不适症状。中老年人常说的“四十七八，两眼花花”“眼力差多了”“眼神不济了”等，都属于老花眼的典型症状。

老花眼是人体开始衰老的信号之一，随着年龄的增长，晶状体逐渐硬化，调性减弱，就会出现近视力下降。而且即使注意保护眼睛，眼睛老花的度数也会随着年龄增长而增加，一般是按照每5年加深50度的速度递增。但远视眼患者，老花眼出现得要比正常眼早，而近视眼患者出现得要比正常眼晚些，或终身不用戴老花镜。

此外，老花眼发生的迟早和严重程度还与原先的屈光不正状况、用眼习惯、照明以及营养健康状况等因素有关。所以，平时注意在饮食上多加调养，对延缓老花眼有效果。

老花眼患者的饮食原则

◎ 坚持平衡膳食，食物应尽量多样化，以保证摄入充足的营养。

◎ 多吃富含优质蛋白质的食物，如奶类、瘦肉、鲜鱼及豆类、豆制品等，有助于眼部衰老组织的更新与修复。

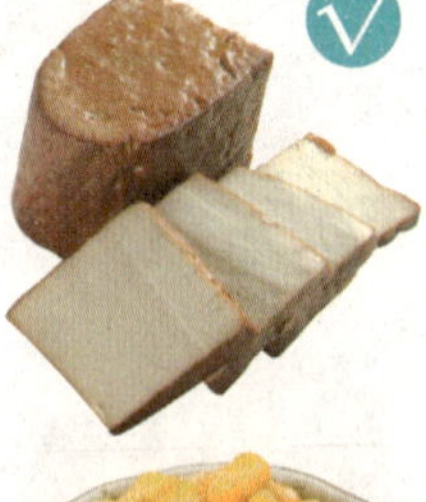

◎ 注意补充钙质，可多喝骨头汤、奶、芝麻、虾皮、海带等含钙丰富的食物，可使晶状体及睫状肌保持正常功能，缓解老花眼症状。

◎ 多吃富含维生素A的食物，如燕麦、黄玉米、蛋黄、牛奶、鱼类、橙黄色或绿色蔬菜等。

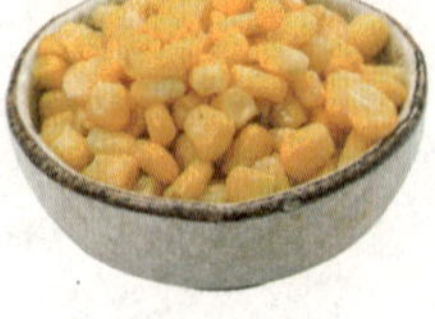

◎ 多吃新鲜蔬菜和水果，以补充足够的维生素和矿物质。

老花眼的中医饮食调养方

中医认为，老花眼是因为上年纪后气血渐衰，肝肾精气亏损，不能荣养眼目所致。所以，我们在平时要注意眼睛的保健，适当利用药膳来调养肝肾，就可以预防或减缓视力衰退。

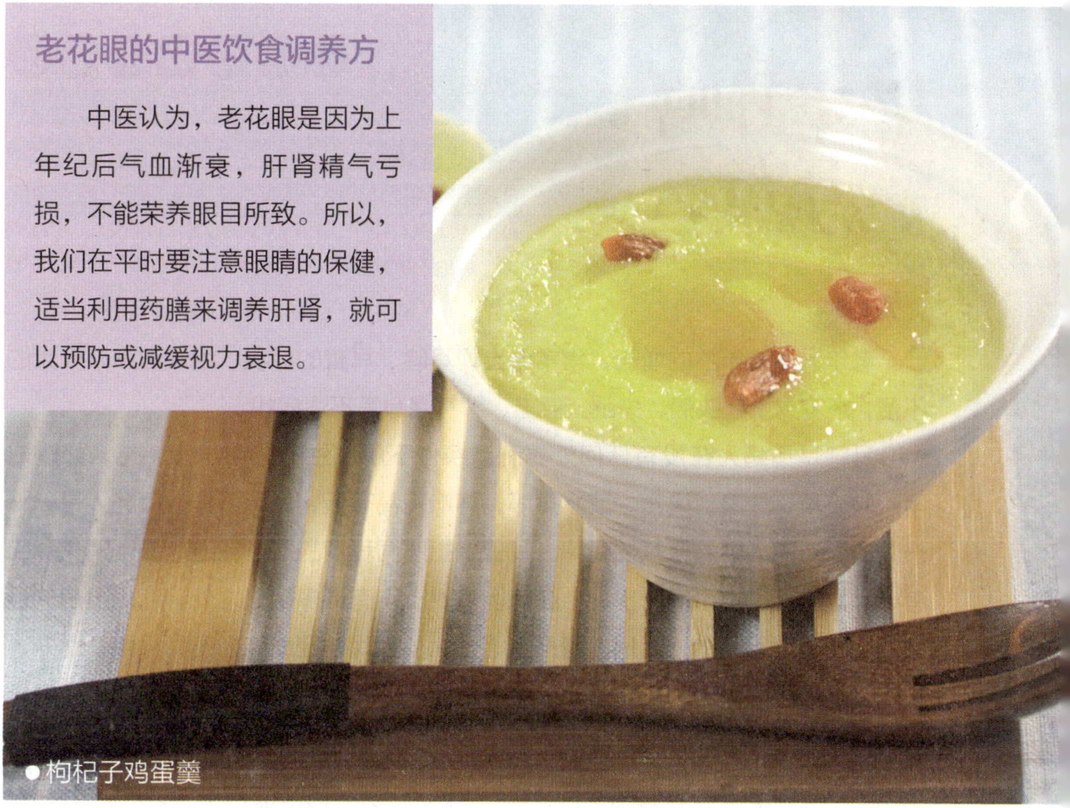

●枸杞子鸡蛋羹

豌豆玉米粥

原料：豌豆、玉米粒各50克，大米100克，盐、鸡精、香油各适量。

做法：大米洗净，放入锅中，加水煮成粥；豌豆、玉米粒分别洗净，放入锅中煮熟，捞出后加入调料拌匀，吃时倒入大米粥中，拌匀即可。

功效：豌豆、玉米中的维生素A可保护视神经，对改善老花眼症状有疗效。

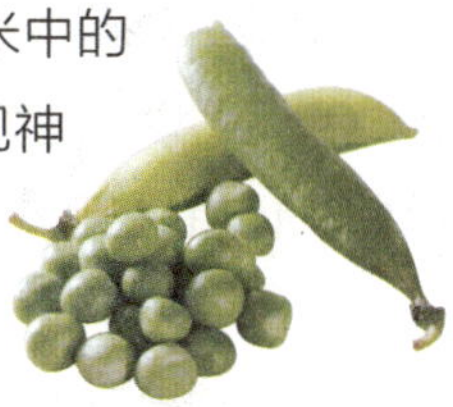

枸杞子鸡蛋羹

原料：枸杞子20克，鸡蛋2个，香油适量。

做法：鸡蛋打入碗中，加入1倍的清水打匀；枸杞子洗净，放入打好的蛋液中，搅匀后隔水用大火蒸10分钟，出锅后淋上香油即可。

功效：补肝益肾、滋阴养血。坚持吃，可以延缓视力衰退，防治中老年人的老花眼。

注意：枸杞子药性滋腻，故脾虚便稀、感冒发热、消化不良者忌食。

老年耳鸣耳聋

生活调养小提示

◎ 避免噪音刺激，加强耳朵的保护。

◎ 不要用耳勺、火柴棒等挖耳朵，谨防感染。

◎ 洗脸、洗头时避免污水流进耳朵里。

老年人随着年龄的增长，常常会出现耳鸣、耳聋的症状，给生活带来极大的不便，还容易引起头痛、失眠、健忘、脾气暴躁等不适症状。

耳鸣是指病人在没有任何外界刺激条件下所产生的异常声音感觉，如嗡嗡声、吱吱声、蝉鸣、风声、流水声等，声响有高有低、音调多样，有的人是一阵一阵的，有的人则是持续性耳鸣。耳聋是指不同程度的听觉减退，甚至消失。二者可独立出现，也可同时出现，在病因病机上也有许多相似之处，它们发病的最根本的生理原因是由于耳蜗血管严重阻塞，引起耳神经细胞损伤而导致，此外，还与遗传、感染、药物应用不当、免疫性疾病、生理机能退化、高血压、神经衰弱或经常遭受噪音刺激等因素有关。

所以，当老年人出现耳鸣耳聋时，一定要到医院确诊是哪种原因造成的耳鸣耳聋，积极配合医生治疗，并在生活中注意起居、饮食等方面的调理。

老年耳鸣耳聋患者的饮食原则

◎ 多吃富含蛋白质和维生素的食物，如瘦肉、豆类、奶类、各种绿叶蔬菜、水果、紫菜、木耳、蘑菇等。

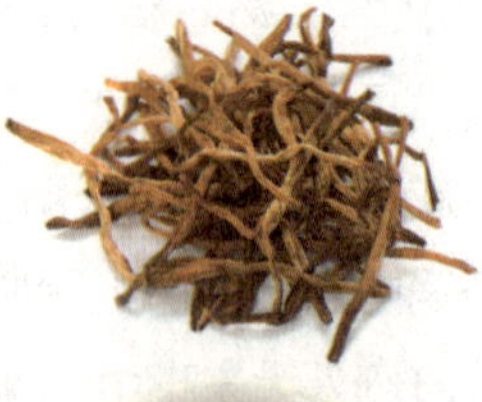

◎ 多吃含铁丰富的食物，如紫菜、瘦肉、海带、黄花菜、木耳、苋菜等，可缓解因供血不足产生的耳鸣耳聋。

◎ 多吃含锌丰富的食物，如牡蛎、瘦肉、蛋黄、豆类、花生等，能缓解耳鸣耳聋症状。

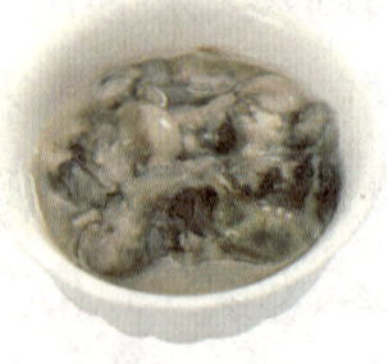

◎ 常吃有活血作用的食物，如黑木耳、韭菜、黄酒等，能改善血液黏稠度，保持耳部小血管的正常微循环。

◎ 要减少脂肪和胆固醇的摄入，少吃动物脑髓、内脏、肥肉、奶油、蛋黄、鱼子酱、油炸食品等。

◎ 戒烟酒，忌食辛辣、肥腻、甘甜、腌制之品，以免加重耳鸣耳聋症状。

老年耳鸣耳聋的中医饮食调养方

中医学认为：耳为肾之窍，为肾所主，又与其他脏腑有着广泛的联系，可以说，五脏六腑、十二经脉的气血失调都可导致耳鸣耳聋，比如肾精亏虚、肾阳虚、脾胃虚弱、脾阳不振、肝火旺盛等都是常见的病因。所以，患者在日常调养时，一定要先辨清病因，再选择适宜的食疗药膳。

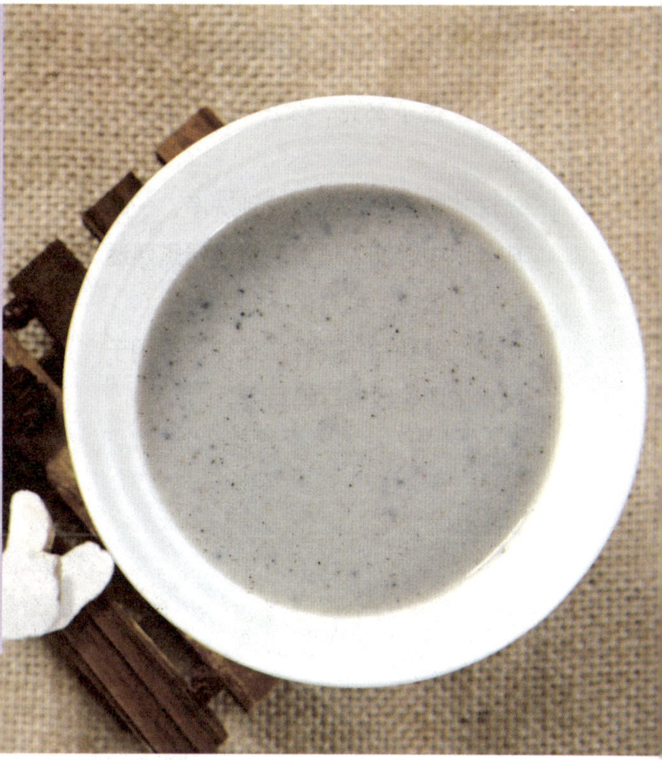

●五味胡桃糊

杜仲黑豆羊肾汤

原料：杜仲15克，黑豆50克，羊肾1个，石菖蒲10克，生姜3片，盐少许。

做法：将羊肾剖开、洗净，切成小块，用开水泡2～3分钟；将杜仲、石菖蒲、黑豆分别洗净，一起放入锅中加水熬煮，黑豆煮熟后放入羊肾继续煮至羊肾熟透，最后加盐调味即可。

功效：分两次服用，吃豆、肉，喝汤，坚持食用一段时间，可补肾气，益精髓，通耳窍，适用于肾精亏虚所致的耳鸣、耳聋。

五味胡桃糊

原料：五味子3克，胡桃肉、山药各30克，白糖适量。

做法：将五味子洗净，胡桃肉去外衣，三味药一起研成细粉，放入锅内加入适量清水，不断搅拌至煮熟，加白糖调成糊即可。

功效：五味子、胡桃肉、山药都是补肾益精的佳品，用三者煮糊食用，既有利于老年人消化吸收，又能滋补肝肾、益精养血，长期食用，可有效缓解肝肾两虚所致的耳聋、耳鸣等症状。

莲子大枣汤

原料：莲子25克，大枣8枚，冰糖10克。

做法：将莲子、大枣分别洗净，一起放入锅中，加入适量清水，煲煮熟透后加入冰糖，稍煮化后即可。

功效：健脾益气，补血安神。适用于脾胃虚弱导致的耳鸣耳聋。

菊花马蹄粉茶

原料：菊花末6克，马蹄粉、藕粉各25克，白糖适量。

做法：将以上原料混匀，先用少量温开水调成糊状，再用沸水冲熟，加入白糖调味即可。

功效：每天早晚服用，可清热、平肝、泻火，适用于肝火上炎导致的耳鸣耳聋。

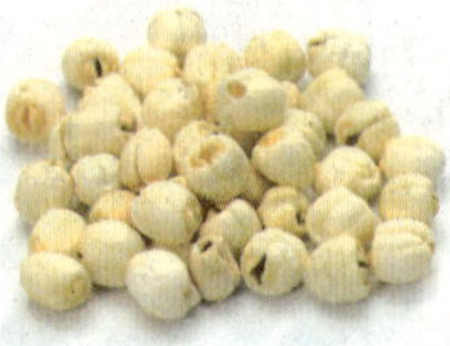

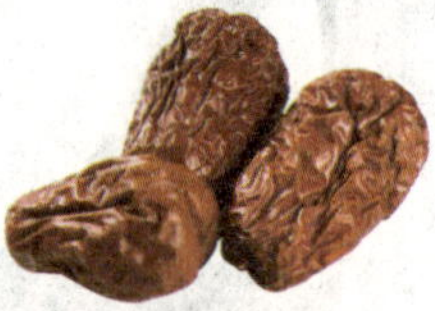

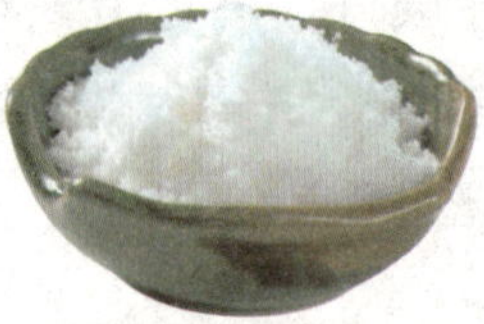

秦医生告诉您 改善耳鸣小偏方

1.葱蒸猪皮：猪皮100克，葱50克，盐适量。猪皮洗净，与葱一起蒸，加盐调味即可。每日1剂，连用3天。治过度疲劳引起的耳鸣。

2.黑豆双耳通耳方：猪耳1只，黑豆100克，黑木耳4克，木通3克，盐适量。将猪耳清洗干净切片；木耳放清水中泡发，全部材料一起放入砂锅内，加盐、水适量，煮至烂。吃豆、木耳和猪耳，汤饮。每日2次，10天为1个疗程，一般1个疗程见效，以后每月再服1～2次巩固疗效。改善老年耳鸣、耳聋。

3.骨碎补粥：骨碎补10克，大米100克，白糖适量。将骨碎补煎煮，去渣取汁。再将大米放入砂锅内煮粥，待粥将熟时，加入白糖稍煮即可。每日1剂，分次服。用于链霉素所致的耳鸣、耳聋。

4.二黄菖蒲汤：熟地黄25克，黄柏、石菖蒲各5克。将三药同入砂锅内，加入适量的水，烧沸后继续以小火煎30分钟即可。分两次温服，每日1剂。减轻阴虚火旺所致的耳鸣症状。

第十三章

皮肤慢性疾病的饮食调养法

皮肤作为人体的第一道生理防线和最大的器官，时刻参与着机体的功能活动，在维护机体的健康上，起着十分重要的作用，而多种内脏发生的疾病也可以在皮肤上有所表现。所以，皮肤病的种类不但繁多，致病因也非常多。因此，当皮肤出现问题，一定要及时查明原因，对症治疗，同时，结合适宜的饮食调养方法，可以有效改善症状、防止复发。

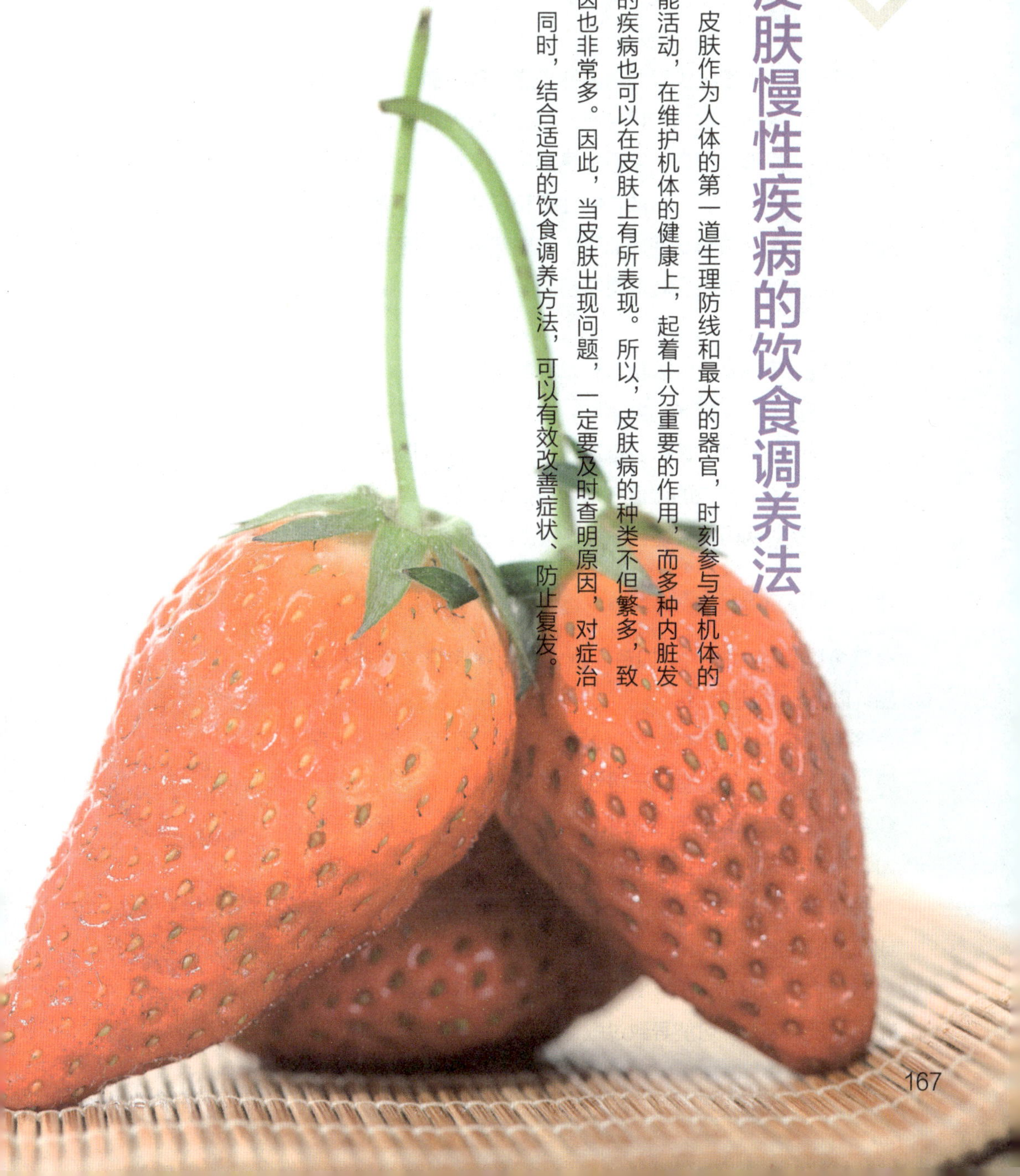

慢性湿疹

生活调养小提示

◎不要用手抓，可转移注意力或凉敷。

◎忌热敷，这样只会适得其反。

◎避免过多使用肥皂、接触化学洗涤用品。

湿疹是一类皮肤浅层的瘙痒性炎症，具有瘙痒、多形性、对称性、易反复发作等特点。根据病程和皮损特点，湿疹可分为急性、亚急性和慢性三期。我们这里主要讲的是慢性湿疹，它通常是由急性及亚急性湿疹迁延而成的，起病比较缓慢，开始皮损炎症轻，有散在的红斑和丘疹，瘙痒程度不一，时轻时重，往往迁延数月或更久。由于长期搔抓刺激，患部皮肤会逐渐变得肥厚、粗糙，发生苔藓样变和色素沉着或色素减退斑和鳞屑等，常见于小腿、手、足、肘窝、外阴、肛门等处。

慢性湿疹的发病病因复杂，患者多是过敏体质，通常是内外因共同作用的结果。内因有遗传、胃肠功能紊乱、慢性感染灶、精神压力、免疫力低、内分泌失调等；外因如日晒、风吹、寒冷、炎热、出汗、搔抓、摩擦、接触过敏原、用药不得当等。不同部位的湿疹在病因、症状及防治等方面各有特点。所以，患者在治疗时，找对病因，并结合适宜的饮食调养，对恢复病情非常重要。

慢性湿疹患者的饮食原则

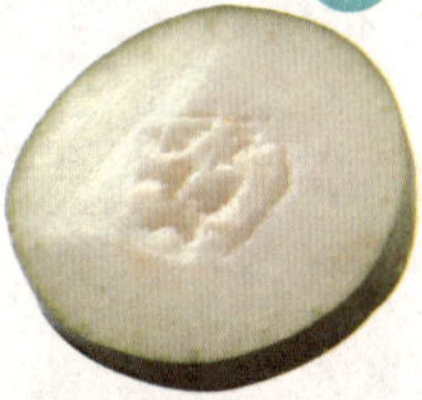

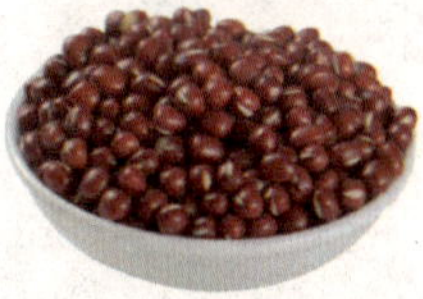

◎饮食以清淡为主，少加盐、糖，少吃腌制食物及各种甜品，以免加重湿疹症状。

◎多吃清热利湿的食物，如绿豆、薏米、红豆、苦瓜、莴笋、冬瓜、鲤鱼等，有利于慢性湿疹的恢复。

◎多吃富含维生素的新鲜蔬果，能够增强身体、皮肤的抵抗力，有助于皮肤的自我修复。

◎忌食辛辣刺激食物，如辣椒、浓茶、咖啡、酒等，会诱发或加重慢性湿疹。

◎避免食用易过敏的食物，如各种海鲜、奶制品、豆制品、花生、腰果等，都可能导致过敏，而诱发慢性湿疹。

慢性湿疹的中医饮食调养方

中医把湿疹归为湿毒、浸淫疮的范畴，认为是由血虚生风，化燥伤阴，或外感风、湿、热邪所致。简单地说，血虚、外感风邪或内生湿热，都是慢性湿疹发病的重要原因。所以，在治疗时，常以健脾养血、清热化湿为主。患者可吃些对症的食疗药膳，可有效改善症状。

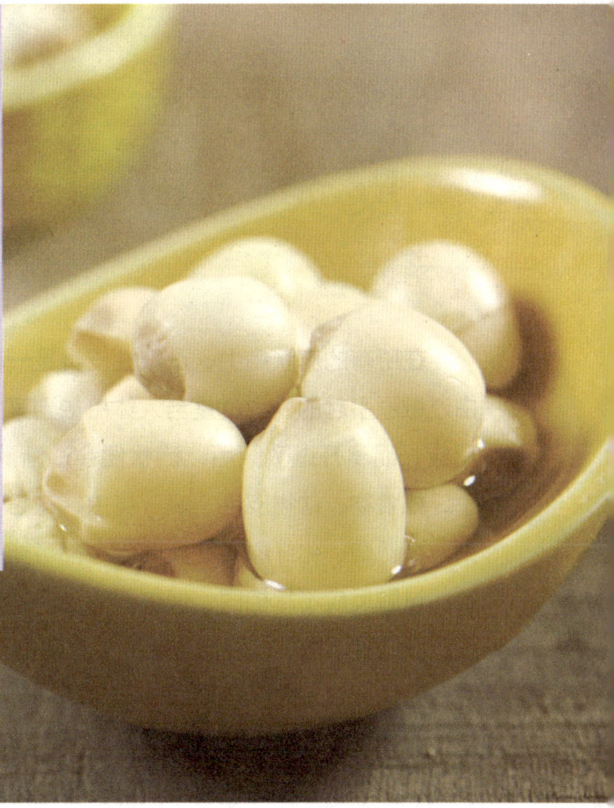

●玉米须莲子羹

牡蛎烧慈菇

原料：牡蛎肉100克，鲜慈菇200克(切片)，盐、鸡精各适量。

做法：慈菇洗净，切片；牡蛎肉洗净备用；锅置火上，烧热后倒入植物油，油温六成热时，放入牡蛎肉，煸炒至半熟，加入鲜慈菇后同煸，加入适量清汤，大火煮沸后，转小火焖透，烧至汤汁稠浓，最后加盐、鸡精调味即可。

功效：清热凉血，除湿解毒。适用于血热型的慢性湿疹患者。

玉米须莲子羹

原料：莲子50克，玉米须10克，冰糖15克。

做法：莲子洗净，放入清水中泡软，去心，备用；先将玉米须洗净，放入砂锅中，加入适量清水，大火煮沸后，转小火煎煮20分钟，然后捞出玉米须，放入莲子、冰糖后，微火炖成羹即可。

功效：清热利尿，除湿健脾。适用于湿热型的慢性湿疹患者调养食用，可有效改善瘙痒症状。

过敏性皮炎

生活调养小提示

◎ 远离生活中的过敏原，避免阳光直射。

◎ 化妆品要选用温和低泡型的。

◎ 在皮肤过敏后，立即停止使用任何化妆品。

在所有的皮肤病中，过敏性皮炎是一种让人十分头痛的疾病，因为它主要是由过敏原引起的，也就是当人体接触到某些过敏原以后，就会引起皮肤发生炎症反应，而离开过敏原后，症状便会逐渐消失。然而，生活中的过敏原实在太多了，如食物、动物皮毛、螨、昆虫、花粉、灰尘、空气污染、农药、化肥、洗涤剂、橡塑鞋、化纤原料、真菌等，都可能引起皮肤过敏发炎。虽然不同过敏原导致的过敏反应不尽相同，但主要的表现就是皮肤会变得极度瘙痒，挠抓患处会导致皮肤红肿、龟裂、浸出透明液，最后甚至变硬、脱屑。

另外，过敏性皮炎的发病与遗传、饮食、环境、生活方式等也有很大的关系，比如家族中若有荨麻疹、哮喘或过敏性鼻炎等遗传过敏史，双亲均有遗传过敏史，那子女发生过敏性皮炎的机会更高。此病非常容易复发，相当顽固，给患者带来很大的痛苦。所以，患者既要远离过敏原，还要注意调整生活方式和饮食习惯，这样才能避免皮炎的复发或加重。

过敏性皮炎患者的饮食原则

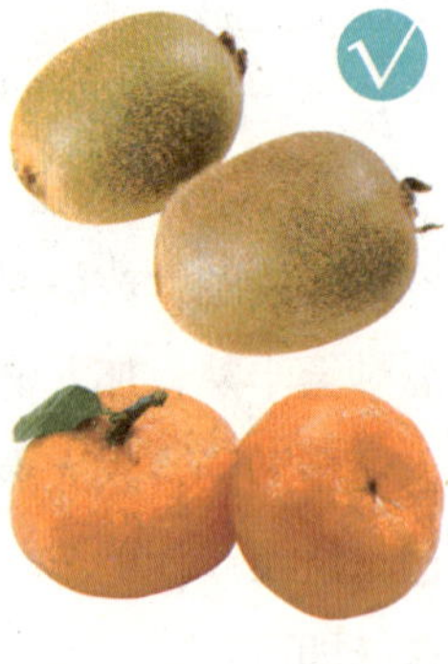

◎ 饮食宜清淡、有营养，不挑食、不偏食，保证营养均衡，提高皮肤抵抗力。

◎ 多吃富含维生素C的食物，如柑橘、猕猴桃、西蓝花、圆白菜等，可促进皮肤组织恢复。

◎ 避免吃易引起过敏的食物，如咸水鱼、虾、蟹、乳制品、糖、白面粉等。

◎ 忌食辣椒、酒、浓茶、咖啡等刺激食物，以免使皮炎加重或复发。

◎ 慎食麦类食物，尽量不吃小麦、黑麦或大麦制成的食品。

◎ 尽可能少吃糖类，避免高油、高热量食物。

过敏性皮炎的中医饮食调养方

中医认为，过敏性皮炎是由于先天禀赋不足，皮肤腠理不密，再接触某些物质，使毒邪侵入皮肤，蕴郁化热，邪热与气血相搏于肌肤所致的。因此，患者在调养的时候，一定要先对症选药，才会取得理想的食疗效果。

海带绿豆粥

原料：水发海带50克，绿豆30克，糯米100克，红糖适量。

做法：海带洗净，切碎；绿豆洗净，用清水浸泡4小时，与洗净的糯米共同煮粥，将熟时放入海带碎继续煮15分钟，加入红糖调味即可。

功效：清热解毒，助脾补血。坚持喝可有效改善过敏性皮炎引起的皮肤瘙痒。

豆腐菊花羹

原料：豆腐100克，野菊花10克，蒲公英15克，盐、水淀粉各适量。

做法：先将野菊花、蒲公英放入砂锅中，加水煎取汁液200毫升；豆腐切小块，放入药汁中煮沸，放盐、勾芡、搅匀即可。

功效：清热解毒，对过敏性皮炎引起的皮肤瘙痒有效果。

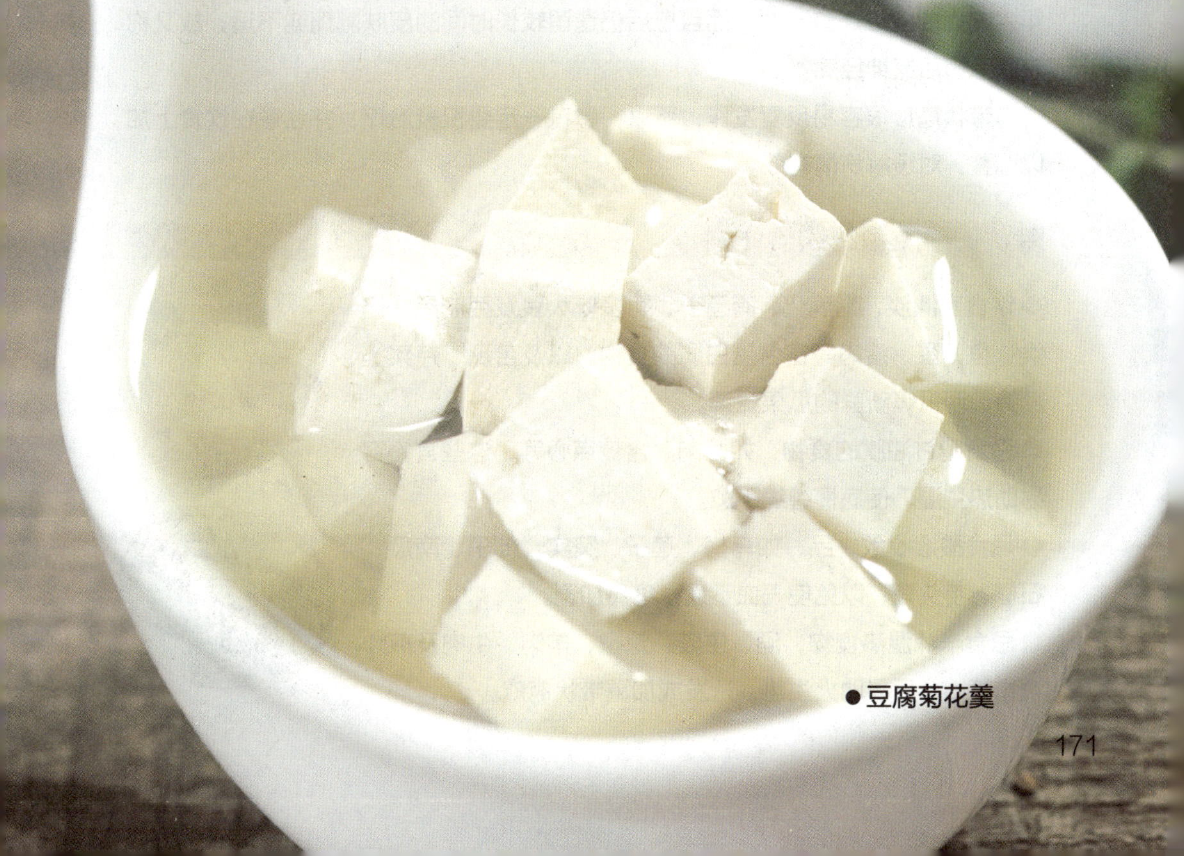

●豆腐菊花羹

带状疱疹

生活调养小提示

◎ 坚持体育锻炼，增强抵抗力。

◎ 艾灸患处，每天3次，每次15分钟。

◎ 青蒿250克煎汤外洗患处，每日3～4次。

带状疱疹俗称“串腰龙”“转腰龙”，是由水疱-带状疱疹病毒引起的。这种病毒和水痘是同一种病毒，在儿童期原发感染这种病毒患的是水痘，水痘痊愈后，这种病毒的少部分潜伏下来，主要潜伏在脊神经和颅神经的神经节细胞中，平时不发生症状。但当身体抵抗力降低时，比如感冒发热、熬夜、过度劳累、过量饮酒或患恶性肿瘤、化疗等，潜伏的病毒就会生长繁殖，播散到皮肤而引起复发性感染，出现疼痛性水疱，这就是带状疱疹。

带状疱疹多发生在春秋季节，最初的表现是一侧的胸部、背部、头面部、臀部及下肢的疼痛，这种疼痛持续1～4天后，就会在疼痛的部位出现红色隆起的丘疹，进而出现丘疱疹、水疱，持续6～10天后结痂、脱痂愈合，此过程约2周，老年人的症情会更严重一些，而且愈后仍遗留较长时间的皮肤刺痛或不适，故又称带状疱疹后遗神经痛。

带状疱疹很容易反复发作，所以，患者一定要积极治疗，并注意在饮食上加以调整，对缓解病情有效。

带状疱疹患者的饮食原则

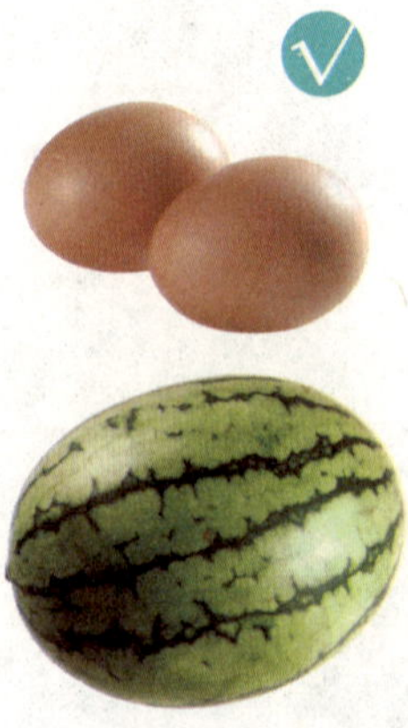

◎饮食宜清淡，易消化，有营养，可多吃大豆及豆制品、奶类、鱼、蛋、瘦肉等富含蛋白质的食物，以及苦瓜、芹菜、莴笋、西瓜等新鲜的瓜果蔬菜。

◎忌食肥甘油腻的食物，如肥肉、含糖点心等，这些食物容易助热生湿，使病情缠绵不愈。

◎忌食酸涩收敛之品，如乌梅、莲子、芡实、柿子、南瓜、石榴、芋头等，以免使气血不通，疼痛加剧。

◎忌食辛辣温热食物，酒、生姜、辣椒、羊肉、牛肉及煎炸食物等，食后易助火生热，诱发或加重带状疱疹。

带状疱疹的中医饮食调养方

在中医学里，带状疱疹又被称为“缠腰火丹”或“蛇串疮”，认为是由于情志内伤，使肝气郁结化火，火毒向外散播到肌肤，或脾失健运，不能输布水湿，蕴积在体内化热，湿热蕴结皮肤所致。此外，老年人血虚肝旺，湿热毒盛，气滞血瘀，肌肤失养，也可导致本病。因此，患者在进行食疗时，一定要先辨证，再选材。

马齿苋薏米粥

原料：马齿苋、薏米各30～50克，红糖适量。

做法：将薏米、马齿苋分别洗净，一起放入锅中，加入适量清水，煮至薏米熟烂，加红糖调味即可。

功效：清热解毒，健脾化湿。适用于湿热引起的带状疱疹患者。

柴胡青叶粥

原料：柴胡、大青叶各15克，大米50克，白糖适量。

做法：先把大青叶、柴胡放入砂锅中，加水1500毫升，煎至约1000毫升时，去渣取汁；大米淘洗干净，放入药汁中煮粥，待粥将成时，放入白糖调味即可。

功效：早晚分食，每日1剂，连服数日，可疏肝理气、清热解毒，适宜肝气郁结化火的患者食用。

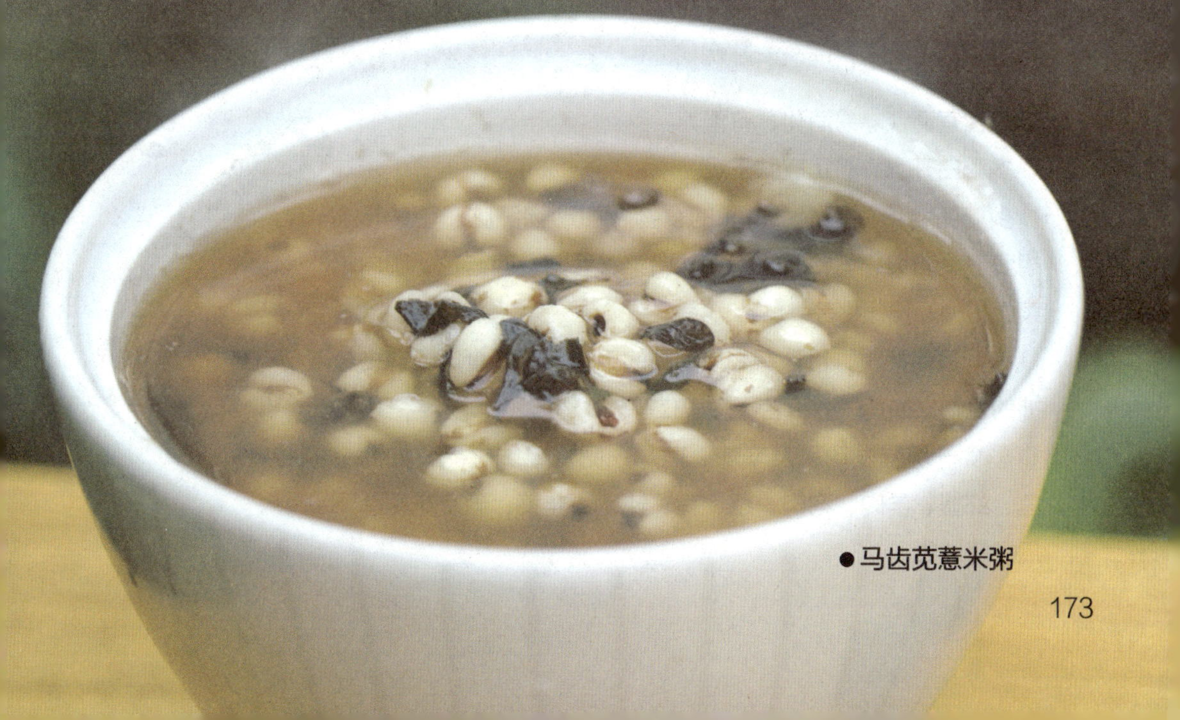

●马齿苋薏米粥

老年性皮肤瘙痒

生活调养小提示

◎ 皮肤干燥时可常洗糠浴或淀粉浴。
◎ 使皮肤保持一定的油润性。
◎ 穿宽松柔软衣物避免摩擦刺激。

老年性皮肤瘙痒症，主要表现为在没有任何原发性损伤的情况下，皮肤自觉瘙痒，或伴有针刺样不适，或感到皮肤灼热。皮肤瘙痒的范围也不确定，有的患者可能只局限在一二处，有的则全身都感觉瘙痒难受，而且一到夜间就会加重，严重影响睡眠。用“越痒越抓，越抓越痒”来形容此病再合适不过了，患者常常要抓到皮破血流，发生疼痛时才会住手。瘙痒时间短则数分钟，长的可达数小时之久，让人非常痛苦。频繁搔抓的后果就是皮肤上会留下抓痕、血痂，时间久了，皮肤会变得肥厚、粗糙、色素沉着，甚至有湿疹样变。

此病的发病原因比较复杂，通常在皮肤干燥、情绪激动、温度变化过大、衣物摩擦及消毒剂、杀虫剂、染料、花粉等物质刺激的情况下，会诱发或加重瘙痒。另外，还与某些疾病有关，如糖尿病、黄疸性肝炎、内分泌功能失调、慢性胆囊炎等。所以，患者一定要找出皮肤瘙痒的原因，对症治疗，同时搭配适宜的饮食调养，对缓解病情有帮助。

老年性皮肤瘙痒患者的饮食原则

◎ 饮食宜清淡、易消化、有营养。
◎ 多喝白开水，防止皮肤干燥。
◎ 多吃富含维生素A、B、C的食物，如动物肝脏、蛋黄、胡萝卜、油菜、马铃薯、豌豆、白菜、香菇、西蓝花、圆白菜、柑橘、猕猴桃等。
◎ 夜间瘙痒严重，且伴有心绪烦躁的患者，可多食用镇静安神的食物，如莲子、百合、酸枣仁等。
◎ 忌食一切腥发动风及辛辣、煎炸、肥甘厚味之品，如海鱼、虾蟹、羊肉、狗肉、葱、蒜、辣椒、韭菜、酒及花生、瓜子等炒货。

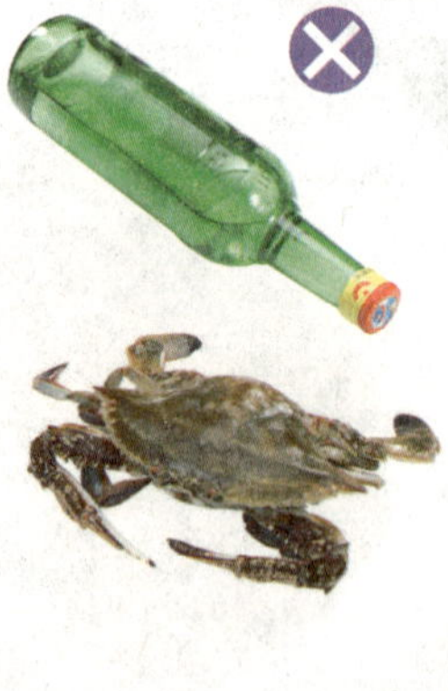

老年性皮肤瘙痒的中医饮食调养方

中医认为，老年性皮肤瘙痒多属血虚风燥证，老年人容易气血亏虚，尤其是肝血亏虚，血虚生风化燥，不能濡养皮肤，就容易使皮肤干燥而发生瘙痒。此外，如果风邪与寒邪夹杂，侵袭皮肤表面，与卫气相搏，还会引发风寒瘙痒；或者脾失健运，不能输布水湿，水湿滞留在体内，这时如果再外感风邪，使湿邪不能疏泄，则会引发风湿瘙痒。所以，患者在调养时，要辨证选用适宜的食疗方。

绿豆藕片

原料：绿豆20克，鲜藕300克，鲜薄荷叶3片，盐、香油、鸡精各适量。

做法：将藕洗净，去皮；绿豆洗净，放入清水中泡软，装入藕孔内，上锅蒸熟后切片；鲜薄荷切碎，撒在藕片上，加调料拌匀即可。

功效：补血清热，祛风止痒。适用于老年皮肤瘙痒症之属于血虚化燥者。

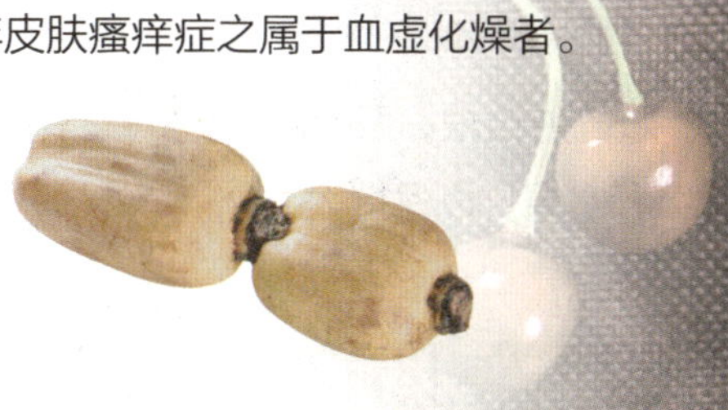

葛根芩连粥

原料：葛根30克，黄芩、黄连各10克，甘草5克，大米100克，白糖适量。

做法：将诸药择净，放入锅中煎取汁液；大米洗净后，放入药汁中煮粥，煮熟后调入白糖即可。

功效：每日2剂，7天为1疗程，连续1～2疗程。可清热利湿，适用于湿热型的老年皮肤瘙痒患者。

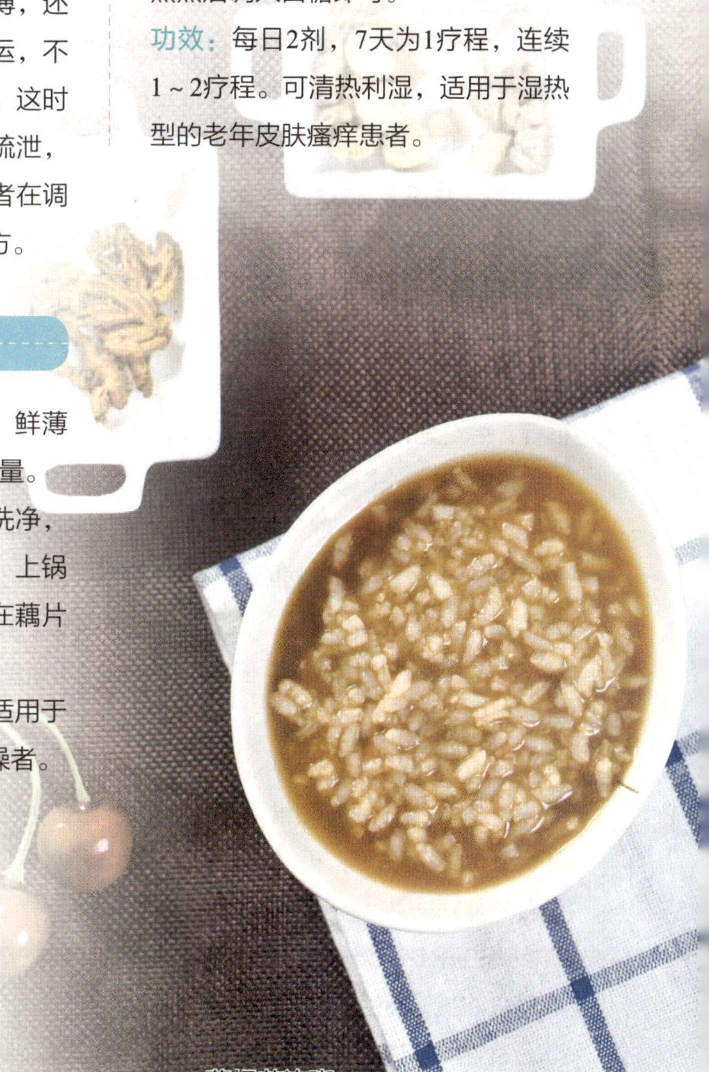

●葛根芩连粥

痤疮

生活调养小提示

◎切忌自行购买含激素类的外用药物。

◎养成良好的作息习惯，保证充足的睡眠。

◎每晚用天然芦荟汁敷脸，20分钟后洗净。

痤疮，就是大家常说的“青春痘”“粉刺”，一般随着青少年的成长发育而出现。它是一种毛囊皮脂腺单位的慢性炎症性皮肤病，好发于面部及上胸背部，主要表现为白头、黑头粉刺、炎性丘疹、脓疱等多形性皮损。临床上，根据痤疮皮损性质和严重程度，将痤疮分为3度、4级：

1级（轻度）：仅有粉刺；

2级（中度）：除粉刺外，还有一些炎性丘疹；

3级（中度）：除粉刺外，还有较多的炎性丘疹或脓疱；

4级（重度）：除有粉刺、炎性丘疹及脓疱外，还有结节、囊肿或瘢痕。

当炎症性皮损消退后，常常会遗留色素沉着、持久性红斑、凹陷性或肥厚性瘢痕等，给爱美的人们带来不少烦恼，不过，青春期后痤疮往往能自然减轻或痊愈。

痤疮的发病主要与皮脂分泌过多、毛囊皮脂腺导管堵塞、细菌感染和炎症反应等因素密切相关，部分患者还与遗传、免疫和内分泌障碍等因素有关。所以，患者应及时就医，明确病因，千万不要相信某些小广告而往脸上乱抹药物，也不要用手去挤、挑、刮痤疮，否则会使炎症加重，留下红印或瘢痕。另外，痤疮虽然不是由食物直接造成的，但调整饮食结构可避免或缓解痤疮症状。

痤疮患者的饮食原则

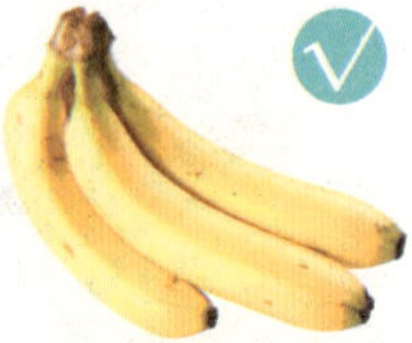

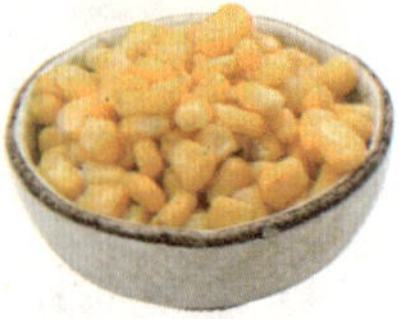

◎多吃富含膳食纤维和维生素的食物，如各种粗粮，及芹菜、豆角、白菜、苹果、香蕉等新鲜蔬菜和水果，以保持大便通畅。

◎多喝白开水，少喝或不喝含糖或酒精的饮料。

◎忌食油腻、高糖、腥发、辛辣刺激性食物。

◎忌食性质温热的补益之品，如蜂蜜、蜂王浆、阿胶、高丽参等，以免加重痤疮。

痤疮的中医饮食调养方

从中医角度来看，痤疮的发生多因体内热气炽盛引起的，患者多喜欢辛辣、油腻、味重的食物，或者情绪不佳，导致肺经热盛或脾胃湿热，时间长了，就会灼伤阴津，血热则毒盛，淤积于面部，就会出现痤疮。所以，治疗时常以滋阴泻火、清肺解毒、凉血活血为主，再搭配一些适宜的药膳，效果会更好。

菊花苦瓜

原料：苦瓜300克，干菊花2朵，食用油适量，盐、醋、鸡精各少许。

做法：苦瓜洗净，去子后切成细长条，放入沸水中汆烫，捞出后放凉；油锅烧热，放入苦瓜炒熟，放入干菊花、调料，略炒即可。

功效：排毒养颜，可改善痤疮症状。

贝母粥

原料：浙贝母10克，大米50克。

做法：将浙贝母研为细末备用；大米淘洗干净后，放入锅中加水煮粥，粥熟后调入贝母粉，再煮一二沸即可，每日1剂。

功效：清热宣肺，散结消肿。适用于以囊肿结节为主要表现的痤疮患者。

夏枯草粥

原料：夏枯草30克，大米50克。

做法：将夏枯草放入砂锅中，加入适量清水煎煮20分钟，滤渣取汁；大米淘洗干净，放入夏枯草汁中煮成稀粥即可。

功效：每日1剂，可清热凉血，消肿散结。适用于丘疹脓疱红肿明显者。

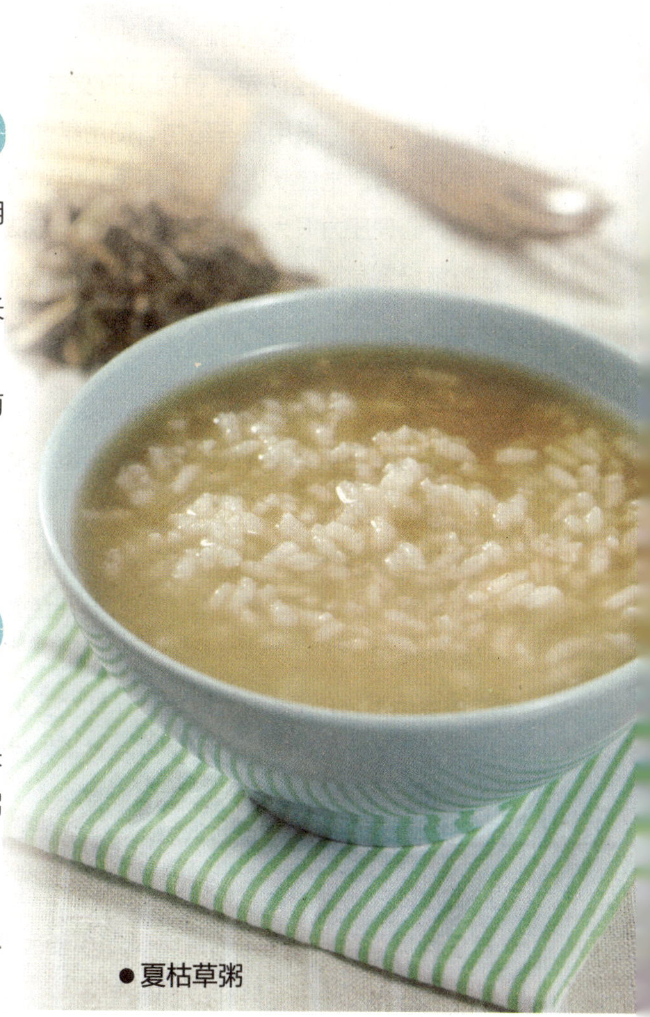

●夏枯草粥

黄褐斑

生活调养小提示

◎ 一年四季都要做好防晒工作。

◎ 切忌滥用化妆品。

◎ 电脑工作者可每隔3～4小时用温水洗脸。

黄褐斑俗称“蝴蝶斑”，是一种发生于面部的色素沉着性皮肤病。患者以育龄女性居多，黄褐斑的形状各异，大小不等，颜色多半呈黄褐色或咖啡色，表面光滑并无鳞屑，而且一般都对称分布于颧颊部，也可累及眶周、前额、上唇和鼻部，边缘一般较明显，日晒、精神紧张、熬夜、劳累后，病情会更加严重。

目前医学已经认定，黄褐斑的发生与遗传、怀孕、口服避孕药、内分泌失调、精神因素、服用某些药物、使用某些化妆品以及患有肝脏疾病等有关。虽然患者并没有自觉症状以及全身不适，但对容颜有很大的影响，患者往往会变得不自信，心理压力很大。其实，只要治疗方法适宜，黄褐斑是可以治愈的，但稍不注意就极容易反复，所以，除了对症治疗外，日常保健与饮食调养对稳定病情也很重要。

黄褐斑患者的饮食原则

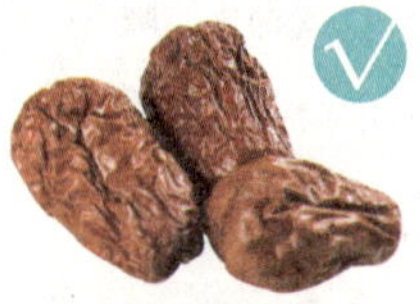

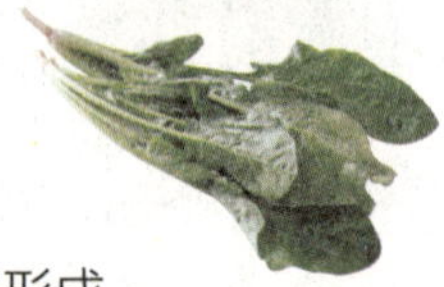

◎ 多食用富含维生素A的食物，如大枣、菠菜、柑橘、胡萝卜、柿子、南瓜等。

◎ 多食用富含维生素C的食物，如西红柿、青椒、新鲜绿叶菜、山楂、猕猴桃、鲜枣等，可抑制黑色素的形成，有美白肌肤的作用。

◎ 多食用富含B族维生素的食物，如小麦胚芽、动物肝脏、蛋黄、豆类、干果等，可减少皮肤对紫外线的吸收，减少色斑形成。

◎ 多喝水，少喝各种饮料。

◎ 忌食辛辣刺激性食物，如辣椒、咖啡、可乐、浓茶、烟酒等，易使皮肤老化，加重色斑。

◎多食用富含维生素E的食物，如小麦胚芽、各种植物油、蛋黄、豆类、坚果等，能起到抗氧化、抑制色斑的作用。

黄褐斑的中医饮食调养方

中医认为：“面部有斑，体内必有瘀。”是说，面部长斑的人，多是由于脾胃虚弱，气血不足，不能滋养面部肌肤，或者肝气郁结，导致气血瘀滞，色素沉着形成的。因此，在治疗时，以健脾养胃、疏肝理气、活血祛瘀为主。患者可选用一些有这些作用的药材制作药膳，如百合、山药、玫瑰花、丝瓜络、桃仁、丹参、川芎、白芷、郁金、红花等。

薄荷梅汁腌小柿子

原料：小柿子300克，橙子100克，话梅3颗，薄荷叶10克，细砂糖适量。

做法：橙子榨汁，话梅、薄荷叶分别洗净；小柿子洗净，用热水略烫，去皮，与其他备好的原料一起放入碗中，拌匀后放入冰箱冷藏腌制4小时即可。

功效：抑制色素沉淀，可有效改善黄褐斑症状。

黑白消斑散

原料：黑木耳10克，白木耳5克，蜂蜜适量。

做法：将黑木耳、白木耳一起研成细末，每次取5克，用蜂蜜水冲饮即可。

功效：每日3次，连续1月。可消瘀化斑，润肤滋肌。

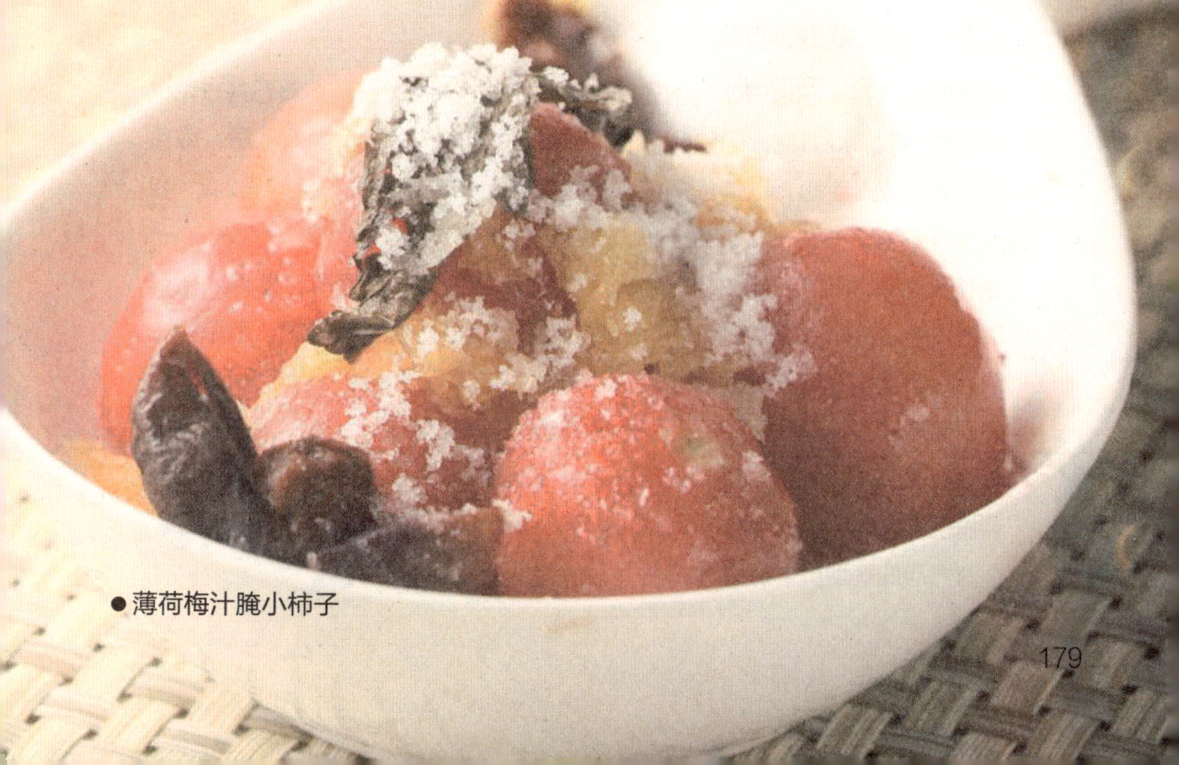

●薄荷梅汁腌小柿子

地黄老鸭煲

原料：生地黄50克，山药30克，枸杞子20克，老鸭1只，葱、姜、黄酒、盐、味精各少许。

做法：将老鸭洗净，切成小块，放入沸水中焯去血水；生地黄、山药、枸杞子分别洗净，与鸭肉一起放入锅中，加入适量清水、调料，煮至鸭肉熟烂，最后加味精即可。

功效：补肾养阴，泽面润肤。适用于经常伴有睡眠不好、腰酸、手足心热等症状的肝肾阴虚型黄褐斑患者。

八宝祛斑粥

原料：薏米、芡实、白扁豆各10克，莲子、红豆各15克，山药30克，大枣10枚，大米200克，冰糖适量。

做法：将前7味材料分别洗净，一起放入锅中，加入适量清水煮40分钟，再放入洗净的大米同煮至熟，最后加冰糖调味即可。

功效：早晚各吃1小碗，可健脾养胃，益气补血，久服效果更佳。适用于疲倦乏力、胃口不佳的气血亏虚型黄褐斑患者。

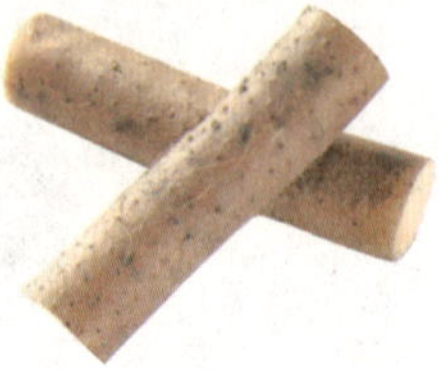

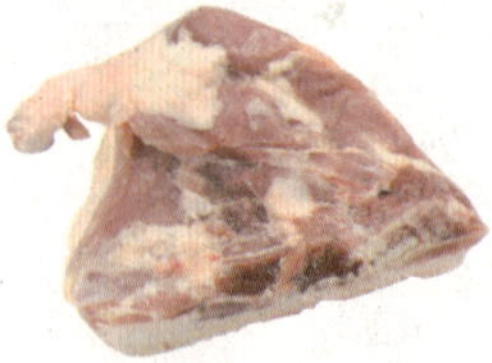

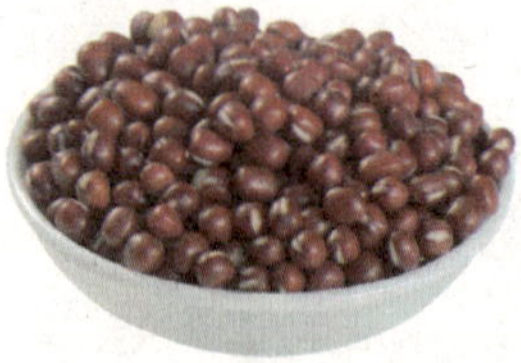

秦医生告诉您 黄褐斑的中医小偏方

◎净面祛斑方：白僵蚕、白附子、白芷、山柰各9克，石膏、滑石各15克，白丁香3克，冰片1克，硼砂6克。上药共研成细末，每日早晚洁面后，取适量药末，放入手心，以清水调浓，搓搽面上，30分钟后洗去。每日2次，15天为1个疗程。

◎祛斑六草泡脚方：夏枯草、益母草、白花蛇舌草、旱莲草、紫草、谷精草各10克。将6味药材加水2000毫升，大火煎煮30分钟，煎好后去渣取汁，倒入足浴器中，待温度适宜后足浴，每日1次，每次30分钟。本方可疏肝凉血、清热解毒，对肝郁血瘀引起的黄褐斑有很好的效果。

◎桃花白芷酒：桃花25克，白芷30克，白酒1000克。将桃花、白芷浸酒，装瓶密封，1个月后启用。每晚饮1小杯（约20毫升），同时用少许搽面部。适宜气滞血瘀型黄褐斑患者。

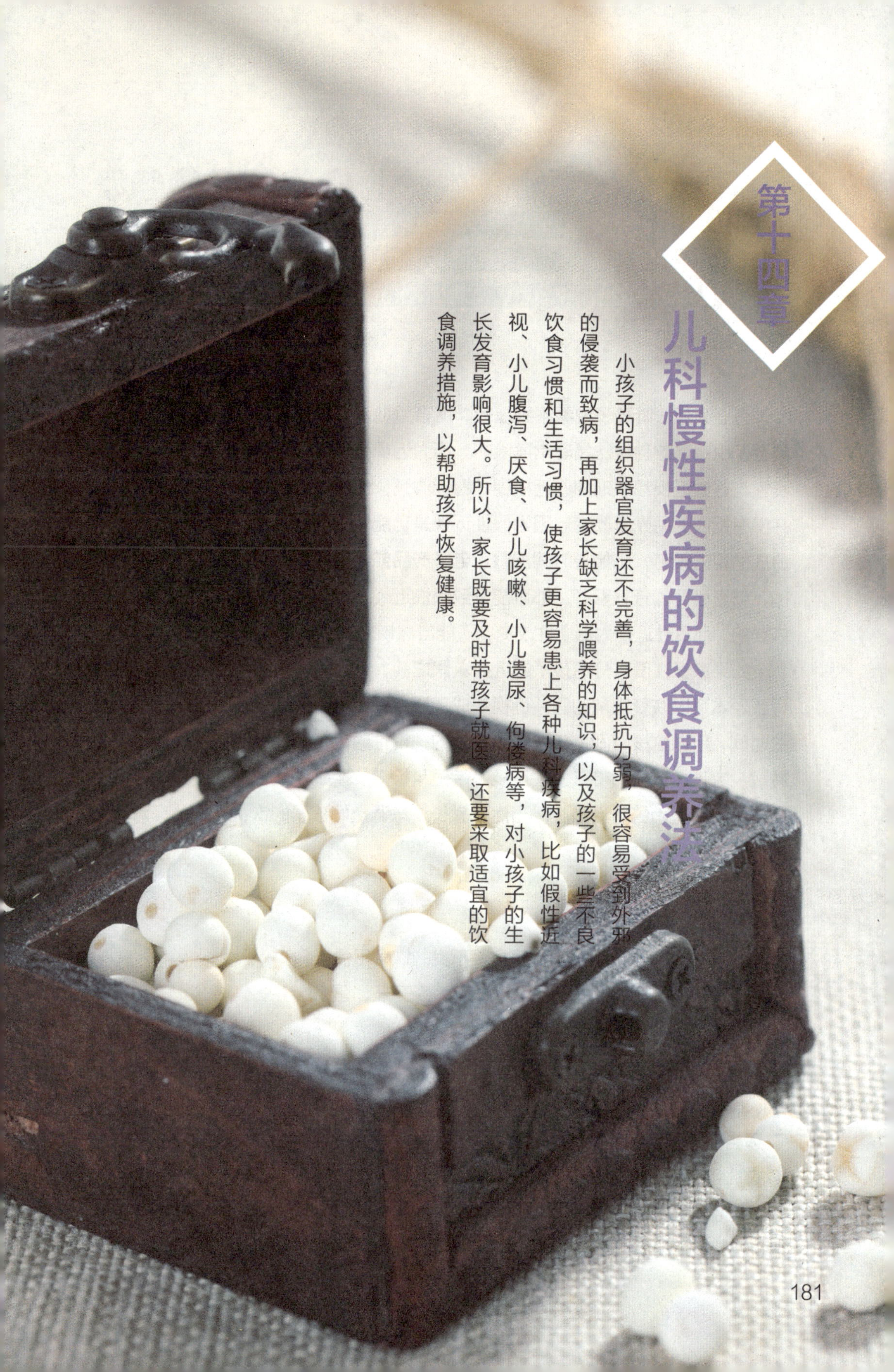

第十四章

儿科慢性疾病的饮食调养法

小孩子的组织器官发育还不完善，身体抵抗力弱，很容易受到外邪的侵袭而致病，再加上家长缺乏科学喂养的知识，以及孩子的一些不良饮食习惯和生活习惯，使孩子更容易患上各种儿科疾病，比如假性近视、小儿腹泻、厌食、小儿咳嗽、小儿遗尿、佝偻病等，对小孩子的生长发育影响很大。所以，家长既要及时带孩子就医，还要采取适宜的饮食调养措施，以帮助孩子恢复健康。

假性近视

生活调养小提示

◎连续近距离用眼不宜超过45分钟。

◎注意用眼卫生，保持正确的坐姿。

◎控制看电视、上网、玩手机的时间。

有些家长一听孩子说看不到黑板，就盲目地认定为孩子是近视眼，给孩子配戴上了眼镜，这种做法是非常危险的。因为近视是有真假之分的，从表面上看，真性与假性近视都表现为看远模糊，看近清楚，但假性近视在做散瞳验光检查时并没有相应的屈光度改变。因为假性近视是功能性的，是由于长时间不科学用眼造成的视力疲劳，比如长时间沉溺于电子产品或者书籍中，看书、写字姿势不正确、缺乏必要的营养素等，都可能导致假性近视，一般适当休息后，视力是可以恢复的。而真性近视为器质性改变，不能自然恢复。

如果家长在没有分清孩子的近视真假之前，就盲目地给孩子配戴眼镜，就会导致原本可以恢复正常的假性近视变成了真近视，这个演变过程一般是3～6个月的时间，所以这段时间是孩子眼睛恢复的关键性时期。因此，一旦发现孩子视力减弱，家长应该立即带孩子去正规医院眼科检查，明确是真性近视还是假性近视后，再采取正确的防治措施。当然，家长注意调整好孩子的饮食，多补充对保护视力有益的营养也很重要。

假性近视患者的饮食原则

◎均衡饮食，纠正孩子挑食、偏食等不良的饮食习惯。

◎多吃富含维生素A的食物，如燕麦、黄玉米、蛋黄、牛奶、鱼类、橙黄色或绿色蔬菜等。

◎多吃富含B族维生素的食物，如全谷、豆类、坚果、奶类、蛋类、动物内脏、新鲜蔬菜和水果等。

◎适当多吃些硬质食物，如胡萝卜、黄瓜、苹果等，增加咀嚼的机会，可以促进眼部的调节能力。

◎少吃甜食，多吃些碱性食物以中和体内偏酸的环境，缓解眼部疲劳。

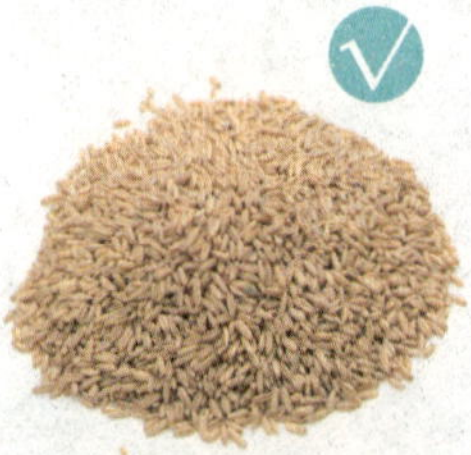

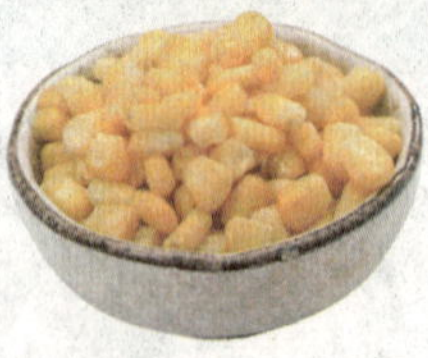

假性近视的中医饮食调养方

中医认为，肝开窍于目，肾注精于目，所以，孩子出现假性近视多与肝肾亏虚有关。肝肾不足，精血不能上充于目，加之用眼过度，致使目络瘀阻，眼睛失于精血濡养就会出现视力不佳的问题。所以，家长在为孩子调理视力时，可多吃些能滋补肝肾的食疗药膳。

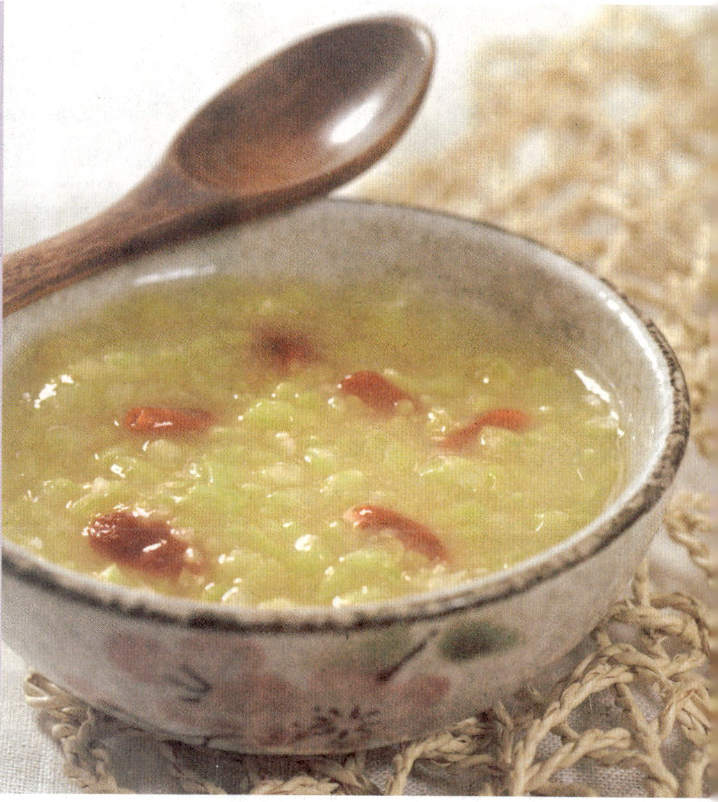

● 玉米糁枸杞子粥

菠菜猪肝汤

原料：菠菜200克，猪肝50克，生姜末1小匙，水淀粉1大匙，葱花、盐各适量。

做法：猪肝洗净后切片，加入水淀粉、盐，拌匀后腌制片刻；菠菜洗净，倒入沸水中焯半分钟，捞出后切段；锅中加入适量清水煮开，把猪肝一片片分开下锅，放入葱花、姜末，煮开后放入菠菜，再次煮开后加盐调味即可。

功效：有效保护视力。

玉米糁枸杞子粥

原料：玉米糁200克，枸杞子20克。

做法：锅中加水，烧热后慢慢调入玉米糁，煮至粥黏稠时，放入枸杞子，继续煮5分钟即可。

功效：此粥富含维生素A，能养肝明目，可以有效保护视力。

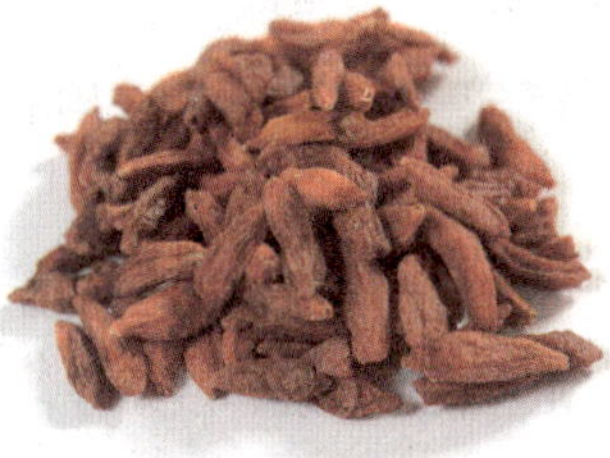

小儿腹泻

生活调养小提示

◎注意腹部保暖。

◎宝宝腹泻后及时清理脏物避免感染。

◎腹泻严重时须立即带宝宝就医。

家长们应该都有这样的体会，每逢每年的6～8月和10～12月这两个时间段，家里的小孩子就很容易拉肚子，尤其是2岁以下的婴幼儿，稍不注意就腹泻，轻的每天拉几次，大便呈糊状或者像蛋花汤一样，多是黄色或绿色便，夹杂一些没有消化的食物，而且有酸臭味；严重的不光腹泻次数更多，还会有发热、呕吐、精神不振、脱水等症状。

为什么小孩子容易发生腹泻呢？这是因为小孩子的消化系统发育还不成熟，脏腑很娇嫩，消化、吸收的能力弱，如果喂养失调、饮食不节制、吃多了生冷食物或不消化的食物，或者吃了不干净的东西感染了细菌、病毒等，都会损伤孩子的肠胃而发生腹泻。所以，当孩子发生腹泻后，家长们先不要慌，先到医院查明病因，如果不是胃肠感染或其他疾病引起的腹泻，基本都是喂养不当的原因。家长们只要配合医生的治疗，并及时调整孩子的饮食，就能取得很好的疗效。

小儿腹泻患者的饮食原则

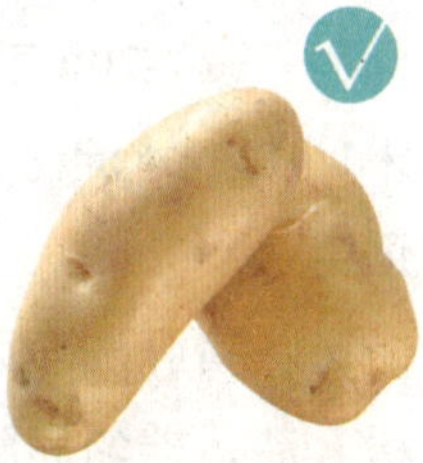

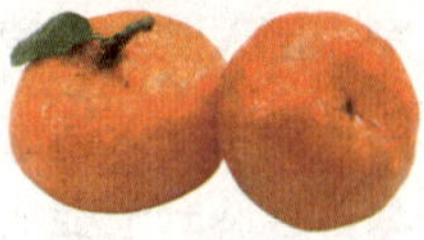

◎小儿如果腹泻次数不多，可不用禁食，婴儿可正常哺乳。如果腹泻严重则需短暂禁食，病情好转后再进食，以母乳喂养的婴儿继续哺乳，暂停辅食。

◎病情稳定后，饮食要从流质→半流质→软饭→正常饮食，逐渐过渡，并注意少量多餐，一开始不要吃得过多，防止增加胃肠道负担而引起消化不良、腹胀等。

◎多补充水分，以免脱水。

◎选择富有营养又有止泻作用的食物，如胡萝卜、苹果、山药、土豆、柑橘等。

◎忌食生冷、油腻、高糖、腌制、辛辣等不易消化的食物，以及含粗纤维过多的食物，如韭菜、芹菜、菠菜等，避免加快胃肠蠕动而不利于病灶修复。

小儿腹泻的中医饮食调养方

中医认为，除了伤食会导致小儿腹泻外，脾胃虚弱、脾肾阳虚及外感风、寒、暑、湿、热之邪等也会导致孩子发生腹泻。所以，家长在给孩子调养时，应先辨清孩子的病因，再选择合适的食疗药膳。

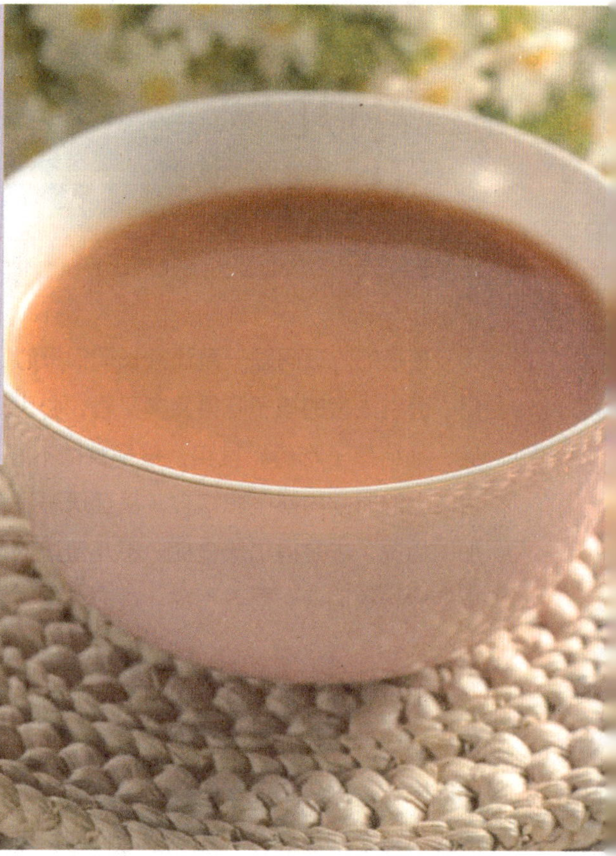

●胡萝卜汁

胡萝卜汁

原料：胡萝卜1根，白糖适量。

做法：将胡萝卜洗净，切小块，放入锅中，加入适量清水，煮烂后滤汁去渣，然后加水（按500克胡萝卜加1000毫升水的比例）、加糖，大火煮开即可。

功效：胡萝卜中含有丰富的果胶，不仅能促使大便成形，还能吸附肠黏膜上的细菌和毒素，有缓解腹泻的作用。

山药粥

原料：大米50克，山药细粉20克，白糖适量。

做法：大米淘洗干净，放入锅中，加入适量清水煮粥，米熟后放入山药细粉、白糖，继续煮10分钟即可。此粥也可以用鲜山药代替，100克即可，将山药去皮、洗净、切小块，然后与大米一起煮成粥即可。

功效：健脾益气，涩肠止泻。适宜小儿慢性腹泻者食用。

小儿厌食

生活调养小提示

◎注意孩子的情绪，不强迫喂食。

◎增加孩子户外活动的时间。

◎及时到医院查明厌食原因。

孩子的吃饭问题一直让家长们很操心，尤其是看着自己的孩子吃饭少、没胃口，而别人家的孩子吃得又多又香，心里很焦急，好多家长就以为孩子得了厌食症，乱给孩子吃药。其实，孩子食欲不好不一定就是厌食症，只有当孩子在3个月以上的时间内都不思饮食，甚至厌恶进食，而且在此期间身高、体重都没有增加的情况，才是得了厌食症。患儿普遍的症状就是食欲减退或消失、吃得少，严重的会导致消瘦、营养不良、贫血、佝偻病及免疫力低下，对孩子的生长发育影响很大。

那孩子厌食是什么原因引起的呢？这就比较多了，像便秘、肠炎等消化系统疾病，锌、铁等元素的缺乏，喂养不当，运动不足以及精神因素等，都会影响孩子的食欲及消化功能。所以，当孩子出现食欲减退、进食量减少的现象时，家长应先带孩子到正规医院儿科或消化内科进行全面细致的检查，确定病因后，再采取有效的治疗和日常调养的方法。

小儿厌食患者的饮食原则

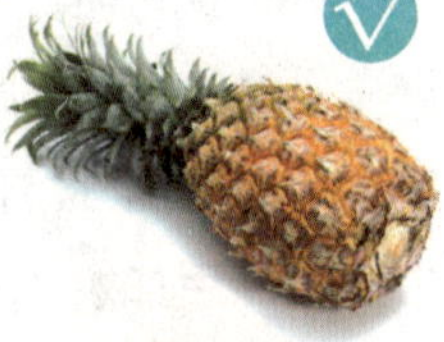

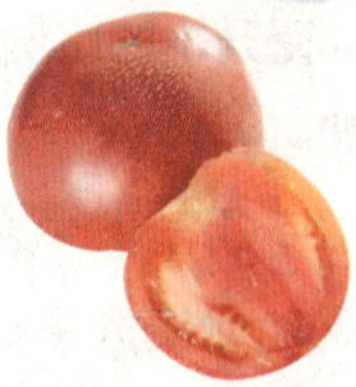

◎平衡膳食，做到粗细、荤素搭配，让孩子吃杂、吃全，并纠正孩子偏食、挑食的毛病，避免锌、铁等微量元素摄入不足。

◎吃饭应以“吃饱而不过饱”为原则，定时进食，每天三餐饭，中间加两次点心和水果较为适宜，但注意餐前让孩子少吃零食，少饮高热量饮料。

◎加强菜色上的口味及变化，促进食欲，或在菜肴中添加一些具有开胃作用的水果，如西红柿、菠萝、杧果、山楂、橘子等。

◎让孩子少吃生冷、油炸、肥厚食物，以免增加胃肠负担，影响食欲。

小儿厌食的中医饮食调养方

中医认为，小儿厌食多是由于脾胃虚弱、喂养不当、情志失调等原因导致的。小儿脾胃不足，吃东西不知道节制，而有些家长也缺乏科学的喂养知识，给孩子乱补、乱吃，这些都很容易损伤孩子的脾胃，时间长了就会使脾失健运，胃不思纳，导致厌食症。因此，家长在改善孩子食欲时，要以养脾胃、促消化为主。

香菇小米粥

原料：小米、香菇各25克，鸡内金5克，盐少许。

做法：香菇洗净、切末；小米、鸡内金分别洗净，一起放入锅中，加水煮成粥，再放入香菇末，继续煮至熟烂，最后加盐调味即可。

功效：健脾胃，促消化，可有效改善小儿厌食症状。

益脾饼

原料：红枣500克，生白术120克，鸡内金、干姜粉各60克。

做法：红枣洗净，煮熟后去皮核；鸡内金、白术分别洗净，小火焙干后打成细粉，再与红枣肉、干姜粉混合，揉成泥状，制成大小相等的小饼，放入烤箱内烘干即可。

功效：空腹食用，可温补脾胃、益气养血、健胃消食，适用于饮食不当引起的小儿厌食。

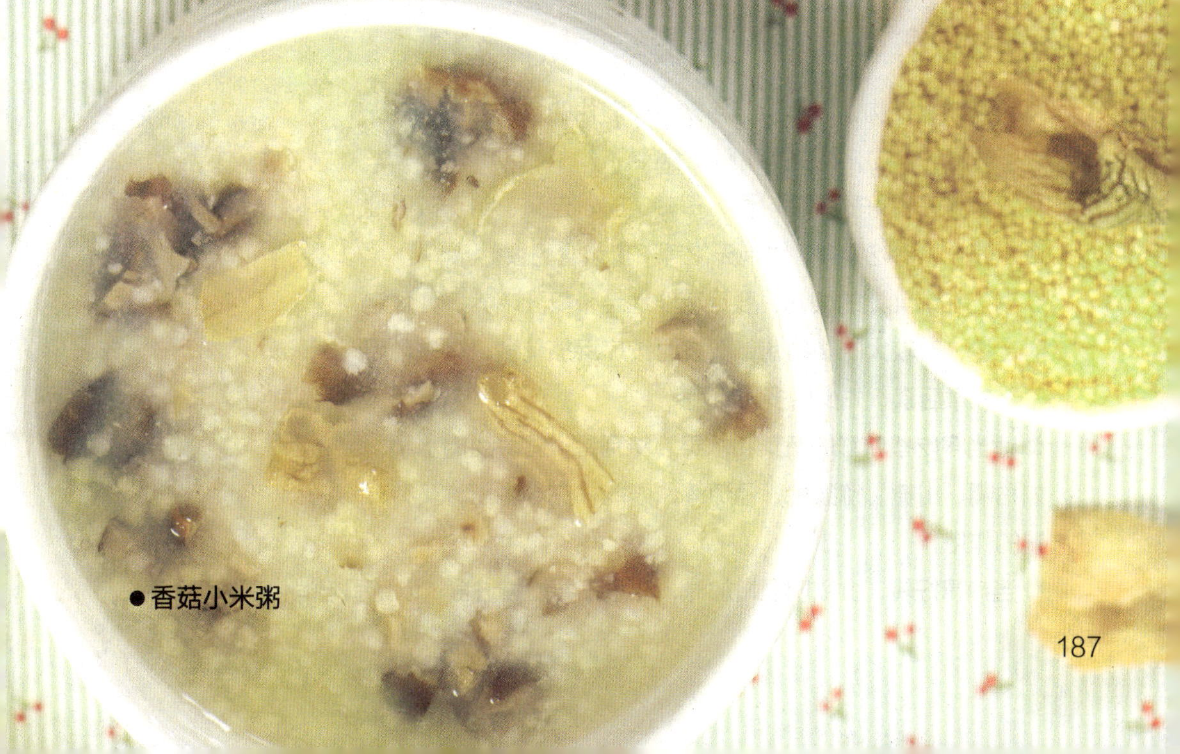

●香菇小米粥

小儿疳积

生活调养小提示

◎经常参加户外活动，多晒太阳，增强体质。

◎捏脊：沿脊柱两侧，从颈椎到尾骶，可促进胃肠蠕动。

疳积，又叫疳症，属于小儿比较普遍的慢性消化性疾病，尤其是1～5岁的幼儿最容易患此病。从表面上看，疳积与厌食症很像，都有消化不良、食欲不振的症状，但实际上疳症就是饮食不当引起的，包括厌食、偏食等。婴幼儿的脏腑娇嫩，机体的生理功能尚未成熟完善，但生长发育得却很迅速，对水谷精微的需要量大。很多家长生怕孩子吃不饱，就像填鸭一样喂养，而小孩子的自我控制能力很差，只要是爱吃的食物就不停地吃，结果吃得过多，损伤了脾胃，引起消化功能紊乱，造成疳积。

患有疳积的孩子通常不思饮食或者吃了也不消化，身高、体重增长缓慢或不增长，大便或干或稀，如果不及时调治，积滞加重的话，孩子就会变得消瘦、毛发稀疏枯黄、发育迟缓、神疲乏力。所以，家长们一旦发现孩子有了积滞，一定要赶紧治疗，并注意饮食调节，合理喂养，以免病情加重。

小儿疳症患者的饮食原则

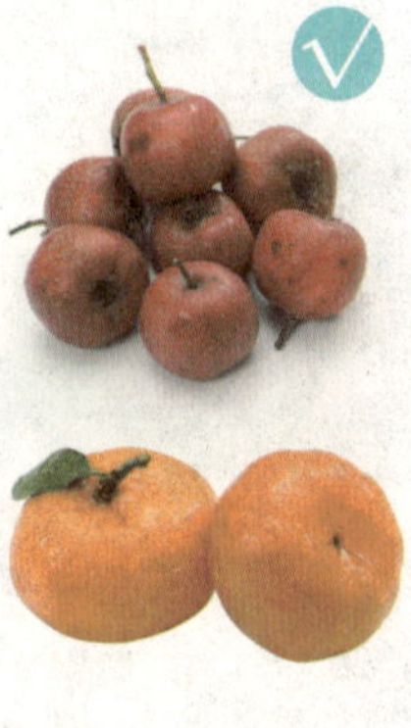

◎调整饮食结构，以清淡、稀软、易消化的食物为主，减少过于油腻的食物，特别是高脂肪食品。

◎培养孩子良好的饮食习惯，每餐定时、定量，纠正孩子挑食、偏食、贪吃零食、饥饱无常等不良饮食习惯。

◎对还在哺乳期的婴儿，要尽可能地给予母乳喂养，乳食定时定量；对较大的婴幼儿，要按时按序添加辅食，以先稀后干、先荤后素、先少后多为原则。

◎适当多吃些新鲜的蔬菜和水果，特别是一些酸甜的水果，如柑橘、山楂、猕猴桃、葡萄等，既能补充维生素，又有开胃的作用。

◎当病情好转，食欲明显增加时，注意不要过量进食，以免引起消化功能紊乱。

小儿疳症的中医饮食调养方

中医认为，疳皆脾胃病，亡津液所也。换句话说，疳积的形成主要是脾胃内伤所致。小儿脾胃不足，如果喂养不当、饮食不节，就会使脾胃更加虚损，导致消化吸收功能障碍，诱发疳积。所以，家长在为孩子进行调养时，可选一些能调养脾胃、消积化滞、增进食欲的食疗药膳。

白萝卜汤

原料：白萝卜200克，盐少许。

做法：白萝卜洗净，切细丝，在开水中焯一下，捞出沥干；锅里加入适量清水，煮沸后放入白萝卜，煮熟后加盐调味即可。

功效：促进食欲，增强食欲，可缓解小儿疳积症状。

山楂粥

原料：山楂15克，大米30克，生姜3片，冰糖适量。

做法：将山楂、大米分别洗净，一起放入锅中，加入适量清水大火煮沸，再放入生姜，转小火煮至粥熟，加入冰糖即可。

功效：开胃消食，对肉食积滞、乳食积滞的宝宝有调养作用。

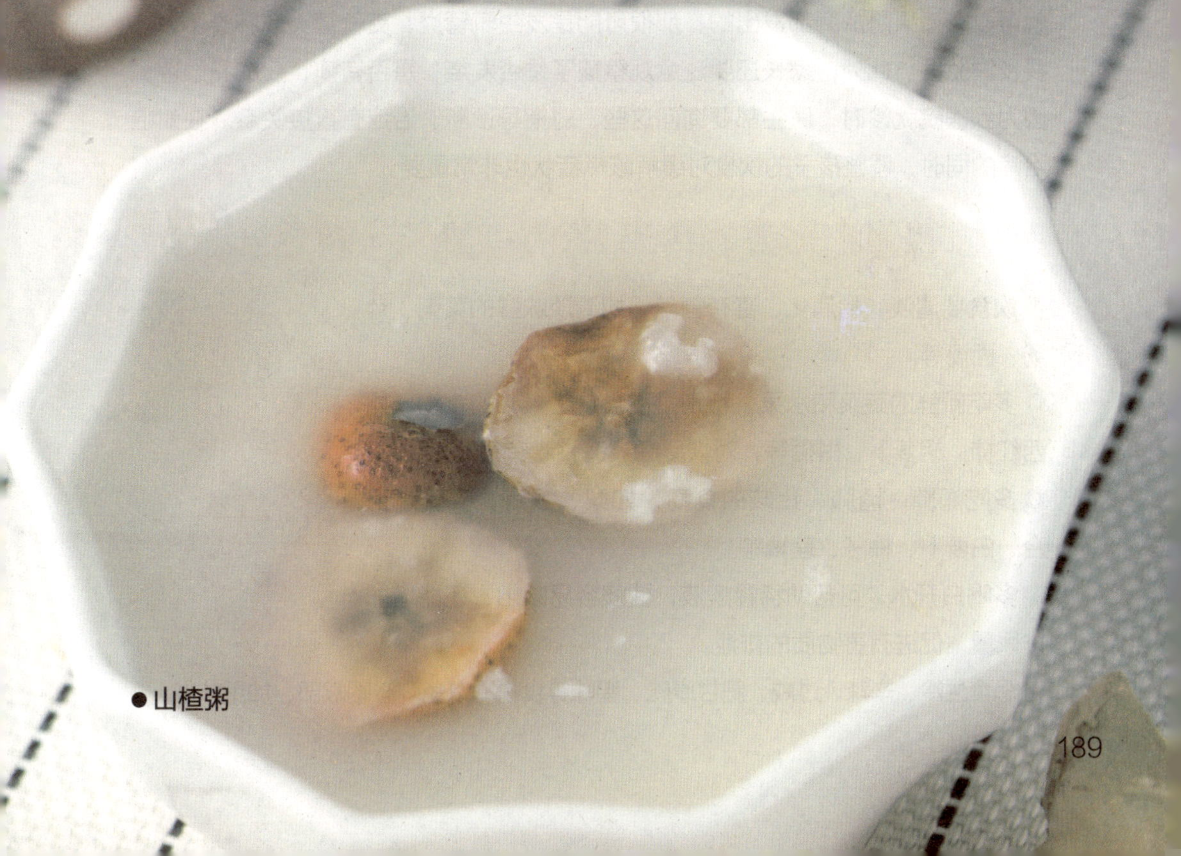

●山楂粥

小儿咳嗽

生活调养小提示

◎ 及时为孩子增减衣物，以免感冒。

◎ 注意保持室内空气流通，湿度适宜。

◎ 避免煤气、尘烟、油气等刺激。

小儿免疫力低下，呼吸道血管丰富，气管、支气管黏膜娇嫩，容易受急慢性感染、各种传染病的刺激引起炎症而继发咳嗽，咳嗽频率高的患儿还会出现呕吐现象。这时候，很多家长就慌了，急忙给孩子吃止咳药、止咳糖浆、消炎药物，甚至打针、输液，要把咳嗽压下去，这是不正确的。因为强力止咳虽然可以暂时缓解咳嗽症状，但它会使大量痰液和病菌堆积于呼吸道内，继发细菌感染，严重时出现胸闷、呼吸困难，甚至引起肺不张、心力衰竭而危及生命。

所以，在未明确孩子咳嗽原因之前，切莫乱喂药物。当孩子咳嗽了，家长一定要冷静，仔细听孩子咳嗽的声音，判断孩子的咳嗽声是从哪里出来的，如果咳嗽声是从嗓子传来的，那一般是伤风感冒引起的，多是咽炎，用家庭常备的药物就可以；如果是从胸部发出的，那很可能是发生气管炎、支气管炎或肺炎了，需要及时就医。此外，家长还要注意观察孩子是否发烧，是否有痰，痰的量、色，因为到医院就诊时，医生都要询问这些，对指导诊断、治疗有直接关系。在对症治疗的同时，调整孩子的饮食对缓解咳嗽症状也非常重要。

小儿咳嗽患者的饮食原则

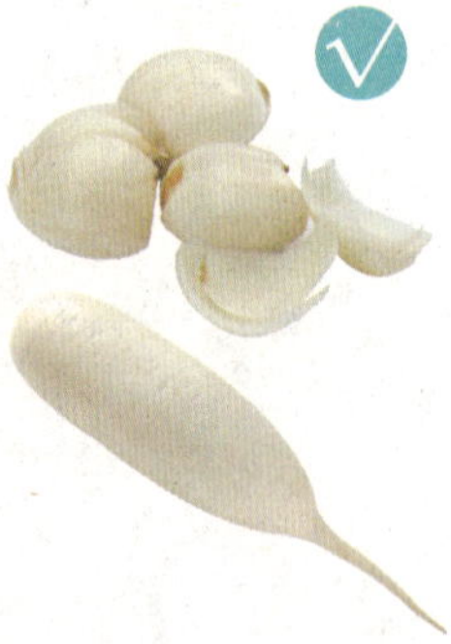

◎ 饮食要清淡、易消化、富有营养，如清淡味鲜的菜粥、片汤、面汤等。

◎ 多吃新鲜的蔬菜和水果，特别是富含维生素A的食物，如西红柿、胡萝卜、柑橘等，对恢复呼吸道黏膜有帮助。

◎ 多吃润肺、清肺、止咳的食物，如梨、银耳、蜂蜜、百合、白萝卜、柚子、莲藕等。

◎ 多喝白开水，可帮助稀释痰液，使痰容易咳出，还能增加排尿量，促进有害物质的排泄。

◎ 忌食生冷、辛辣、过咸、肥甘厚腻、腥味等食物，以免刺激咽喉部，加重咳嗽。

小儿咳嗽的中医饮食调养方

中医认为，小儿咳嗽多是由于小儿脾胃虚弱，不能够运化水液，从而生痰，储藏于肺，阻碍肺的正常功能导致。另外，小儿肺脏娇嫩，常有不足，又不知道自调冷暖，很容易感受风寒、风热之邪而发生咳嗽。因此，中医在治疗时，通常以清肺润肺、健脾养胃等方法为主，搭配适宜的食疗药膳，效果会更好。

麻油姜末炒鸡蛋

原料：鸡蛋1个，生姜2片，麻油1小匙。

做法：鸡蛋打散，姜切末；将麻油放入锅中，加热之后放入姜末，爆香之后倒入鸡蛋炒熟即可。

功效：每晚睡前趁热吃一次，坚持吃几天，对风寒引起的小儿咳嗽疗效显著。

川贝蒸雪梨

原料：川贝粉6克，雪梨1个，冰糖15克。

做法：雪梨洗净，切去蒂部，挖出雪梨心，放入川贝粉、冰糖，盖回蒂部，用牙签固定；将雪梨放入碗中，隔水蒸30分钟即可。

功效：清热、化痰、止咳，用于小儿阴虚咳嗽。

枇杷叶粥

原料：枇杷叶20克，大米60克，冰糖少许。

做法：将枇杷叶洗净之后用棉布包好，放入锅中加水煎煮20分钟，滤渣取汁；大米淘洗干净后，放入药液中煮成粥，粥熟后加入冰糖，稍煮至化即可。

功效：清热润肺，化痰止咳，味道鲜甜，非常适合风热咳嗽的小儿日常调养食用。

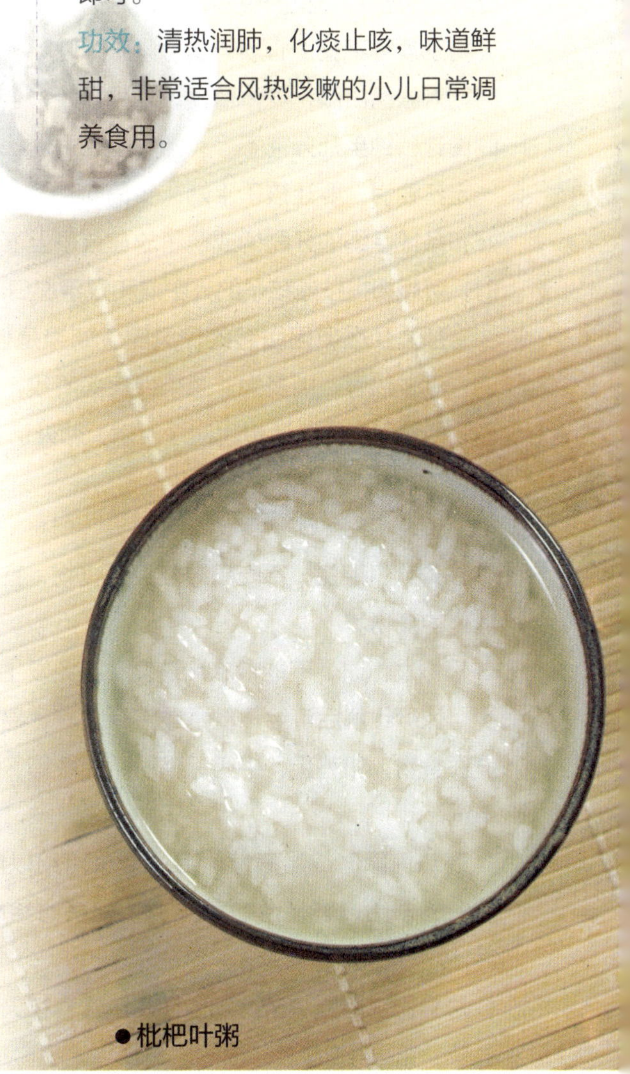

●枇杷叶粥

小儿惊风

生活调养小提示

◎若高热引起惊厥，应冷敷或酒精擦拭降温。

◎避免让宝宝吸二手烟，以免诱发惊厥。

◎经常适度运动，提高宝宝的抵抗力。

小儿惊风，又称“惊厥”，俗名“抽风”，是小儿时期常见的一种急重病证。多见于1～5岁的小儿，年龄越小，发病率越高。在发生惊厥之前，小孩往往会特别烦躁不安，心烦，着急紧张，呼吸不规则，脸色也会有变化，当出现惊厥时则双眼翻白眼，身体僵硬，牙关紧咬，全身出现痉挛，大小便失禁等，持续时间由数秒钟至几分钟不等，然后进入昏迷状态，危及生命。当孩子发病时，家长一定不要慌，要让孩子平躺，头偏向一侧，防止呕吐物和黏液进入气管；用包裹好布条或手绢的牙刷柄或筷子放在孩子上下牙齿之间，以免孩子把舌头咬伤；同时，可用拇指按压孩子的人中穴和双手虎口部的合谷穴，并及时送医。

那是什么原因引起的惊风呢？如果是伴有发热，多是因为感染性疾病导致的；不发热者，则多为非感染性疾病所致，如癫痫、水及电解质紊乱、低血糖、药物或食物中毒、遗传代谢性疾病、脑外伤、脑瘤等，都可能会引发小儿惊风。

小儿惊风患者的饮食原则

◎注意饮食卫生，不吃腐败及变质食物，宜吃营养丰富、易消化的食物。

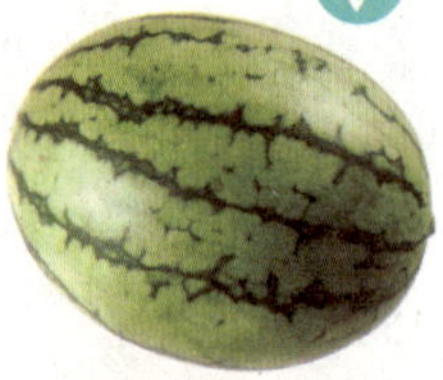

◎惊厥发作时，不能喂水和进食，以免发生窒息和吸入性肺炎。惊厥缓解后可给予糖水或富有营养、易消化的流质或半流质食物，如鸡蛋、牛奶、藕粉、面条等，不会吞咽者给予鼻饲。

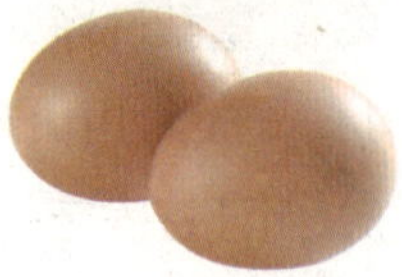

◎高热惊厥时或温病惊厥后，夏季可给以西瓜汁、西红柿汁，冬季给以鲜橘汁、苹果泥，痰多时给以白萝卜汁或荸荠汁。

◎忌食肥甘厚腻、辛辣刺激性及热性食物，如羊肉、狗肉、荔枝、龙眼等。

小儿惊风的中医饮食调养方

在中医学里，小儿惊风有急惊风和慢惊风之分。急惊风多由外感时邪所致，小儿肌肤薄弱，腠理不密，极易感受风、暑、湿热之邪而引起高热，热极化火，火盛生痰，痰盛发惊，惊盛生风，则发为急惊风。慢惊风属虚证，因虚生风，多起于大病（大吐、大泻、大热），或久病之后，或因急惊经治不愈，辗转而成。所以，辨证选择适宜的食疗方，才能有效缓解病情。

西瓜沙冰

原料：西瓜瓤200克，冰块适量。

做法：将西瓜瓤去子，切成小块，与冰块一起放入料理机中，搅打成沙冰，装杯即可。

功效：清血热。适宜夏季急惊风的小儿饮用。

水煎睡莲根

原料：睡莲根9克。

做法：将睡莲根洗净，放入砂锅中，加入适量清水，大火煮沸后，转小火煎煮15分钟，去渣取汁，凉温后即可饮用。分2次服下，每日1剂。

功效：消暑，定惊。适宜慢惊风的小儿食用。

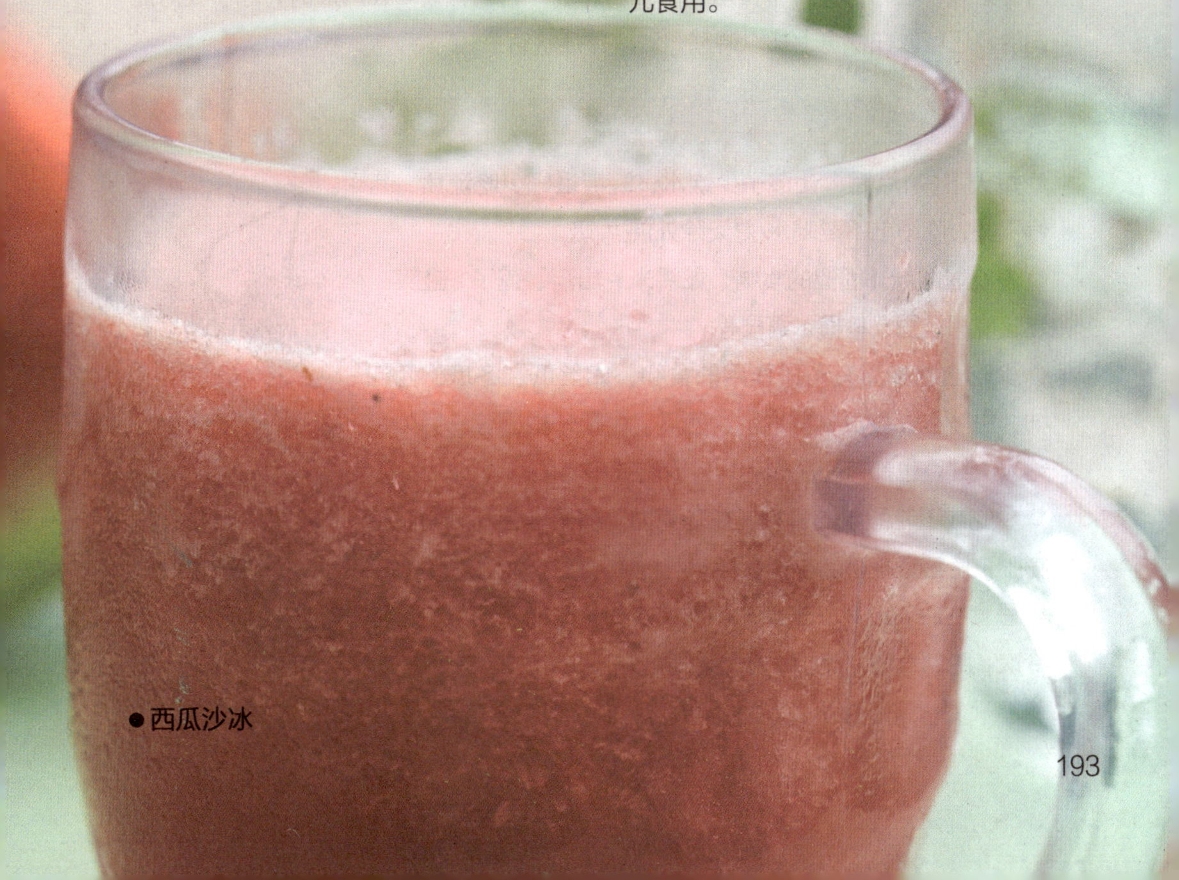

●西瓜沙冰

小儿遗尿

生活调养小提示

◎ 养成睡前排尿的习惯。

◎ 坚持午睡，避免过度兴奋或剧烈运动。

◎ 避免伤害孩子的自尊心，多鼓励少斥责。

对小孩子来说，尿床是很正常的事情，可是，如果孩子过了3周岁，甚至上了学还经常尿床的话，家长们就要注意了，这就不是简单的尿床了，而是一种病症了，就是小儿遗尿。在我国男孩比女孩患此病的概率高，患儿通常不能自主控制排尿，经常睡中小便自遗，睡醒后才察觉，常常伴有夜惊、梦游、多动或其他行为障碍。

引发遗尿的主要原因是小儿膀胱的夜间控制能力发育迟缓，及部分患儿没有受到排尿训练，如长期使用尿布，父母夜间不唤醒孩子，甚至有些父母在孩子躺在床上睡眠时帮他们排尿，造成孩子睡眠中排尿的习惯，久之容易发生夜间尿床。另外，还与遗传、不良习惯、生活环境等因素有关。在治疗时，除了要对症调治，还可以在饮食上加以调整，对改善症状有益。

小儿遗尿患者的饮食原则

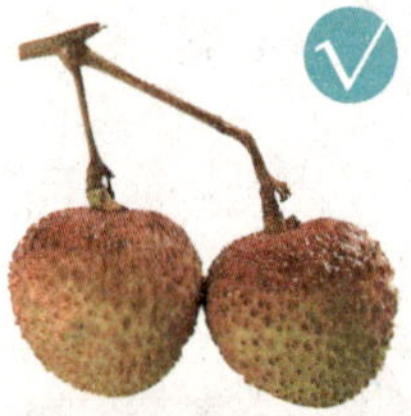

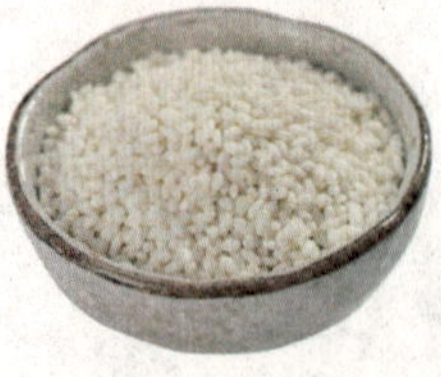

◎ 每天下午4点后，让孩子少饮水，晚饭最好少吃流质，宜偏干些，临睡前不要喝水(夏天除外)或牛奶。

◎ 多吃些能温补固涩的食物，如糯米、山药、莲子、韭菜、黑芝麻、桂圆、乌梅、荔枝等。

◎ 少吃含水多又有利尿作用的食物，如丝瓜、冬瓜、西红柿、白萝卜、黄瓜、猕猴桃、西瓜、葡萄、柑橘等。另外，薏米、红豆也都有利尿作用，应少吃或不吃。

◎ 少吃或不吃甜腻的食物，如巧克力、糖果等会刺激膀胱壁膨胀，使容量减小。

◎ 忌食生冷、过咸、辛辣、刺激性食物，比如凉拌菜、各种冷饮、腌制食物、辣椒、葱、蒜等。

小儿遗尿的中医饮食调养方

中医认为，小儿遗尿病位在肾与膀胱，主要与肾气不固、肺脾肾功能失调有关。其中，肾气不固是遗尿的主要病因，多由先天禀赋不足引起，比如早产、双胎、胎怯等，使元气失充，肾阳不足，不能制约尿液而发生遗尿。所以，家长们在为孩子进行食疗时，应以温肾益气、固涩止遗为主。

韭菜粥

原料：大米50克，韭菜60克，精盐少许。

做法：将韭菜择洗干净，切成细末；大米淘洗干净后放入锅中，加入适量清水煮成粥，将熟时放入韭菜末，继续煮熟后加盐调味即可。

功效：可补肾助阳，固精止遗，健脾暖胃，适宜小儿遗尿者调养食用。

茯苓益智粥

原料：大米、白茯苓、益智仁各50克，白糖少许。

做法：将白茯苓、益智仁烘干后，研为细末，调匀；大米淘洗干净后煮成粥，将熟时调入药末3～5克和白糖，稍煮片刻即可。

功效：益脾，暖肾，固气。适用于小儿遗尿。

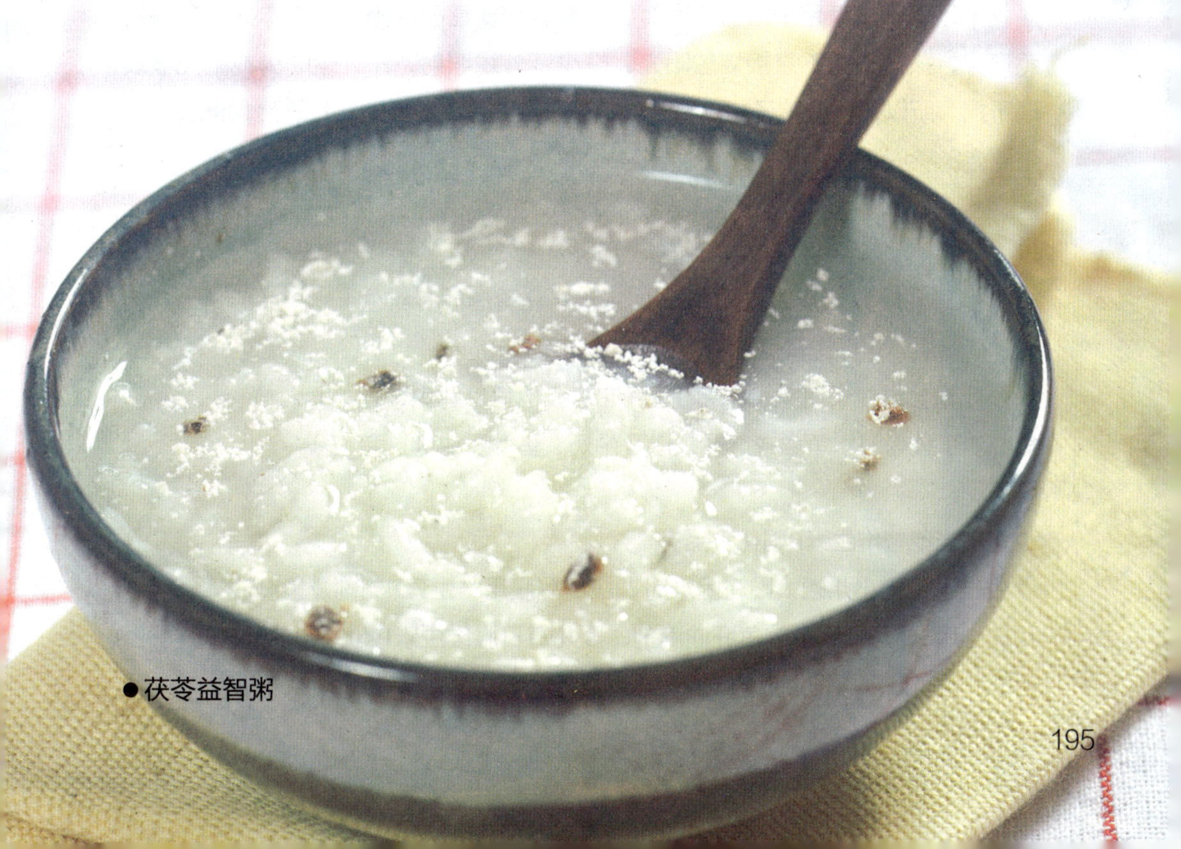

●茯苓益智粥

佝偻病

生活调养小提示

◎ 增加日光照射，促进钙吸收，同时注意防晒。

◎ 患儿不要久坐、久站，防止发生骨骼变形。

◎ 多做俯卧抬头动作，每天2次，防止鸡胸形成。

一提到佝偻病，很多家长都会说："是缺钙了，赶紧补钙。"要这样做可就错了，佝偻病不是缺钙引起的，而是孩子体内缺维生素D了。维生素D是帮助钙质吸收的营养素，给孩子补再多的钙，如果维生素D不足，钙也吸收不了。当维生素D严重缺乏，引起钙、磷代谢紊乱，就会造成佝偻病。此病的高危人群是2岁以内，尤其是3～18个月的婴幼儿，主要表现为骨骼畸形，特别是膝、腕和踝等部位以及肋软骨关节出现串珠肋，以及牙齿发育缺陷，甚至会发生低钙血症。

近年来，重度佝偻病的发病率逐年降低，但是北方佝偻病患病率高于南方，轻、中度佝偻病发病率仍较高。那是什么原因导致孩子体内维生素D不足呢？主要有两个原因：一是未及时给孩子添加辅食，或孩子的膳食中维生素D含量少，摄入不足，不能满足小儿生长发育的需要，致使营养失衡，发生本病；二是日照不足，孩子长期不直接接触阳光，缺少紫外线照射，户外运动少或阳光被玻璃所挡。所以，调整孩子的饮食结构，增加维生素D的摄入，对防治佝偻病十分重要。

佝偻病患者的饮食原则

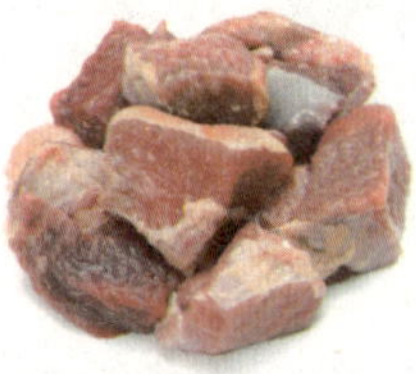

◎ 提倡母乳喂养，及时增添辅食，注意补充蛋白质、维生素、矿物质，对促进骨骼发育有帮助。

◎ 多吃富含维生素D的食物，如鱼肝油、金枪鱼、鲱鱼、鲑鱼或沙丁鱼等海水鱼类或产品，以及牛奶、蛋黄、牛肉、猪肝等。

◎ 可适当吃些维生素D强化食品。

◎ 生长迅速的小儿晒太阳有困难时，应尽早服用维生素D制剂及鱼肝油。一般婴儿在生后2周开始服浓缩鱼肝油滴剂，婴儿每日服维生素D400-800单位，并配合钙剂，可有效预防佝偻症的发生。

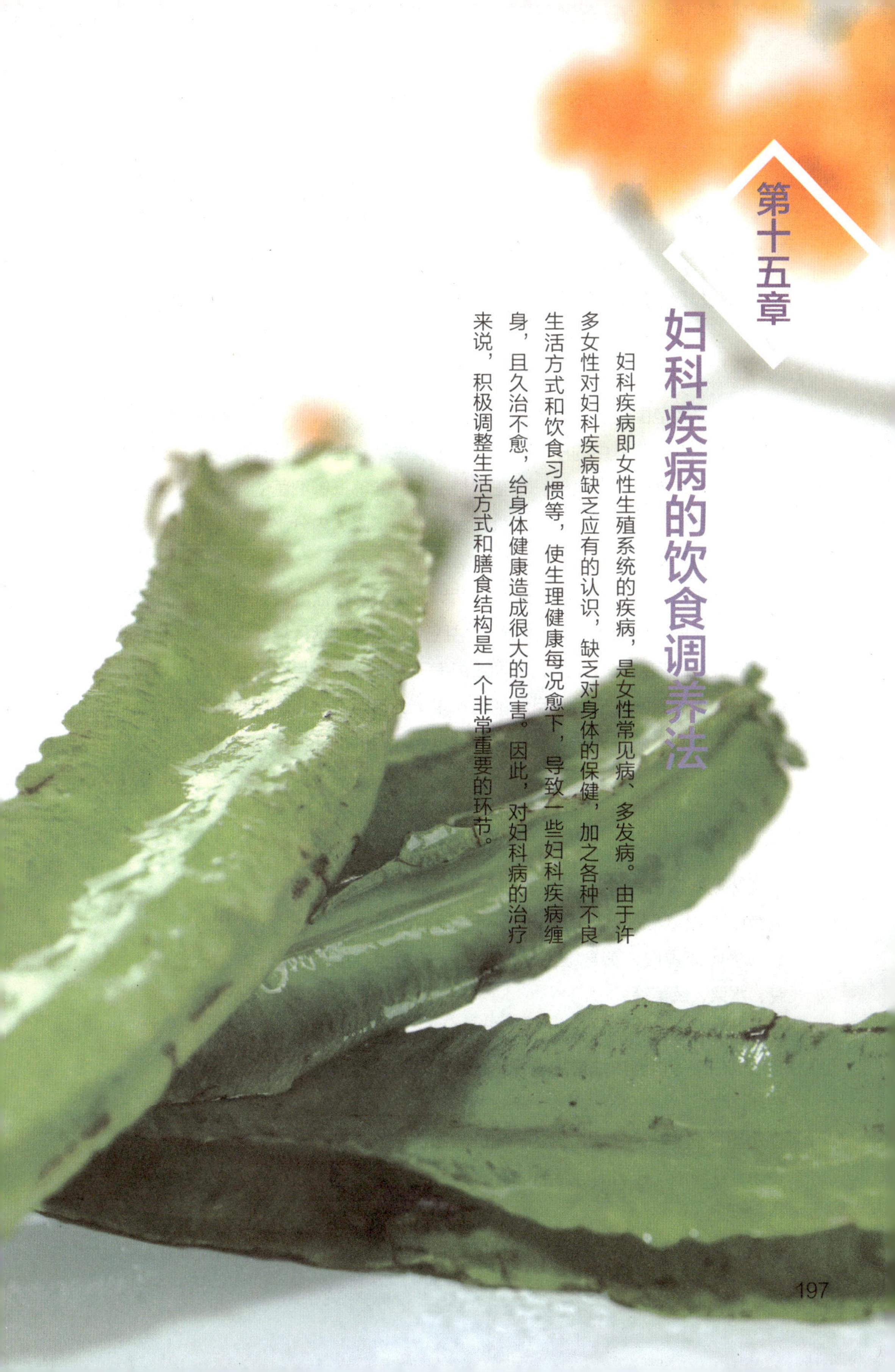

第十五章

妇科疾病的饮食调养法

妇科疾病即女性生殖系统的疾病，是女性常见病、多发病。由于许多女性对妇科疾病缺乏应有的认识，缺乏对身体的保健，加之各种不良生活方式和饮食习惯等，使生理健康每况愈下，导致一些妇科疾病缠身，且久治不愈，给身体健康造成很大的危害。因此，对妇科病的治疗来说，积极调整生活方式和膳食结构是一个非常重要的环节。

慢性盆腔炎

生活调养小提示

◎月经期忌房事。

◎尽量避免不必要的妇科检查，防止扩大感染。

◎热敷小腹部以促进炎症的自然吸收。

女性盆腔范围包括生殖器官（子宫、输卵管、卵巢）、盆腔腹膜和子宫周围的结缔组织，如果其中的一个或几个部位发生了炎症，就是盆腔炎。其实，女性生殖系统有自然的防御功能，在正常情况下，能够抵御细菌的入侵，不会生病，但当自然防御功能遭到破坏，或机体免疫功能下降、内分泌发生变化时，就会导致盆腔炎的发生。

在临床上，盆腔炎有急性和慢性两种，如果急性盆腔炎没有得到彻底治疗，而患者的体质又比较差，就会使急性盆腔炎的病程迁延反复，造成慢性盆腔炎。慢性盆腔炎的病情比较顽固，可导致患者下腹部坠胀、月经紊乱、白带增多、腰骶部酸痛（劳累、性交后及月经前后加重），甚至不孕、输卵管妊娠，对女性健康的影响很大。所以，一旦患病，要积极治疗，并加强锻炼，增加营养，以帮助疾病恢复。

慢性盆腔炎患者的饮食原则

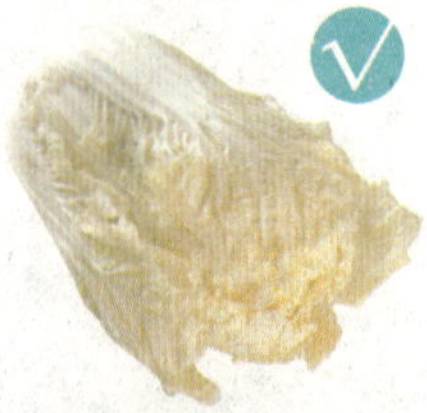

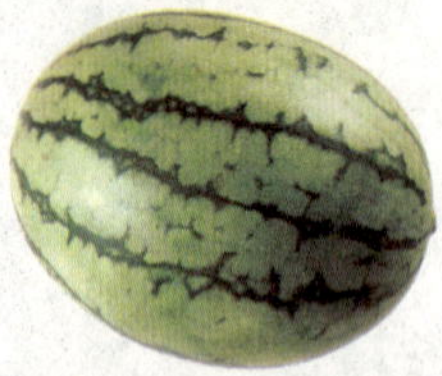

◎发热期间饮食宜清淡、易消化，可多喝水、梨汁、苹果汁或西瓜汁，以帮助降低体温，但不可冰镇后饮用。

◎应多吃高蛋白、富含维生素的食物，如鸡蛋、瘦肉、豆腐、水果、蔬菜等。

◎白带色黄、量多、质稠的患者属湿热证，可多吃白萝卜、冬瓜、白菜等能清热祛湿的食物，忌食煎烤、黏滞、油腻、辛辣之物。

◎小腹冷痛、怕凉、腰酸疼的患者，属寒凝气滞型，宜进食姜汤、红糖水、桂圆肉等温热性食物，忌食一切生冷食物。

◎忌烟酒。

◎五心烦热、腰痛者多属肾阴虚，可适当多吃瘦肉、蛋类等，以滋补强壮。

慢性盆腔炎的中医饮食调养方

在中医里，慢性盆腔炎属“带下”“症瘕”范畴，认为是因禀赋不足，饮食不慎，不注意卫生或劳倦过度所导致的，临床上分为气滞血瘀、湿热、阴虚、寒凝等多种证型，治法也各不相同。所以，患者在调养时，要注意辨证选择适宜的食材和药材。

冬瓜鸡蛋汤

原料：冬瓜100克，鸡蛋1个，海米15克，盐、鸡精各适量。

做法：冬瓜洗净、去皮，切成片；鸡蛋打入碗中，搅匀；海米用温水泡软，洗净杂质；油锅烧热，放入海米炒香，加入适量清水，熬10分钟，再放入冬瓜皮煮5分钟，加入调料调味，淋入鸡蛋液，煮开即可。

功效：清热解毒，利尿消肿，适宜湿热型慢性盆腔炎患者食用。

桃仁饼

原料：桃仁20克，面粉200克，麻油30克。

做法：将桃仁研成极细粉，与面粉充分拌匀，加沸水100毫升，揉透后冷却，擀成长方形薄皮子，涂上麻油，卷成圆筒形，用刀切成每段30克，擀成圆饼，在平底锅上烤熟即可。

功效：早晚餐随意服食，每日数次，每次2块，可理气活血、散瘀止痛，适宜气滞血瘀型慢性盆腔炎患者调养食用。

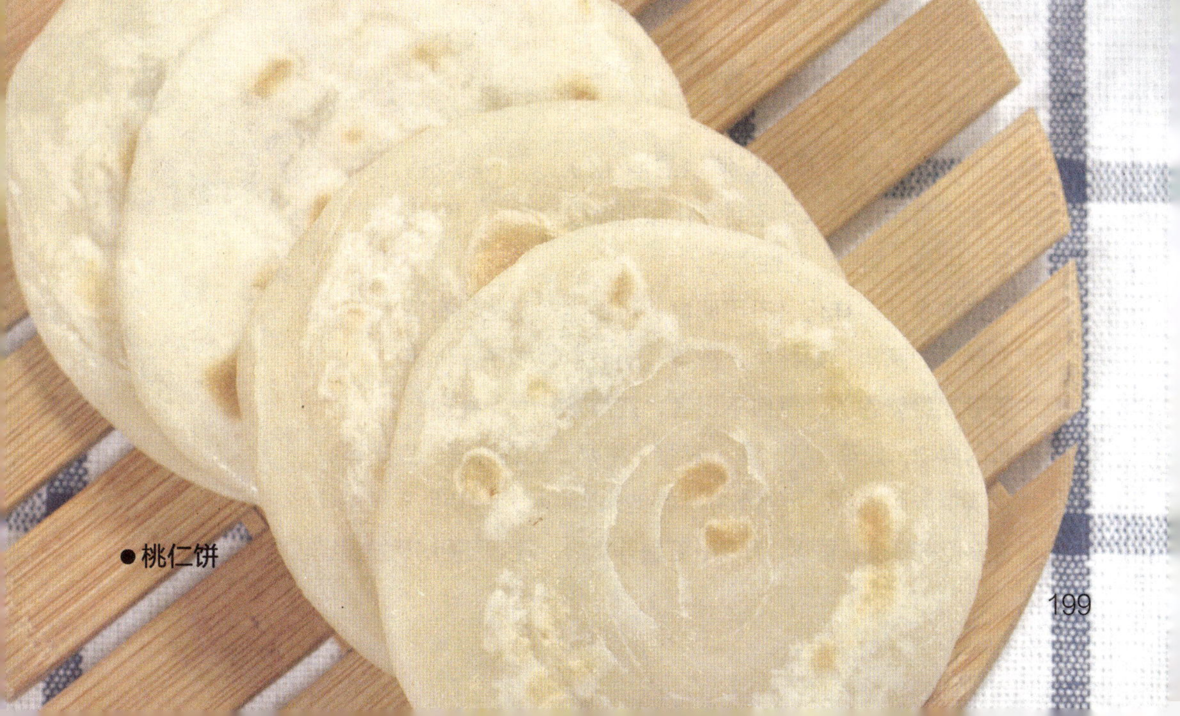

●桃仁饼

原发性痛经

生活调养小提示

◎ 多听舒缓柔和的音乐可缓解疼痛。

◎ 取盐、姜末、葱白适量炒热后包起来热敷小腹。

◎ 保持乐观情绪，避免过度紧张。

生活中，深受痛经之苦的女性不在少数，尤其以青年女性居多。不过，痛经也不能一概而论，临床上分为原发性痛经和继发性痛经两种，前者是指生殖器官无器质性病变的痛经，而后者则是指由一些盆腔器质性疾病如子宫内膜异位、盆腔炎或宫颈狭窄等所引起的痛经，我们这里主要讲的是前者。

原发性痛经的发病率可随着年龄的增长逐渐降低，有些痛经症状在婚后或产后会逐渐减轻甚至消失。另外，偏瘦，有吸烟、喝酒、熬夜等不良生活习惯，压力过大的女性都容易发生痛经。痛经的典型症状就是来月经时下腹痛，有时连腰骶部和大腿都疼，伴有腹泻、头晕、乏力、恶心、呕吐、面色苍白、出冷汗等症状，通常第1天最重，第2天以后逐渐减轻至消失。对疼痛严重的患者，可以口服一些止痛药来缓解疼痛，而大部分患者在生活细节及饮食上多加注意，对缓解痛经就很有帮助。

原发性痛经患者的饮食原则

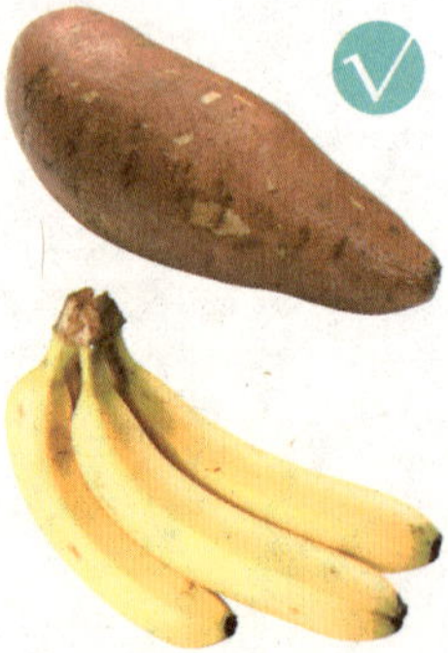

◎月经期间忌食一切生冷食物，如凉菜、冷饮、寒凉性水果、螃蟹、田螺等。

◎经前3～5天，饮食应以清淡易消化为主，不能吃得过饱，避免食用冷饮以及不易消化和刺激性食物，如辣椒、生葱、生蒜、胡椒、烈性酒等。

◎平时饮食应多样化，不可偏食，可适当多吃些具有理气活血作用的蔬果，如荠菜、香菜、胡萝卜、橘子、佛手、生姜等。身体虚弱、气血不足者，宜常吃补气、补血、补肝肾的食物，如鸡、鸭、鱼、鸡蛋、牛奶、动物肝肾、豆类等。

◎酒类能温阳通脉、行气散寒，喝些米酒和红酒，有助于缓解痛经症状。

◎宜多吃些蜂蜜、香蕉、芹菜、红薯等食物，避免因便秘诱发痛经或增加疼痛感。

原发性痛经的中医饮食调养方

中医认为，痛经多由情志不畅、肝肾亏损或寒湿侵袭导致的气血运行不畅引起的。那怎么分清具体的病因呢？我教给大家一个简单的方法，即得热痛减多为寒，得热痛甚多为热；痛甚于胀多为血瘀，胀甚于痛多为气滞；痛在两侧多在肝，痛连腰际多在肾。找出病因，再对症调养，往往会收到比较好的疗效。

酒酿鸡蛋

原料：米酒50毫升，鸡蛋2个，大枣5枚，枸杞子10粒。

做法：将米酒倒入锅中，加入一小碗白开水，搅匀后烧开，打入鸡蛋，再放入大枣和枸杞子，待鸡蛋煮熟后即可食用。

功效：理气活血，化瘀止痛，对气滞血瘀型痛经有一定的缓解作用。

桃仁粥

原料：桃仁15克，大米100克。

做法：把桃仁捣烂，放入锅中加水煎煮20分钟，去渣取汁；大米淘洗干净后放入桃仁汁中煮成稀粥即可。每日2次，空腹服食。

功效：活血通经、祛瘀止痛。适用于血瘀所致的痛经。

姜艾红糖水

原料：干艾叶9克，生姜2片，红糖适量。

做法：将艾叶、生姜一起放入锅中，加水煎煮20分钟，煎汤去渣后调入红糖即可。

功效：每日2次，经前温服，连服3～5天，可起到温经散寒、化瘀除湿的功效，适用于寒湿凝滞型痛经。

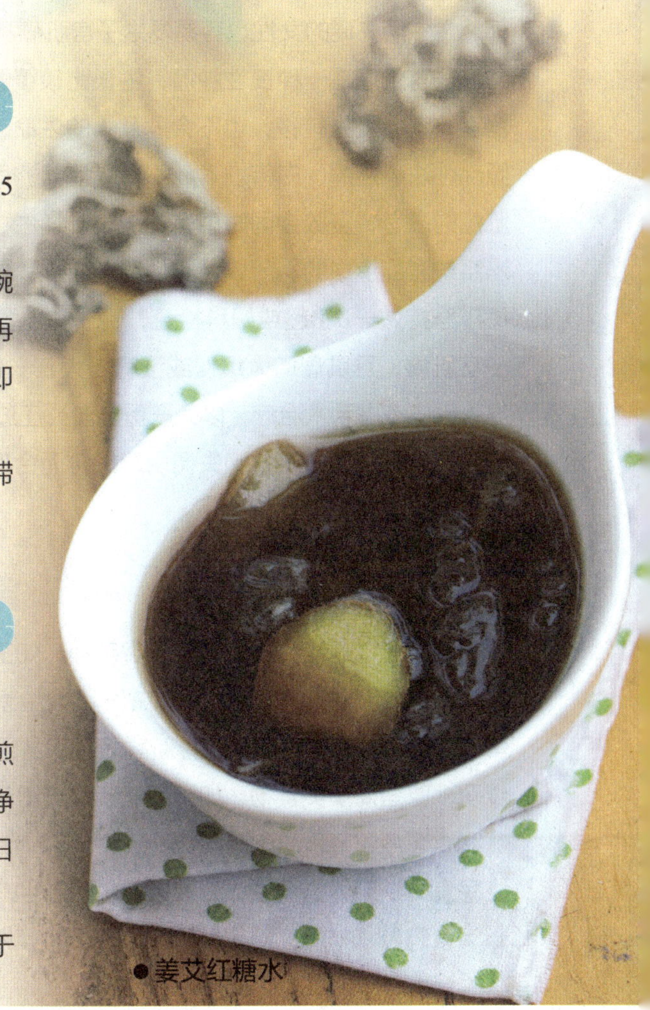

●姜艾红糖水

子宫肌瘤

生活调养小提示

◎ 定期检查身体，早发现早治疗。

◎ 采取恰当的避孕措施，口服避孕药不可取。

◎ 注意节制房事，以防加重病情。

子宫肌瘤被称为“妇科第一瘤”，因为它发病率非常高，达到成年女性的20%～30%。至于发病原因，跟目前社会竞争压力大、过多服用避孕药物或食用含激素多的食物等都有很大的关系，另外，感染妇科炎症、多次流产、情绪抑郁、性生活失调的女性也容易发生子宫肌瘤。

子宫肌瘤是一种良性肿瘤，生长比较缓慢，一般情况下不会破坏周围组织和器官，不会发生转移，也不会危及人的生命，但是，它会引起月经不调、痛经、腹部肿块、疼痛、白带增多、不育等症状。而且，我在接诊中还发现，患有子宫肌瘤的患者，多数会同时患有乳腺小叶增生、乳腺纤维瘤等疾病，这些都是内分泌系统紊乱造成的。所以，女性朋友应该养成定期进行妇科检查的好习惯，最好每年坚持做一次B超或妇科检查，使子宫肌瘤能够被早发现，早治疗。如果发现子宫肌瘤，且肌瘤增大缓慢或没有增大，一般应3～6个月复查1次；如果增大明显，则应考虑手术治疗，以免严重出血或压迫腹腔脏器。

子宫肌瘤是由内分泌失调引起的，而合理的饮食可以调节内分泌，对子宫肌瘤患者十分有益。

子宫肌瘤患者的饮食原则

◎ 饮食注意以清淡为主，多吃五谷杂粮，如玉米、豆类等。

◎ 减少脂肪摄入，多吃富含蛋白质和维生素的食物，如鸡蛋、牛奶、瘦肉、鸡肉及各种新鲜蔬菜和水果。

◎ 可多吃些海藻类食物，如海带、紫菜、裙带菜等。

◎ 忌食黑鱼、虾、羊肉等发物。

◎ 忌食辛辣刺激的食物，如辣椒、生葱、生蒜、白酒等。

◎ 忌食阿胶、桂圆、红枣、蜂王浆等热性、凝血性和含激素高的食物。

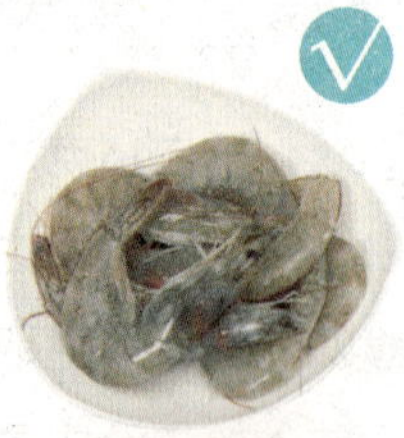

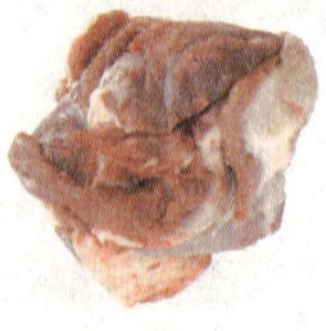

子宫肌瘤的中医饮食调养方

在中医学里，子宫肌瘤属于“症瘕”一类，多是由于气滞、血瘀、肝气郁结、痰湿等因素导致的，因此，中医治疗子宫肌瘤，多是以活血化瘀、清热解毒、疏肝理气、消瘀散结为主。患者在食疗时，可根据自己的情况选择适宜的药膳。

二鲜汤

原料：新鲜莲藕、鲜茅根各120克。

做法：将莲藕洗净、切片，鲜茅根洗净、切碎，然后将二者一起放入锅中，加入适量清水，大火烧开后，转小火煮20分钟，滤汁当茶饮。

功效：滋阴凉血，祛瘀止血。适宜月经量多，血热瘀阻型的子宫肌瘤患者调养食用。

山楂益母饮

原料：山楂30克，益母草20克，郁金10克，红糖适量。

做法：先将山楂、郁金、益母草分别洗净，一起放入锅中，加水煎30分钟，滤渣取汁，再调入红糖，分数次温饮。

功效：行气消积，活血化瘀。适用于气滞血瘀的子宫肌瘤患者。

●山楂益母饮

绝经期综合征

生活调养小提示

◎保持乐观的情绪，增加社交活动。

◎避免忧虑、恐惧、烦躁等负面情绪。

◎节制性生活，以每周1次较为合适。

女性在进入40～50岁这个年龄段时，都会遇到一个问题——更年期。更年期是一个正常的生理现象，大多数女性可能会出现轻重不等的症状，如月经失调、烦躁、抑郁、潮热、盗汗、胸闷、气短、失眠等，时间长短也因人而异。但有一点是共同的，就是从此女性开始衰老，卵巢功能逐渐衰退、内分泌功能紊乱、绝经等都是衰老的表现，可以说，女性更年期的各种症状都是由衰老引起的。另外，工作及家庭经济情况、婚姻状况、配偶及自身的健康状况、文化程度及饮食习惯等都会影响绝经期综合征的发病及症状严重程度。

绝经期综合征给患者身心都造成很大的痛苦，而且更年期过后，女性将进入老年期，如果不尽早调养身体，很可能会在进入老年期后罹患各种系统疾病，如冠心病、高血压、骨质疏松、老年痴呆等。因此，更年期的女性更要注重调养，以求平安过渡，安享晚年。

绝经期综合征患者的饮食原则

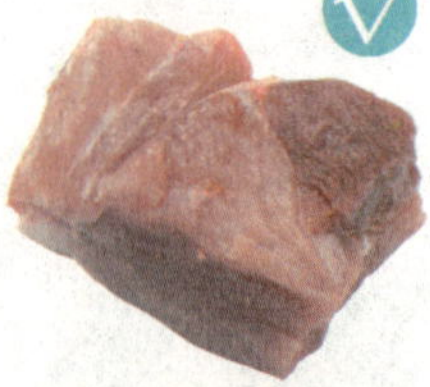

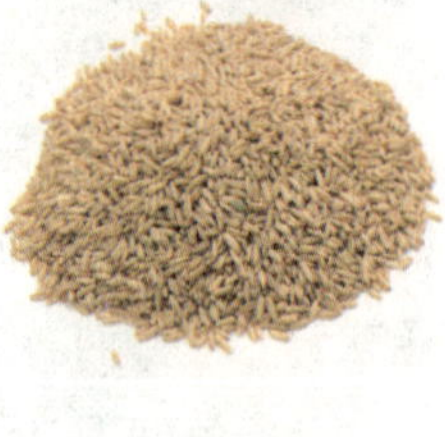

◎注意控制食量，以清淡为主，少吃盐（以普通盐量减半为宜），避免吃肥甘厚味、辛辣刺激性食物。

◎多吃豆类、奶类、瘦肉、鱼、虾等高蛋白食物。

◎多吃富含B族维生素的食物，如小米、燕麦、黑米、豆类、瘦肉、绿叶菜和水果等。

◎增加膳食纤维的摄入，减少脂肪的摄入量，防止肥胖。尽量选择植物油，选择用油少的烹调方式如蒸、煮、炖、焯等；可适量多吃鱼虾贝类，尤其是富含ω-3脂肪酸的海鱼类，有抗精神抑郁症、减轻胰岛素抵抗的作用。

◎失眠患者可多吃富含色氨酸的食物，如花豆、南瓜子、奶制品、大豆及豆制品、黑米、海米、芝麻等。

绝经期综合征的中医饮食调养方

中医认为，绝经期综合征是肾气不足，天癸衰少，使阴阳失去平衡，引起心、肝、脾、肾等脏腑功能紊乱所致的，常见的证型有肾阴虚、肾阳虚、阴阳两虚、肾虚肝郁、脾肾阳虚等。因此，在治疗时，以补肾气、健脾气、疏肝气、调整阴阳为主要方法。患者在进行食疗时，可对症选择适宜的药物来制作药膳。

百合莲子鸡蛋汤

原料：鸡蛋1个，百合15克，莲子20克，白糖适量。

做法：先将鸡蛋煮熟，去壳后与百合、莲子一起放入锅内，加水煮熟，最后加入白糖调味即可。

功效：滋肾养肝，调和阴阳，经常食用，对肾阴虚型绝经期综合征有一定的调补功效。

甘麦大枣汤

原料：小麦50克，甘草15～20克，大枣10枚。

做法：将三者分别洗净，大枣掰开，然后一起放入锅中，加水煎煮20分钟，滤渣取汁即可。

功效：有效缓解抑郁、心中烦乱、情绪不稳定、睡眠不安等更年期症状。

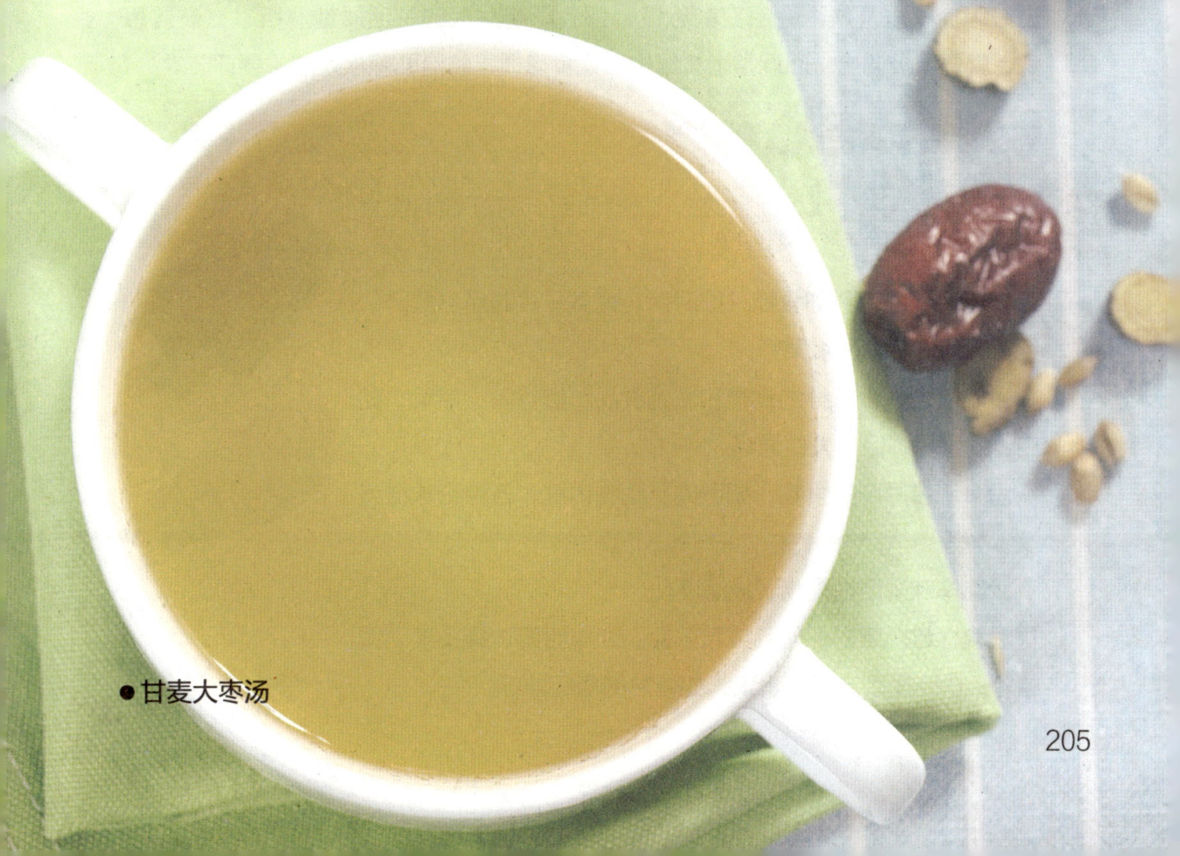

●甘麦大枣汤

乳腺增生

生活调养小提示

◎常做健乳运动如扩胸运动、双臂上举等。

◎选择适合的文胸，尽量缩短穿戴文胸的时间。

◎育龄女性每次经前的第7～10天自检乳房一次。

很多女性都有过乳房胀痛的经历，有些人认为是月经来潮的信号，就没有在意。其实，乳房胀痛同样也是乳腺疾病的预警，乳腺增生就是其中之一。乳腺增生是指乳腺上皮和纤维组织增生，在中青年女性中很常见。多数乳腺增生的患者在月经来之前或经期乳房胀痛，用手可以摸到有像橡皮一样的肿块，大小不等，推之可动，按压有痛感。如果发现乳房有这样的结节，就要及时到医院检查，以确定是否良性。

那乳腺增生病的发生与什么有关呢？主要是源于内分泌激素失调，另外，多次流产、初潮早、绝经晚、不孕、晚孕或不哺乳及高糖、高脂、高动物蛋白饮食等都会增加乳腺增生的发病率。乳腺增生对女性心理的损害很大，乳房疼痛、肿块、溢液等症状以及是否会癌变的恐慌，都会影响女性的生活质量。所以，一旦患病，就要积极调治，而调整膳食结构和饮食习惯是防治乳腺疾病的重要环节。

乳腺增生患者的饮食原则

◎改变饮食习惯，以清淡为主，坚持低脂、高纤维的饮食原则。

◎多吃对乳腺有利的食物，如海带、鱼类、豆制品、酸奶、红薯、新鲜蔬菜和水果等。

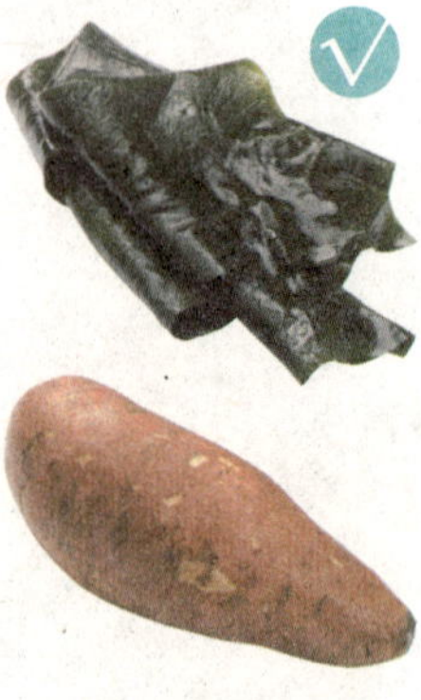

◎多吃富含膳食纤维的食物和润肠食品，如竹笋、芹菜、茭白、蜂蜜等，保持大便通畅。

◎忌食肥甘厚味的食物，如肥肉、动物内脏、各种甜味糕点及饮料等。

◎少吃辛辣刺激性食物，戒烟酒。

◎忌食含雌激素的保健品或营养品，如羊胎素、蜂王浆、雪蛤等；少吃反季节蔬菜水果，如催熟的西红柿等。

乳腺增生的中医饮食调养方

在中医学里，乳腺增生称之为“乳癖”“乳中结核”等，多是由肝郁气滞所致。如果你平时情志抑郁，体内的气机就会阻滞不舒，血行不畅，蕴结于乳络，就会导致乳腺经脉阻塞不通而发生胀痛。

黄豆海藻海带汤

原料：黄豆150克，海藻、海带各30克，盐适量。

做法：将黄豆洗净，用水浸泡2小时；海藻、海带洗净，切块；将三者一起放入锅中加水煲煮至熟烂，加盐调味即可。

功效：每日1次，可疏肝清热，软坚散结，对乳腺增生有较好的辅助治疗作用。

金橘叶茶

原料：金橘叶(干品)30克。

做法：将金橘叶切碎，放入砂锅中，加水浸泡15分钟，然后用小火煎煮20分钟，去渣取汁即可。

功效：每日1剂，代茶饮，可疏肝理气、解郁散结，适宜肝郁气滞型乳腺增生患者饮用。

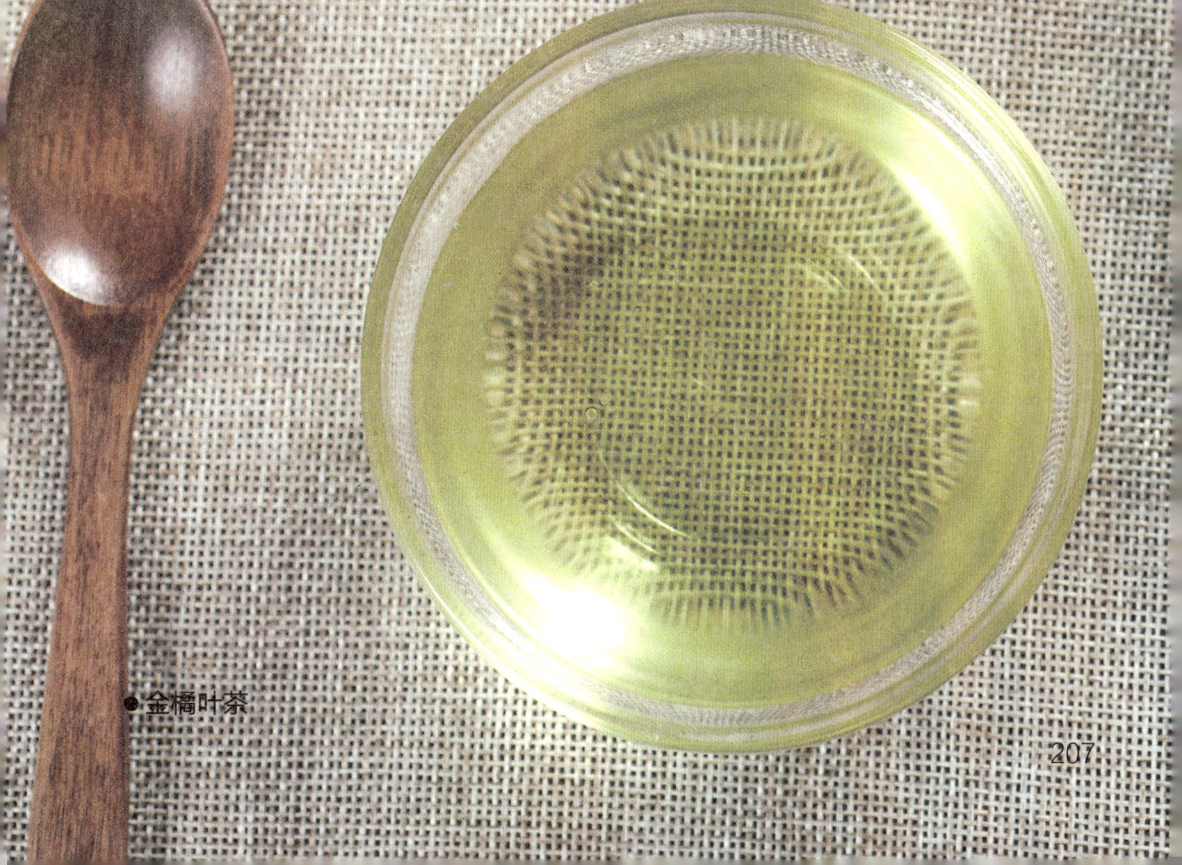

●金橘叶茶

参考资料

1.慢性病中医养生指导卢传坚、丁邦晗主编，人民卫生出版社，2013.9

2.慢性病自我保健与治疗陶炳根、郝超主编，人民军医出版社，2014.6

3.健康大百科——膳食营养篇马冠生主编，人民卫生出版社，2014.1